粤帮

中药炮制技艺与现代研究

主编　曹晖　孟江　张英

副主编　吴孟华　马志国　王淑美　孙飞

编委（按姓氏笔画排序）

王绿虹　邓仙梅　叶秋丽　李旺君

张一凡　张晓婷　陈昕　陈倩茹

林华坚　黄宇婷　梁清光　梁慧超

覃军　蓝振威

人民卫生出版社
·北京·

图书在版编目（CIP）数据

粤帮中药炮制技艺与现代研究 / 曹晖，孟江，张英
主编 . –– 北京：人民卫生出版社，2024.6
ISBN 978-7-117-34010-6

Ⅰ. ①粤⋯　Ⅱ. ①曹⋯ ②孟⋯ ③张⋯　Ⅲ. ①岭南 –
中药炮制学 – 研究　Ⅳ. ①R283

中国版本图书馆 CIP 数据核字（2022）第 208591 号

人卫智网	www.ipmph.com	医学教育、学术、考试、健康，购书智慧智能综合服务平台
人卫官网	www.pmph.com	人卫官方资讯发布平台

粤帮中药炮制技艺与现代研究
Yuebang Zhongyao Paozhi Jiyi yu Xiandai Yanjiu

主　　编：曹　晖 孟　江 张　英
出版发行：人民卫生出版社（中继线 010-59780011）
地　　址：北京市朝阳区潘家园南里 19 号
邮　　编：100021
E - mail：pmph @ pmph.com
购书热线：010-59787592　010-59787584　010-65264830
印　　刷：中煤（北京）印务有限公司
经　　销：新华书店
开　　本：787 × 1092　1/16　印张：13　插页：6
字　　数：316 千字
版　　次：2024 年 6 月第 1 版
印　　次：2024 年 7 月第 1 次印刷
标准书号：ISBN 978-7-117-34010-6
定　　价：68.00 元

打击盗版举报电话：010-59787491　E-mail：WQ @ pmph.com
质量问题联系电话：010-59787234　E-mail：zhiliang @ pmph.com
数字融合服务电话：4001118166　　E-mail：zengzhi @ pmph.com

主编简介

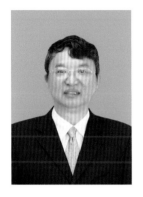

　　曹晖,博士,博士研究生导师,暨南大学教授,第六批全国老中医药专家学术经验继承工作指导老师。兼任国家药典委员会中药材与饮片第一专业委员会副主任委员,中华中医药学会中药炮制分会名誉副主任委员,广东省中药协会中药饮片专业委员会主任委员等。主要从事本草文献及中药鉴定、饮片炮制、资源质量评价、中药工程技术和产品开发等方面的研究工作。主持完成国家科技攻关(支撑)计划、国家高技术研究发展计划(863 计划)等 80 余项国家级和省部级课题,获省部级奖 20 余项;编纂出版学术著作 20 余部,发表专业论文 200 余篇。

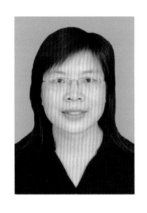

　　孟江,博士,广东药科大学教授,第六批全国老中医药专家学术经验继承工作继承人,美国伊利诺伊大学、香港浸会大学访问学者。主要从事中药炮制、中药饮片质量控制工作。兼任中华中医药学会中药炮制分会副主任委员,中国中药协会中药饮片质量保障专业委员会副秘书长,世界中医药学会联合会中药饮片质量专业委员会常务理事,广东省中医药学会中药炮制专业委员会常务委员等。主持完成国家自然科学基金、广东省科学技术厅、广东省教育厅等支持的 10 余项国家级和省级课题,参与编写国家规划教材及专著 14 部(其中副主编 4 部),在国内外期刊发表论文 120 余篇,申请专利 4 项。

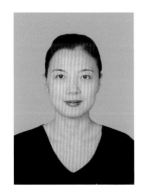

　　张英,博士,暨南大学副教授,第六批全国老中医药专家学术经验继承工作继承人。主要从事中药资源品质评价、中药鉴定、中药炮制、中药材及饮片质量标准研究工作。兼任中华中医药学会中药炮制分会常务委员,世界中医药学会联合会中药煮散专业委员会常务理事、中药饮片质量专业委员会理事,中国中药协会中药数字化专业委员会委员。主持国家级和省部级课题 5 项,参与编写国家规划教材及专著 9 部(其中主编 1 部、副主编 2 部)。

序

20世纪90年代,余为首批全国继承老中医药专家学术经验指导老师,时同所青年才俊曹晖而立之年风华正茂,有着扎实的本草学和生药学理论功底,乃余心目中传承中药炮制技艺的不二人选。三年师门勤学,于2000年始初出师。曹晖博士谙本草、辨生药、精炮制,近40载苦修实践,成长为业内资深专家。其2017年当选为第六批全国老中医药专家学术经验继承工作指导老师,虽在意料之中,亦难隐余欣慰之意。"继承整理老中医药专家的学术经验和技术专长;培养造就高层次中医临床人员和中药技术人员",余再品《全国老中医药专家学术经验继承工作管理办法》中关于实施此项继承工作的任务,对此遵循中医药人才成长规律而实施的重要举措不禁拍案叫绝。中药炮制理论和技艺的宝贵学术经验和技术专长薪火相传,中药炮制传统技艺的挖掘与整理工作得以继续深入,乃中医药振兴之幸事。

中药炮制是在中医药理论指导下,按中医用药要求将中药材加工成中药饮片的传统方法和技术,是中药传统制药技术的集中体现和核心,承载着中国几千年传统文化的结晶,同时又蕴藏着丰富的地域特色。岭南,中国南方五岭(越城岭、都庞岭、萌渚岭、骑田岭、大庾岭)之南的地区,在行政区划上包括粤港澳大湾区、海南、福建南部和广西东部等地,其特殊的地域环境、迥异的自然条件,兼之人群体质、生活习惯、生产活动的长期共同影响,造就了独特的岭南医学流派及粤帮炮制技艺、独具特色的饮片品种。高徒曹晖与其两位传承弟子张英博士和孟江博士身居岭南,深切感知岭南医药鲜明的地域特色,传承工作即从粤帮炮制的挖掘、整理、传承与创新着手,编著《粤帮中药炮制技艺与现代研究》一书。该书从分散的岭南本草医药历史资料中整理出极具代表性的粤帮"蒸制"炮制技艺,集清蒸、盐蒸、酒蒸、醋蒸、姜汁蒸及其他蒸法于一体,串起粤帮中药饮片的炮制历史沿革、炮制规范与文献、炮制作用和现代研究的主线,跨越古今时空的藩篱,还原独具岭南风格的炮制技艺和饮片品种。

今付梓之际,有感而发,是为序。

国家级非物质文化遗产代表性项目(中药炮制技术)代表性传承人
中国中医科学院中药研究所资深研究员　　王孝涛

二〇二二年仲夏于北京

前　言

　　"第六批全国老中医药专家学术经验继承工作"是国家中医药管理局会同人力资源和社会保障部、国务院学位委员会、教育部、国家卫生和计划生育委员会(现国家卫生健康委员会),遵循中医药人才成长规律而实施的继承老中医药专家的学术经验和技术专长、培养高层次中医临床人才和中药技术人才的重要举措。2017 年 12 月,我们有幸成为继承人,跟随中药饮片炮制资深专家、第六批全国老中医药专家学术经验继承工作指导老师曹晖教授学习传承中药炮制传统技艺的经验与特色,欣喜之余,又深感肩负责任之重大。

　　中药炮制是在中医药理论指导下,按中医临床用药要求将中药材加工成中药饮片的传统技术方法,是中国传统制药技术的核心和几千年传统文化的集中体现。如何才能让这一历史悠久的中华文化之瑰宝与结晶不至蒙尘而继续绽放异彩? 带着对这个问题的思考及对中药炮制前景的憧憬,身居岭南、感知着岭南医药鲜明地域特色的两代炮制人,决意从粤帮中药炮制的传承创新着手进行挖掘整理。岭南,历史上是指中国南方五岭(越城岭、都庞岭、萌渚岭、骑田岭、大庾岭)以南的地区,在现代行政区划上包括粤港澳大湾区、福建南部和广西东部等地。岭南地区特殊的地域环境、迥异的自然条件,兼之人群体质、生活习惯、生产活动的长期共同影响,造就了独特的岭南医学体系,以及与之相适应的粤帮炮制技艺和独具特色的饮片品种。

　　粤帮炮制技艺以"蒸制"最具代表性,集清蒸、盐蒸、酒蒸、醋蒸、姜汁蒸及其他蒸法于一体,成为粤帮炮制之特色,在中药产业及临床应用上尽显其神韵。本书总论部分针对岭南中药业的发展史、粤帮炮制的特色进行整理;各论部分结合具体的特色品种,从炮制历史沿革、炮制规范与文献、炮制作用、现代研究等方面进行系统的总结分析,将理论与应用紧密结合,并从作用机制、工艺研究、质量分析等现代应用角度阐述粤帮特色炮制技艺。本书冀通过对粤帮炮制技艺特色的凝练梳理,形成粤帮中药炮制的原创资料。这些资料对于当前粤帮中药炮制的守正创新、学术地位的提升,以及岭南中医药文化遗产的保护,都将具有极其重要的价值和借鉴意义。

　　本书主要特色如下:

　　(1)继承性:岭南医学流派的基石是诞生于中原文化基础上的中医药学体系。岭南医学流派是粤帮中药炮制的重要依托。基于岭南医学流派逾千年的流传和筛选,粤帮炮制技艺方法、特色饮片得以继承发展。

　　(2)区域性:岭南地区,不仅自然条件如气候、风土、物类与中原有异,而且人的体质、生活习惯、疾病、生产活动等人文与经济条件亦不尽相同。这些条件因素的长期组合、联系,造就了独特的岭南医学、粤帮炮制技艺以及独具特色的饮片品种。

　　(3)实用性:本书从岭南中药业的发展史、粤帮炮制的技艺特色、蒸制与泡制等的历史沿革、炮制规范与文献,以及化学成分、药效、机制、工艺、质量等现代研究方面进行系统的总结分析,为粤帮特色饮片品种的应用提供了历史文献和科学依据。

本书在编写过程中,得到国家级非物质文化遗产代表性项目(中药炮制技术)代表性传承人王孝涛研究员的大力指导并作序。香港卫生署邬家林教授为本书提供了香港特色切制饮片图片,康美药业股份有限公司为本书提供了特色中药饮片图片,广药集团采芝林药业有限公司为本书提供了部分文献资料。本书的编写得到国家中医药管理局"第六批全国老中医药专家学术经验继承工作"项目、"国家中医药优势特色教育——全国中药特色技术传承人才培训项目"等的资助。在此一并表示感谢。同时,还要感谢人民卫生出版社相关人员为本书的顺利出版提供的诸多帮助。

由于时间仓促,编写人员水平有限,书中疏漏和不足之处在所难免,希望读者提出宝贵意见,以便今后完善和提高。

孟 江 张 英

2022 年 5 月

目 录

上篇 总 论

第一章

岭南中药业简史

　　岭南，是指我国南方五岭（大庾岭、骑田岭、萌渚岭、都庞岭、越城岭）以南的地区，古为百越之地。现代岭南地区的核心位于广东尤其是珠三角地区，学界习惯把广东称"岭南"。故明清以后尤其近代和当代的岭南医药学相关研究主要面向广东省。岭南地区，气候、风土、物类等自然条件与中原不同，同时人的体质、生活习惯、疾病、生产活动等人文与经济条件亦不尽相同，以上各因素的长期组合联系造就了独特的岭南中医药学。岭南中医药学与中原中医药学一脉相承，它是中医药学在岭南独特地理气候条件和人群体质情况下，因人因时因地制宜的变通与运用的产物。关于岭南中药业发展史的相关报道较少，仅有的报道也只限于中成药、厂店史[1,2]。纵观典籍，岭南中药业的起源最早可追溯至秦代，经历了启蒙、发展、繁荣、鼎盛和规模化精细分工的不同阶段，形成了独具特色的中医药流派，出现了一些名优中药产业及很多家喻户晓的老字号药业，故本章拟通过对岭南药材、饮片、成药、药铺（药店药厂）等中药业发展脉络的系统梳理，剖析岭南特色中药的传承和发展。

（一）秦汉至南北朝（公元前 221—公元 589）

　　《广州府志·列传二十九》记载："秦安期生，琅琊人，卖药东海边，时人皆言千岁也。始皇异之，赐以金璧直数千万……安期生在罗浮时尝采涧中菖蒲服之，至今故老指菖蒲涧为飞升处。"[3]可见早在秦代，罗浮山就有人采药治病。这也证实岭南地区中药业的历史可以追溯到秦代（前221—前206），至少已有两千余年。1983 年，在广州市象岗山发现了西汉第二代南越王（逝于公元前 122 年）墓，从墓中出土的文物有药物（雄黄、硫黄、紫石晶、绿松石、赭石等五色药物，羚羊角等）、捣药工具（铜臼、铜杵、铁杵等）及银盒（盛有半盒药丸）、药饼[4]。这说明西汉时期岭南已经出现了中药丸剂等成药形式。

　　晋代葛洪（283—363）在广东罗浮山修道炼丹，所著《肘后备急方》记载了不少中成药剂型，如膏剂、丸剂、锭剂、条剂、炙剂、饼剂等[5]。东晋时代（317—420），有医僧在广州海福禅院（现广州海珠区海幢寺旁）问病售药，所售药品对麻疹、热疹、小儿热证发热疗效极佳，珍稀难得，故称"金汁水"，这应该是岭南成药的最早记载[6]。由上可知，岭南中药业起源于秦代，在秦汉至南北朝时期已有应用岭南特色药物资源行医治病的记载，除此之外，矿物药的逐步应用、制药工具的多样化、中成药的多种剂型，以及最早的岭南成药——金汁水的出现，均见证了岭南药业的启蒙时期，为岭南药业的后期发展奠定了基础。

（二）隋唐至元（589—1368）

唐代，广州成为海上丝绸之路的重要对外港口，也是进口南药的主要集散地。《唐大和上东征传》记载，鉴真和尚东渡日本回国路经广州时，看见"江中有婆罗门、波斯、昆仑等舶，不计其数，并载香药、珍宝，积载如山，舶深六七丈"[7]。五代前蜀李珣所著《海药本草》收录了从海外（越南、柬埔寨、马来西亚、印度尼西亚、印度、斯里兰卡、阿拉伯地区，直至欧洲和东非地区）输入中国的药材，如延胡索、丁香、胡椒、阿魏、沉香、龙脑（冰片）、骐骥竭（血竭）、诃梨勒（诃子）、琥珀、无食子（丹宁制剂）等上百种[8]。由此可见，广州的中药贸易活动早在1300多年前的唐代已经相当活跃。同时，唐代政府开始设置由岭南行政主管负责的海关官员"市舶使"和外来商品交易区，并初步设定理论税收政策。据《广东通志》载："唐始置市舶使，以岭南帅臣监领之。设市区，令蛮使来贡者为市，稍收利入官。凡舟之来，最大者为独樯舶，能载一千婆兰番人谓二百斤为一婆兰；次曰牛头舶，比独樯得三之一；又次曰三木舶，曰料河舶，递得三之一。贞观十七年（643），诏三路舶司，番商贩到龙脑、沉香、丁香、白豆蔻四色，并抽解一分。"[9]可见广州港口的海外贸易在当时已颇具规模，尤其是外来胡（香）药。

宋代，造船技术突飞猛进，加之政府鼓励到海外经商，故海上航路不断扩展，海外药物贸易空前繁荣。广州地区的中药商业已兴盛，其经营方式既有前店后厂的"药铺"，行医、售药、制药三位一体的"医药合营"，也有药业管理的官办机构，如惠济药局和惠民药局[6]。北宋毕仲衍所著《中书备对》记载：熙宁十年（1077），全宋有3个口岸向外商收购乳香，广州一处就购得34.87万斤，占进口总量的98%[10]。《广东通志》载："宋开宝四年（971），置市舶司于广州，以知州兼使，通判兼判官。淳化二年（991）始立抽解二分。凡诸番之在南海者，并通货，以金锡缯金，易其犀、象、珊瑚、琥珀、珠、琲、镔铁、鼍皮、玳瑁、玛瑙、车渠、水精、番布、乌樠、苏木、胡椒、香药等物。太宗置榷务于京师，诏诸香货至广州，非出官库者，无得私相贸易。"[9]可见北宋政府于开国之初便很重视外来商品贸易，不仅沿袭唐制设立专门的政府机构"市舶司"管理外来商舶，还规定象牙、犀角（现为禁用品）、乳香、玳瑁等珍奇之物由官府垄断经营，并从中获得巨额利润和税收。

从元代（1271—1368）起，广州就出现了"成方"药店，将一些颇有通行的固有成方制备以待客，如被称为药洲的成药店（现广州西湖路"药洲"遗址）[6]。同时，元代政府积极推行管药局体制，如湖广韶关府（今广东韶关市）开办惠民药局，不仅向社会供应药品，还组织药材南北交流，扩大官药局职能范围[11]。隋唐至元代的700余年，基于岭南尤其是广州特殊而重要的地理位置，岭南中药贸易趋于活跃，由此大大促进了外来药物的发展，并形成繁荣的中外药物交流的商贸景象。政府也在该时期设立机构对中药贸易进行管理，实行税收制度，如市舶使、市舶司。同时期，药铺、医药合营的民间组织和官办机构纷纷设立，并自元代开始出现成药店，即现代药店的最初形式，标志着药业体系初步建立（并在不断完善当中）。

（三）明代（1368—1644）

明代岭南出现医药商品生产手工业及商业，标志之一便是药铺（店）、药号的广泛兴起。有史可证的就有梁仲弘、何弘仁、陈李济和冯了性等老字号（表1-0-1），制售的剂型主要有丸、散、膏、丹、茶、油、酒等[12]。当时，佛山地区有成药作坊、厂店近百家，从业人员逾千，品种近千个，以古方正药、炮制精良、品种齐全、适应性广、疗效显著、价格低廉而负盛名。佛山因而有"岭南成药发祥地""广东成药之乡"之称。现今粤港澳大湾区以及南洋、北美洲一带很多传统的成药,都源于佛山。岭南特色剂型以蜡丸名气为大,佛山商号多称之为"蜡丸馆"[12]。蜡壳药丸具有独特的生产工艺,其中蜡壳是由蜂蜡与木蜡混合铸成的,药丸裹在其中,再用蜡密封。由于大多数中药材中含有糖、淀粉、挥发油等成分,极易吸潮、霉变或虫蛀,而用蜡壳包裹,可保留百年而不变质。清代《粤东笔记》记载:"南方草木入药者甚夥,市人制丸裹蜡,俗称广丸,远方携用颇验。"[13]其中,岭南成药"鼻祖"梁仲弘的抱龙丸可谓佼佼者,如清代《广东新语》记载"广中抱龙丸为天下所贵,以其琥珀之真也"[14]。

表 1-0-1　明代岭南著名老字号药业

时间	药业名称	创始人	创始地	主要产品及商标
明万历元年(1573)	梁仲弘蜡丸馆	梁仲弘	旱市街(今佛山市福贤路)	万应抱龙丸
明万历二十八年(1600)	陈李济	陈体全、李升佐	双门底(今广州市北京路)	追风苏合丸、附子理中丸、宁坤丸、乌鸡白凤丸
明万历三十八年(1610)	何弘仁	何弘仁	今广州市珠光路棋杆巷	乌金眼药散
南明永历十三年(清顺治十六年,1659)	冯了性	冯了性	汾宁路一带(今佛山市汾宁路)	冯了性风湿跌打药酒

明代对成药的原料饮片质量和炮制技术极其重视,如陈李济广集古代固有成方、验方,秉承配方严谨,选料上乘,且奉行"工艺虽繁,必不减其工;品味虽多,必不减其物"的传统炮制宗旨。细究"选料上乘",如应用中药阴枝的就不用阳枝,应用根茎的绝不用其茎叶。严格遵古炮制规范,如炮制鹿茸末,必须选用东北枝茸,规定火燎去绒毛,这是因为茸毛会引起咳嗽,须清除干净;生茸服后会拉肚子,须开片后再用酒炖透。经过一系列独特加工炮制才生产成药应用,使药物能发挥最佳效力[12]。

综上分析,明代的岭南中药业在规模和产品方面都有了很大的提升,医药商品生产手工业及商业进入快速发展时期,而在该时期形成的著名老字号,如梁仲弘蜡丸馆、陈李济、何弘仁、冯了性等,至今仍被津津乐道。还开发了具有独特工艺的剂型——蜡壳药丸,经受了岭南地区易霉变、易虫蛀的不良气候环境的考验。同时形成精良的饮片炮制加工技术,使老字号及其产品流传至今,带动了岭南中药业的发展与繁荣。

(四)清代(1644—1911)

清代岭南药铺、成药业在明代的基础上有了更大的发展。广佛、港澳等地既是岭南药材的主要集散地,又是著名的成药生产基地和外贸港口,中药商贾云集,商铺林立,贸易繁荣。清初有史可证的成药就有顺德黄恒庵的乌金丸、佛山潘务本的十香止痛丸。另据《参药行碑记》记载,清乾隆三十二年(1767),仅在约200米的佛山豆豉巷中,就有27家经营药业的店铺[15]。此外,佛山畸岭街有药材会馆,并形成药材市场,发卖川、广道地药材(高良姜、广陈皮、广藿香、广巴戟、砂仁、益智、沉香、广地龙、金钱白花蛇等),贵重、大宗商品(龙涎香、燕窝、鹿茸、沉香、桂皮、大黄、姜黄等）及成药等[11]。

从康熙朝至宣统朝，广佛地区先后成立一大批民间药店、成药铺，仅有名号可考的就有近百家，出售成药数百种。部分店铺详细资料见表1-0-2。此外，还有梁昌和（1843年）、泰安药房（1882年）、春寿堂（1886年）、橘香斋药店（1895年）、善德堂、邹家园、罗广济、嘉宝栈（1902年）、广祯祥（1902年）、华天宝（1908年）、必得胜药行（1910年）、敬和堂（1911年）等[1,2,16]。当时这些药铺基本上属于前店后厂式生产成药的作坊，从药材的拣选、切锉、研磨、拌和至制成药丸、丹、散等全过程，都是靠手工操作完成，而每个小作坊都有其畅销产品。尤其以明代首创流传下来的各种蜡壳药丸声誉卓越，使这种古老剂型历经沧桑而不断发展。

表 1-0-2 清代岭南主要药业

序号	创始时间/年	药业名称	创始人	创始地点	经营范围及主要产品
1	1644	潘务本	潘务本	今佛山朝阳街	十香止痛丸
2	1644	黄恒庵	黄恒庵	佛山黄伞铺（今佛山顺德福宁路）	乌金丸（龟鹿八珍丸）
3	1651	何明性堂	何宗玉、何君泰	广州五仙门外直街（后改名为五仙路）	初期经营生草药，后兼营熟药；双料神效撞红丸（小丸）、济世茶
4	1651	陈李昌	—	广州	小蜜丸
5	1662	黄中磺	黄中磺	广州桨栏路	调经丸、三达丸
6	1669	保滋堂	潘务庵	广州双门底（又名四牌楼，即今北京南路）	保婴丹
7	1759	梁财信药堂	梁财信	广州桨栏路	活血止痛跌打药丸、熊胆跌打丸
8	1767	人和堂	潘履道堂、王勤业堂、邓光裕堂	佛山市豆豉巷（今升平路）	经营熟药为主，兼营丸散类成药，如活络丸、镇惊丸、苏合丸、黎侗跌打丸
9	1790	敬修堂	钱树田	广州城南门口太平桥	回春丹、如意膏、乌鸡白凤丸
10	1803	马伯良	马百良	富民铺（今广州朝阳街）	膏、丹、丸、散、茶、油、酒等多种成药，如儿科圣药"百胜散"（七厘散）
11	1806	采芝林	黎氏同族四人合股	广州府署西侧清风桥（现中山五路94号）	中药配剂为主，兼营一些膏丹丸散成药，如清火眼丸、止咳枇杷膏
12	1811	两仪轩	谕海绸	广州长寿路长寿直街	蛇胆类药
13	1828	王老吉	王泽邦	广州十三行	王老吉凉茶、王老吉凉茶颗粒、三公仔小儿七星茶颗粒、保济口服液
14	1828	瑞草堂	刘氏家族	广州桨栏路	丸散
15	1830	刘贻斋	刘倬	广州汾宁里（今汾宁路）	三达卫生丸、补肾丸
16	1838	橘花仙馆	周景勋	广州杉木栏	安宫牛黄丸、紫雪丹、清心牛黄丸、至宝丹

续表

序号	创始时间/年	药业名称	创始人	创始地点	经营范围及主要产品
17	1852	潘人和	潘仁兴	养巷路	毛鸡酒
18	1860	黄贞庵	—	十八甫路	疮科膏
19	1873	广芝馆	—	广州浆栏路	中药丸散
20	1875	岐生堂	—	大新路	琥珀镇惊丹（岐生牌）
21	1878	迁善堂	—	广州浆栏路	盐蛇散
22	1880	佐寿堂	邓大林	广州	外伤膏药
23	1886	梁家园	梁奕纲	佛山	伤科跌打圣药"少林跌打止痛膏"
24	1890	潘高寿	潘白世、潘应世	广州高第街	川贝枇杷露
25	1892	源吉林号	源氏家族	佛山	甘和茶
26	1896	李众胜堂	李兆基	广东佛山镇祖庙大街	广中牌保济丸、胜保油、保和茶
27	1900	利济轩	陈伯清	—	疳积饼、疳积片、止痛散
28	1900	梁广济	梁广济	广州浆栏路 57 号	风湿膏药、风湿药酒
29	1902	梁培基药厂	梁培基	广州市河南凤安街（后迁至西关长乐路）	菩萨散、发冷丸
30	1904	万春园药行	—	十八甫	中药丸散
31	1910	马百行	马春生	十八甫新街	化痔丸、扫毒丸

注："—"表示不详。

　　道光以来，广州药业发展成为举足轻重的大行业，逐步形成广州著名的药业八行（表 1-0-3），即"南北""西土""参茸""生药（商品药材）""生草药（民间草医）""药片（饮片炮制）""熟药（成药制造）""樽头（商业零售）"等 8 个行业，各有不同的行头（行会）[17]。行会既是一种联络沟通行业作用的民间组织，又是征收商业税的官方代理机构。据统计，道光十三年（1833）输进广州的药材有直隶（今河北）的人参、枣子，山西的麝香，甘肃的水银、麝香，四川的麝香，云南的麝香、槟榔，两湖的大黄、麝香、槟榔、蜂蜜，河南的大黄、麝香、杏仁、蜂蜜等。广州输出的主要是进口南药（豆蔻、乳香、没药等）[18]。

表 1-0-3　清代药业八行

行头	集散地	经营性质及范围	销售对象	药商和药材铺
南北行	油栏门（现一德路以南海珠路段）、迴栏桥一带（现仁济西路水月宫附近）	出售南北药材（指长江以南的川、滇、浙、赣和长江以北诸省所产），兼营一些进口南药，如木香、丁香、乳香、没药、洋砂仁、豆蔻等	内地各省生药店	—

续表

行头	集散地	经营性质及范围	销售对象	药商和药材铺
西土行	晏公街、盐亭街、迥栏街、潮兴街、潮音街、水月宫	主营广东、广西所产药材以及邻近湖南、江西所产道地药材,如藿香、陈皮、巴戟天、天花粉、何首乌、金银花、钩藤、春砂仁、益智、槟榔,近500种	外省客邦、出口香港、洋行、熟药店和四乡	陈信义、张泰昌、唐钜昌,卫兆隆、广悦来、生和药材行等
参茸业	西荣巷、桨栏路、仁济路、一德西路一带	经营参茸和进口贵细药,如人参、鹿茸,珍珠、琥珀、牛黄、犀角(现为禁用品)、猴枣、麝香、熊胆、鹿尾巴、冰片、田七、肉桂之类,兼营一些南药,如砂仁、豆蔻、乳香、没药等	各省驻广州的办庄以及各药厂和中小户药商	同丰泰、永昌隆、忠信行、宝安隆、同安泰、同顺泰、裕泰祥、利丰行等
生药行	仁安街、豆栏街、晋源街一带	未经加工炮制的药材,实际上是中药材的第三道批发商,从拆家(可理解为分销商)手中购进货物,整理分级,按照熟药店的来单配售	四乡及本市各熟药店	信诚、杏培、万济、洪昌、益元等
生草药行	分布于全市各主要街道	主要经营民间草药批发与零售,多为祖传或师承。其经营特点是家店不分,连医带药	消费者	百福、百如、百草、万草、荣远堂、回春堂等89户
药片行	多集中于闹市街道	主要加工炮制成饮片出售,如炮天雄、法半夏、炙甘草、川芎片、茯苓、黄芪、黄芩、桔梗、郁金等几十个品种	生药行、樽头店、熟药店等,也有直接售给香港和外埠办庄	鼎盛时有70家之多
熟药行	多集中于人口稠密的闹市各街道	专营饮片、汤剂,兼营膏丸散丹成药及滋补品等,设有坐堂医师	直接为居民供药	关赞育、黎杏林、广同济、致和堂、益寿堂、保滋堂、集兰堂
樽头行	太平桥、光复南一带	主营滋补类药材,如冬虫夏草、枸杞、黄芪、党参、白术、茯苓、川芎、当归、白芍、熟地黄以及参茸、燕窝之类,但不设成药配剂	消费者	—

注:"—"表示无。

此外,还形成了商业行会、会馆组织(表1-0-4)。工会组织如广州药片业工会、参茸桂蔻珠射冰片工会、中药炮制配剂业工会、熟药丸散工会、南北药材工会、生药业工会等[17]。

表1-0-4 清代药业商业行会、会馆

名称	组织者	成立时间	地址
张大昌堂	生药、参茸业	乾隆年间	初在清水濠,后迁濠畔街;嘉庆年间位于打铜街
杏泉堂	熟药丸散店	1869年	濠畔街

名称	组织者	成立时间	地址
同德堂	南北经纪业	1869 年	贤乐里
昭信堂	洋参业店号	1821 年	白糖街南约
诚信堂	南茸店号	1904 年	—
永昌堂	专营茯苓店号	—	西瓜园（后迁豆栏上街）
广聚堂	药片业组织	—	豆栏上街
慎业堂	西土业组织	—	油栏门
成美堂	西土药店组成	—	—
薄荷如意油行	—	1919 年	牛头巷,后迁龙津路

注:"—"表示不详。

香港药业铺户集中于文咸西街、永乐西街、高升街、松秀东西街一带,经营活动与广州、佛山一样有药业八行之分,药材、成药的转口贸易日益活跃[17]。《香港杂记》记载:"……余则有药材铺。"[19]《澳门记略》记载:"食货则有厚福水、药水,花露水即蔷薇水,以琉璃瓶试之,翻摇数四,泡周上下者为真;荼蘼露,以注饮撰,蕃女或以沾洒人衣;药露,有苏合油、丁香油、檀香油、桂花油,皆以瓶计,冰片油以瓢计。"[20]港澳地区不仅药材铺经营中药,且一般杂货店、海货店也销售各种各样的药露,如苏合油、丁香油、檀香油、桂花油、冰片油等。清代时期岭南医药商业达到鼎盛时期,药铺、成药业发展迅猛,仅有名号可考的就有近百家药店药铺,出售成药达数百种。兼之广佛、港澳等地逐步形成的岭南药材主要集散地的优势,以及成药生产基地和外贸港口地位的确立,进一步提升了岭南中药贸易的繁荣。在这个时期还形成了广州著名的药业八行、商业行会、会馆组织、工会组织等,很大程度上促进了岭南医药向规范化和规模化的继续发展。

(五)民国时期(1912—1949)

1936 年粤汉铁路全线通车,使广州进一步成为华南的中药材集散地,加之毗邻港澳,进口药材都经广州转运内地,于是驰名的"广药"由此得名。当时中药经营成行成市,除了熟药店、生草药店分布在全市各街道之外,各药商多集中于西荣巷、仁济路、水月宫以及仁安街、晋源街一带。此时的中药铺,也开始兼营"药食同源"的杏仁、百合、莲子、桂圆肉、蜜糖等属于京果行业的品种[14]。广州药业一片繁荣,而且出现了商品广告和企业跨省、跨国发展的现代经济形态。

据民国十九年(1930)《广州年鉴》记载,广州市有熟药(包括膏丹丸散)店铺 1260 间,生药铺 92 间,参茸店 88 间,药油店 31 间,药酒店 6 间,戒烟药料店 42 间[21]。另据民国十七年(1928)统计,佛山药业分 3 个自然行业,即药材 103 户、生药业 34 户、西药业 9 户,此外还有医业 9 户。代表性的药厂有太和洞药厂(1918 年,靳太和)、唐人中药厂(1921 年,颜英南)、陆老七药行(1921 年)、灵芝堂(1921 年)、邹家园药厂(1932 年,邹铭德之父)、永德祥(1935 年,禤新)、何济公药行(1938 年,何福庆)、胜利药号(1947,李金寿)[16]。这些药厂所产药品,畅销岭南地区,行销全国各地。

另据民国二十年(1931)《中国年鉴》(China Yearbook)记载,1929年通过广州口岸输出医药约43万担(合527万余香港两),远销港澳、日、新、印、菲、荷、英、俄、德、法、美等十多个国家和地区[22,23]。抗战胜利后至1949年底,随着京汉铁路的开通,各地不少客商来广州采购药品,刺激广州药业的迅速发展。广州全市的药材铺又发展到300多间,购销两旺,中药材的各种专业分工经营较前更具规模[23]。

民国时期,岭南中药饮片加工炮制技艺独特,有永德祥、成昌中、合和祥、裕兴祥、合兴和5家著名的药店(表1-0-5),其品牌产品均畅销广州市和四乡、海南、香港、澳门等地[24]。另外,采芝林作为当时广州著名的药铺之一,民国二十二年(1933)由黎氏第五代子孙黎子铭掌管,以经营中药饮片为主,兼营一些丸散膏丹等成药,其经营方式仍坚持前店后作坊的经营特色不变,即前店卖药、坐堂医生诊病、后场制药,集行医、制药、售药于一体,且增加了贵细药材如参茸、麝香、熊胆、珍珠、牛黄、燕窝、羚羊角、犀角(现为禁用品)等的经营,在同行中药店中享有较高的声誉与地位[24]。民国时期,岭南地区中药业出现了跨省、跨国发展的现代经济形态,中药业出现专业分工,经营规模化,同时形成岭南独特的品牌中药饮片,如卷茯、手刨元胡片、火炮天雄等,远销国内外。

表1-0-5 民国主要药店

店名	创立时间	地点*	创始人	产品特色
永德祥	民国二十四年(1935)	十三行晋源街	禤新	手刨当归片以片张均匀、整齐、色靓、齐手见著;手切北芪片以片张均匀、整齐、规格化驰名
成昌中	民国三十四年(1945)	桨栏路东横街	欧巧	专营刨头工具,兼营中药饮片,以加工茯苓片而闻名。刨制茯苓片呈香烟状,以12支捆成1扎,有"卷茯"之称
合和祥	民国三十五年(1946)	桨栏路豆栏街	禤桢明卢亮光	以精制手刨元胡片出名。元胡片片张无残缺,呈灯盏状
裕兴祥	民国三十五年(1946)	十三行仁安街	禤兆麟	以自创火炮天雄、手刨川芎片、法半夏而著称。火炮天雄呈白蜡色、松身、鼓状;川芎片色靓、片薄;法半夏色靓、松身、起菊花芯
合兴和	民国三十六年(1947)	十三行晋源街	禤忠明	以经营饮片为主,因加工精细而获赞誉

注:"*"为现在的广州市荔湾区。

(六) 结语

岭南地区位于中国南端,南濒海洋,地理位置特殊,在中药贸易发展中处于重要的战略位置。其中心城市广州地处珠江出海口,是海上丝绸之路的重要对外港口,又毗邻港澳;另一中心城市佛山"地处三江会流处";两大中心城市,成为华南中药材和进口南药的主要集散地,同时又是著名的成药生产基地和外贸港口。通过对广州、佛山等主要城市中药业的发展历史进行梳理,能粗略展示岭南地区中药业发展脉络。岭南中药业起源于秦,在秦汉至南北朝时代发展缓慢。唐代中药贸易活动相当活跃,海外贸易颇具规模。宋代海外药物贸易空前繁荣,中药商业已兴盛,经营方式既有前店后厂的"药铺"又有药业管理的官办机构。在元代出现"成方"药店。明代出现医药商品生产,药铺、药号广泛兴起,成药业作坊、厂店近百家,形成岭南特色剂型蜡壳丸。清代中药业达到鼎盛时期,药业发展成为举足轻重的大行业,形成广州著名的药业八行。民国年间,随着粤汉铁路、京汉铁路通车,进一步促进中药业的贸易发展,出现了商品广告和企业跨省、跨国发展的现代经济形态。

通过对岭南药业发展史的初步整理,分析了岭南药业史的发展进程和各个时期的特点,为岭南药业的传承和发展提供了重要参考。岭南药业的发展过程,兼具了岭南药业产品和商贸的同步发展,形成了岭南成药的雏形(金汁水)、岭南特色剂型(蜡壳药丸)、著名的百年老店(海福禅院、陈李济、梁仲弘蜡丸馆、敬修堂)、独特的饮片炮制加工技术(手刨当归片、手切北芪片、刨制茯苓片、手刨元胡片、自创火炮天雄、手刨川芎片、手刨法半夏等)、享誉国内外的牌优产品(梁仲弘抱龙丸、冯了性风湿跌打药酒、李众胜保济丸、梁财信跌打丸等)。通过对岭南药业形式及特色的梳理和凝练,以及对其特色技术、剂型和名牌产品的整理和总结,为岭南中药业的传承、技术发展和创新、学术研究等提供了丰富的史料线索,为岭南中医药文化内涵的发掘提供了重要的思路和借鉴。

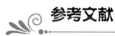 参考文献

[1] 朱盛山,聂阳.传统岭南药业简介[C]//中国药学会.2006第六届中国药学会学术年会论文集.广州:中国药学会,2006:2988-2993.

[2] 孔祥华,刘小斌,裴芳利,等.明清时期广东中药业历史初探[J].中医文献杂志,2010,28(6):47-49.

[3] 戴肇辰,苏佩训,修.史澄,李光廷,纂.中国地方志集成·广东府县志辑·光绪广州府志[M].上海:上海书店出版社,2013.

[4] 刘小斌,陈凯佳.岭南医学史:下[M].广州:广东科技出版社,2014.

[5] 葛洪.肘后备急方[M].汪剑,邹运国,罗思航,整理.北京:中国中医药出版社,2016.

[6] 广州市工商业联合会,广州市政协文史资料委员会.广州工商经济史料:第二辑[M].广州:广东人民出版社,1989.

[7] 真人元开.唐大和上东征传[M].汪向荣,校注.北京:中华书局,1979.

[8] 李珣.海药本草:辑校本[M].尚志钧,辑校.北京:人民卫生出版社,1997.

[9] 阮元,修.陈昌齐,刘彬华,等纂.广东通志[M].上海:上海古籍出版社,1990.

[10] 毕仲衍.《中书备对》辑佚校注[M].马玉臣,辑校.开封:河南大学出版社,2007.

[11] 唐廷猷.中国药业史[M].2版.北京:中国医药科技出版社,2007.

[12] 广州市政协学习和文史资料委员会,广州市地方志编纂委员会办公室.广州老字号:下册[M].广州:广东人民出版社,2003.

[13] 李调元.粤东笔记[M].上海:上海会文堂书局,1915(民国四年).

[14] 屈大均.广东新语[M].北京:中华书局,1985.

[15] 广东省社会科学院历史研究所中国古代史研究室,中山大学历史系中国古代史教研室,广东省佛山市博物馆.明清佛山碑刻文献经济资料[M].广州:广东人民出版社,1987.

[16] 佛山市医药总公司.佛山市药业志[M].佛山:佛山市医药总公司,1992.

[17] 中国人民政治协商会议广东省广州市委员会文史资料研究委员会.广州文史资料选辑:第二十五辑

[M].广州:广东人民出版社,1982.

[18] 罗一星.清代前期岭南二元中心市场说[J].广东社会科学,1987(4):82-92.

[19] 陈镠勋.香港杂记:外二种[M].莫世祥,校注.广州:暨南大学出版社,1996.

[20] 印光任,张汝霖.澳门记略[M].赵春晨,点校.广州:广东高等教育出版社,1988.

[21] 广州年鉴编纂委员会.广州年鉴[M].广州:奇文印务局,1930(民国十九年).

[22] 奥宫正澄.中国年鉴[M].上海:上海日报社,1931(民国二十年).

[23] 薛愚.中国药学史料[M].北京:人民卫生出版社,1984.

[24] 周路山.中药世家采芝林:广州采芝林药业有限公司发展史[M].广州:广东科技出版社,2011.

第二章

粤帮中药炮制探析

岭南之名始于唐贞观时十道之一岭南道,所辖范围相当于现在广东、广西、海南及越南北部等地。现在提及岭南一词,特指广东、广西、海南、香港、澳门五省区,其中以广东地区为主。本章拟针对粤帮中药炮制的形成、炮制工艺和炮制品种进行总结与分析,以期能为粤帮中药炮制的传承和发展提供参考依据。

(一)粤帮中药炮制的形成

1. **岭南气候** 岭南地处北回归线两侧,日照时间长,气温高,又南濒大海,是海洋性气候和大陆性气候交汇的地方(典型的热带、亚热带气候),而且长年受偏东或偏南暖湿气流影响,潮湿而多雨,年平均相对湿度在 75% 以上[1]。《岭南卫生方》[2] 谓岭南"春夏雨淫,一岁之间,蒸湿过半"。《岭南卫生方·李待制瘴疟论》记载:"岭南既号炎方,而又濒海";全年雨水丰沛,空气湿度高。叶天士在论及湿热病因时也提及"粤地潮湿,长夏涉水,外受之湿下起",反映了岭南地区气候炎热且潮湿的特点[3]。

2. **岭南人的体质特征** 岭南气候炎热潮湿,而脾的生理特性是喜燥恶湿。脾为湿困而主运化功能失常,加上气候多炎热而出汗多耗气,所以岭南人常见脾气虚夹湿证;同时,因出汗多耗气伤阴,加上脾虚日久,出现脾肾两虚,可见面黄黑(黄色主湿证,黑色主肾虚);另外,因长期出汗而阴不足,阴虚则阳热,易上火。故岭南人多表现出湿热偏盛、气阴两虚、易上火、脾气虚弱兼有痰湿和脾肾两虚的体质。

3. **岭南用药特色** 针对岭南的气候特点和岭南人体质,岭南医家注重调理脾胃,遵循祛湿不伤阴、补益不化燥的治则,常用清利、理气、祛湿、化痰等治法。对于外感病,主张清透化湿,调畅气机,顾护气津;强调"清热与化湿并重","清热勿伤阳,化湿莫耗阴"。对于内伤病,注重"寒温并用""补泻兼施""引火归原""顾护脾肾"[4],突出了辛透清气、和解祛湿、益气生津及清热养阴的治则[5]。临床用药时,为了避免伤阴,缓和药性,去除药物燥性,多用蒸制后的药物,如蒸党参、蒸佛手、蒸陈皮等,以适应岭南的气候和岭南人的体质特征。同时,岭南的饮食文化如凉茶、煲汤、糖水、药膳和早茶(以蒸为主)等,承载了"祛湿""降火""养胃""清补"等养生防病思想。粤帮中药炮制方法——蒸法,是我国独树一帜的中药炮制技术,充分反映了岭南中医药的文化底蕴。

(二)粤帮中药炮制方法——蒸法

蒸制是粤帮炮制最具特色、应用最普遍的一种方法。其他地区以生品入药的药物,在岭南地区常蒸制后入药,如肉苁蓉、佛手、巴戟天、黄精、仙茅、白术、厚朴花、杜仲、丁公藤等均为清蒸后入药;还有岭南地区一些特色品种如蒸陈皮、熟党参、蒸五味子、制川芎、制山萸肉、盐金樱子、盐狗脊、盐桑螵蛸、盐桑椹、盐锁阳、醋郁金、醋白薇等,均采取了不同的蒸制方法(在其他地区鲜见应用,但在岭南地区临床应用十分广泛)。通过整理《广东药材饮片加工炮制检索简明总表》1963 年版、《广东省中药材饮片加工炮制手册》1977 年版、《广东省中药炮制规范》1984 年版、《广东省中药饮片炮制规范》2011 年版等资料,发现用蒸法炮制的药物有 58 种之多,包括清蒸、酒蒸、盐蒸、醋蒸、姜汁蒸、四制蒸、发酵后蒸制、蒸后炒制等多种蒸制工艺,其中清蒸、酒蒸、盐蒸占比较大。部分饮片规格见附 1。

1. **清蒸法**[6,7]　岭南地区气候湿热,人的体质多湿热偏盛、气阴两虚,治疗以祛湿、清热养阴为主,避免伤脾胃,故在其他地区以生品入药的药物,在岭南地区多清蒸后入药(表 2-0-1)。从表 2-0-1 中可以看出,16 味药物中,除了木瓜、黄芩、桑螵蛸,其余 13 味药物都为粤帮特色品种和特色饮片。同时,16 味药物中,陈皮、黄精、佛手、肉苁蓉、白术、巴戟天、仙茅和丁公藤清蒸后能够缓和烈性,避免伤脾胃;蒸五味子、熟党参、佛手花、厚朴花、杜仲清蒸后能增强药效;木瓜和黄芩蒸制后便于切片,而清蒸黄芩还有杀酶保肝、保存药效的目的。

表 2-0-1　粤帮采用清蒸法炮制的药物

序号	品名	炮制工艺	炮制作用	《中国药典》收载品名与炮制方法
1	蒸陈皮	取净陈皮,湿润后,蒸 3~4 小时,闷一夜,取出,切丝,低温干燥	减少辛燥之性	—
2	黄精	除去杂质,洗净,捞起,闷润 1 天至透心,蒸 8 小时,闷 12 小时,至内呈黑色油润,取出,切厚片,干燥	降低刺激性,增强补益作用	黄精:净制
3	木瓜	除去杂质,洗净,稍润,蒸软,切片,干燥	便于切制	木瓜:净制或蒸
4	蒸五味子	取净五味子,湿润,蒸 2~3 小时,取出,干燥	增强滋补肝肾作用	—
5	熟党参	取净党参,蒸 2 小时至有香甜味时,取出,干燥	蒸后质油润,气味更香甜	—
6	肉苁蓉	除去杂质,洗净,捞起沥干,蒸 2~3 小时,取出,切薄片,晒干	缓和药性	肉苁蓉片:净制
7	佛手	除去杂质,或喷水后蒸 2~3 小时,取出,晒干	降低辛燥之性	佛手:净制
8	白术	除去杂质,洗净,润透,切片,干燥;或蒸 3~4 小时,切片,干燥	降低燥性	白术:净制
9	巴戟天	除去杂质,洗净,置蒸笼内蒸透,趁热抽去木心或用水润透后除去木心,切段,干燥	降低燥性	巴戟天:净制
10	仙茅	除去杂质,洗净,蒸透,切段,干燥	降低辛热之性	仙茅:净制
11	佛手花	除去杂质,用水稍润,蒸 1 小时,取出,晾干	增强疏肝理气作用	—
12	厚朴花	除去杂质,筛去灰屑,或稍润,蒸 1 小时,取出,放凉,切长段	增强理气宽中作用	厚朴花:净制

续表

序号	品名	炮制工艺	炮制作用	《中国药典》收载品名与炮制方法
13	杜仲	除去杂质,剥去粗皮,洗净,切块;或蒸2小时,干燥	增强补肝肾作用	杜仲:净制
14	桑螵蛸	除净杂质,洗净,蒸透后取出,干燥	杀去虫卵,利于保存	桑螵蛸:蒸法
15	丁公藤	除去杂质,洗净,润透,切厚片,蒸透心,干燥	缓解强烈发汗作用	丁公藤:净制
16	黄芩	除去杂质,置沸水中煮10分钟,取出,闷透,切片,干燥;或蒸1小时,取出,切片,干燥	杀酶保肝	黄芩片:煮或蒸

注:"—"表示无该品种。

2. **盐蒸法**[6,7] 盐制能引药下行,增强药物的补肾固精、利尿、清热、滋阴降火凉血等作用,并能缓和药物辛燥之性;辅以蒸制则在缓和药物燥性的同时,又能增强药物补益作用。盐蒸法与岭南医学的益气生津、清热养阴治则相符合,在岭南地区应用广泛。粤帮常见的盐蒸药物见表2-0-2。12味药物中,除了盐沙苑子、盐巴戟天、盐菟丝子和盐杜仲,其余8味药物均为粤帮特色品种和特色饮片。其中,盐沙苑子、盐菟丝子和盐杜仲在《中华人民共和国药典》(简称《中国药典》)2020年版中采用盐炙法,而粤帮炮制方法为盐蒸法或盐炙法;盐巴戟天均为盐蒸法。

表 2-0-2 粤帮采用盐蒸法炮制的药物

序号	品名	炮制工艺	炮制作用	《中国药典》收载品名与炮制方法
1	盐狗脊	取净狗脊,用盐水拌匀,待盐水被吸尽后,蒸3小时,取出,晒干。每100kg狗脊片,用盐2kg	增强补肝肾作用	—
2	盐山萸肉	取山萸肉,拣去杂质和果核,泡水洗净,每50kg加盐1kg和适量水拌匀,置甑内蒸3小时,取出晒干。每100kg山茱萸,用盐2kg	增强补肾作用	—
3	盐沙苑子	取净沙苑子,用盐水拌匀,稍闷,待盐水被吸尽后,用文火炒至黑褐色或蒸2~3小时,取出,晒干。每100kg沙苑子,用盐2kg	增强补肾固精作用	盐沙苑子:盐水炙法
4	盐桑螵蛸	取净桑螵蛸,用盐水拌匀,蒸或用中火炒干,取出,摊晾。每100kg桑螵蛸,用盐3kg	增强益肾、固精、缩尿作用	—
5	盐巴戟天	取净巴戟天,用盐水拌匀,闷润,待盐水被吸尽后,蒸透,取出,干燥。每100kg巴戟天,用盐2kg	增强补肾助阳、强筋健骨作用	盐巴戟天:盐蒸
6	盐女贞子	取净女贞子,用盐水拌匀,闷润,待盐水吸尽后,置蒸制器内蒸2~4小时至透心后,取出,干燥。每100kg女贞子,用盐2kg	增强补肾作用	—

序号	品名	炮制工艺	炮制作用	《中国药典》收载品名与炮制方法
7	盐金樱子	取净金樱子,与盐水拌匀,待吸尽盐水后,置锅内蒸 2~4 小时,熟透,取出晒干。每 100kg 金樱子,用盐 2kg	增强涩精作用	—
8	盐桑椹	取净桑椹,用盐水拌匀,稍闷,待盐被吸尽后,蒸 2~3 小时,取出干燥。每 100kg 桑椹,用盐 2kg	增强养血作用	—
9	盐覆盆子	取净覆盆子,用盐水拌匀,待吸尽盐水后,置锅内蒸 2~3 小时,取出,晾干。每 100kg 覆盆子,用盐 2kg	增强固精补肾作用	—
10	盐菟丝子	取净菟丝子,用盐水拌匀,稍闷,待盐水被吸尽后,蒸约 4 小时至棕黑色,取出,摊晾。每 100kg 菟丝子,用盐 2kg	增强补肝肾作用	盐菟丝子:盐炙
11	盐锁阳	取净锁阳,用盐水拌匀,待盐水被吸尽后,稍闷,蒸至透心,取出,切片,晒干。每 100kg 锁阳,用盐 2kg	增强补肾壮阳作用	—
12	盐杜仲	取净杜仲,与盐水拌匀,润透,用文火炒至焦黑色、丝易断时,取出,放凉;或蒸 2~3 小时后,取出,干燥。每 100kg 杜仲,用盐 2kg	增强补肝肾作用	盐杜仲:盐炙

注:"—"表示无该品种。

3. **酒蒸法**[6-8]　酒,甘辛大热,能升能散,可行药势,活血通络,祛风散寒,矫正气味。广东人体质偏湿,易患风湿关节病,因此作为辅料的酒在广东炮制方法中的地位尤为突出。同时,蒸制可降低药物的辛燥之性,免伤阴气;缓和药性,增强药物的补益作用。酒蒸结合,既能祛风散寒,活血通络,又可降低药物的辛燥之气,缓和药性,增强药物的补益作用。粤帮常见的酒蒸药物见表 2-0-3。从表 2-0-3 中可看出,酒狗脊、制仙茅、制川芎、酒玉竹为粤帮特色品种,《中国药典》未收载,而其他 7 味药物在《中国药典》中均采用酒炖或酒蒸的炮制方法。其中,鹿茸片在粤帮和《中国药典》中的炮制方法均为酒蒸法,但工艺有所不同:《中国药典》收载工艺为"热白酒润透或稍蒸",粤帮工艺为"30 度米酒润软、反复多次扎蒸"。另外,《中国药典》收载的"鹿茸片",粤帮为鹿茸薄片。鹿茸片(薄片)的粤帮炮制技术已被纳入"岭南中药文化遗产保护名录",在岭南鹿茸市场占主导地位。

表 2-0-3　粤帮采用酒蒸法炮制的药物

序号	品名	炮制工艺	炮制作用	《中国药典》收载品名与炮制方法
1	熟大黄	取净大黄,用酒拌匀,闷润,待酒被吸尽后,置适宜容器内密封,蒸 4~5 小时至近黑色时,取出,干燥。每 100kg 大黄,用酒 20kg	缓和泻下,减轻腹痛	熟大黄:酒炖或酒蒸
2	酒狗脊	取净狗脊,用酒拌匀,待酒被吸尽后,蒸 3 小时,取出,晒干。每 100kg 狗脊片,用酒 20kg	增强行气止痛作用	—

续表

序号	品名	炮制工艺	炮制作用	《中国药典》收载品名与炮制方法
3	熟地黄	取净生地黄,洗净,润软,蒸 8~12 小时,停火闷 12 小时,用酒拌匀,待酒被吸尽后,再蒸 8~12 小时,取出,晒至八成干,切厚片,晾干。每 100kg 生地黄,用酒 10kg	增强补血滋阴、益精填髓作用	熟地黄:酒炖或清蒸
4	酒黄精	取净黄精块,用酒拌匀,闷润,待酒液被吸尽后,蒸 8~12 小时,闷 12 小时,至内外呈黑色油润,取出,切厚片。每 100kg 黄精,用酒 20kg	降低刺激性,增强补益作用	酒黄精:酒炖或酒蒸
5	酒山茱萸肉	取净山萸肉,用酒拌匀,焗一夜,待吸尽酒后,蒸 2~4 小时,取出,晒干。每 100kg 山茱萸,用酒 20kg	增强补肾作用	酒萸肉:酒炖或酒蒸
6	酒肉苁蓉	取净肉苁蓉,用酒拌匀,渍干,蒸至透心,取出低温干燥。每 100kg 肉苁蓉,用酒 20~30kg	增强补肾阳、益精血作用	酒苁蓉:酒炖或酒蒸
7	制仙茅	取净仙茅,用米泔水浸过药面,每天更换米泔水 2 次,更换时用清水漂洗 1 次,至赤色去尽,取出,晾干,用酒拌匀,蒸 2~3 小时,取出,晒干。每 100kg 仙茅,用酒 25kg	增强补肾阳与壮筋骨作用	—
8	酒女贞子	取净女贞子,用酒拌匀,闷润,待酒被吸尽后,蒸 2~4 小时,取出,晒干。每 100kg 女贞子,用酒 15~20kg	增强补益功效	酒女贞子:酒炖或酒蒸
9	制川芎	取净川芎,用水浸 2~4 小时,捞起,沥干水,用硫黄熏至透心,取出,用酒拌匀,待酒被吸进后,蒸 3~4 小时至透心,取出,放冷,切薄片,干燥。每 100kg 川芎,用酒 10kg	增强祛风行气作用	—
10	酒玉竹	取净玉竹片,加黄酒拌匀,闷润,蒸透,取出,干燥。	缓和药物寒性	—
11	鹿茸片	将鹿茸用火燎净茸毛,再用刀刮净残留茸毛;将分档的鹿茸用 30 度米酒洗净,稍润。在容器内用湿毛巾垫底,将鹿茸锯口朝下竖放在容器内,用湿毛巾覆盖,使鹿茸保持湿润,让米酒慢慢渗入鹿茸至软化,然后用棉布将鹿茸包好,用绳扎紧,放入蒸锅内蒸约 50 分钟,取出,摊晾,解去绳子,略用木槌打软。取蒸后的鹿茸,用小刀根据形状纵向剖开,将色泽相近的鹿茸拼接,然后用鹿茸皮包扎成大小均匀的长条状;过于粗大的鹿茸则纵切成 2~3 份,如外表的茸皮不够时,可补少量已泡软的鹿皮,再分别用布绳扎实,再蒸约 30 分钟。经反复多次的扎、蒸,至鹿茸呈结实的圆柱长条状,用指掐软硬适度为止。取出刨切成 0.1mm 以下的圆形薄片。将切制后的鹿茸片及时用吸水纸压平,阴干或低温干燥	增强温肾壮阳、生精益血作用	鹿茸片:酒蒸

注:"—"表示无该品种。

4. 醋蒸法[6,7]　醋蒸能引药入肝,增强药物疗效,缓和药性。醋蒸法在粤帮用于 5 个特色品种,见表 2-0-4。其中,醋延胡索和醋香附在《中国药典》中也有收载,但其炮制方法为醋炙或醋煮,有别于粤帮炮制的醋蒸法。

表 2-0-4 粤帮采用醋蒸法炮制的药物

序号	品名	炮制工艺	炮制作用	《中国药典》收载品名与炮制方法
1	醋延胡索	取净延胡索,浸泡透心,捞出,沥干,加醋拌匀,待醋被吸尽,上锅蒸制 3 小时,稍闷,取出,切片,筛去灰屑。每 100kg 延胡索,用醋 20~30kg	增强行气止痛作用	醋延胡索:醋炙或醋煮
2	醋郁金	取净郁金,用醋拌匀,稍润,待醋被吸尽后,蒸 2~3 小时,取出,切片,干燥。每 100kg 郁金,用醋 20kg	增强疏肝理气止痛作用	—
3	醋白薇	取净白薇,用醋拌匀,闷润,待醋被吸尽后,蒸至透心,取出,干燥。每 100kg 白薇,用醋 20kg	增强敛浮阳作用	—
4	醋香附	取净香附,用醋拌匀,闷润,待醋被吸尽后,蒸至透心,取出,干燥。每 100kg 香附,用醋 20kg	增强疏肝止痛、消积化滞作用	醋香附:醋炙
5	醋益母草	取净益母草,用醋拌匀,渍一夜,取出,蒸 1 小时,干燥。每 100kg 益母草,用醋 20kg	增强通利血脉、活血散瘀作用	—

注:"—"表示无该品种。

5. **其他蒸法**[6,7] 除了以上几种蒸法,粤帮炮制方法还有发酵蒸制、蒸后炒制、四制蒸法、姜汁蒸法、复制法中的蒸法等,充分体现了粤帮蒸制特色及其多样性。经过上述不同蒸制法处理后,均可达到增强药效、缓和辛燥峻烈之性、降低毒性的目的。具体炮制品种见表 2-0-5。

表 2-0-5 粤帮采用其他蒸法炮制的药物

蒸法	品名	炮制工艺	炮制作用	《中国药典》收载品名与炮制方法
发酵蒸制	枳壳	除去杂质及瓤核,洗净,浸至七成透,取出,发酵 3~4 天,洗净,蒸 4~6 小时,闷一夜,至内部呈紫褐色时,取出,切片,干燥	缓和辛燥峻烈之性	枳壳:净制
	枳实	除去杂质,洗净,浸至七成透,取出,待发酵 3~4 天,洗净,蒸 4~6 小时,闷一夜,至内部呈紫褐色时,取出,切片,干燥	缓和峻烈之性,以免损伤正气	枳实:净制
蒸后炒制	炒薏苡仁	取净薏苡仁,用水润透,蒸 2~3 小时至熟透,取出,干燥,用中火炒至微黄色并膨胀,取出,摊晾	增强醒脾健胃作用	—
四制蒸法	四制益母草	取净益母草,用盐、醋、姜汁和酒的混合液拌匀,吸尽后蒸 2 小时,晒干。每 100kg 益母草,用盐 2kg,醋、酒各 10kg,生姜 10kg(榨汁)	增强去瘀生新作用	—
	四制艾叶	取净艾叶,用盐、醋、姜汁和酒的混合液拌匀,吸尽后蒸 2 小时,取出,晒干。每 100kg 艾叶,用盐 2kg,醋、酒各 10kg,生姜 10kg(榨汁)	增强逐寒、止痛、安胎作用	—

续表

蒸法	品名	炮制工艺	炮制作用	《中国药典》收载品名与炮制方法
四制蒸法	四制香附	取净香附,用酒、醋、姜汁和盐的混合液拌匀,闷润12 小时,取出,蒸 3 小时至透心,取出,晒干。每 100kg 香附,用酒 6kg、醋 6kg、生姜 6kg(榨汁)、盐 2kg	增强通经止痛作用	—
姜汁蒸法	天麻	除去杂质,洗净,沥干水,用姜汤拌匀,闷润一昼夜,不断翻拌,待姜汤被吸尽后,蒸 3~4 小时,取出,切薄片,晒干。每 100kg 天麻,用生姜 30kg	增强祛风作用	天麻:净制或清蒸
	姜僵蚕	取净僵蚕,用姜汁拌匀,润透,置炒制容器内用文火炒干或蒸至身软,取出,摊晾。筛去残屑。每 100kg 僵蚕,用生姜 10kg	矫除腥臭气,增强祛风定惊、止抽搐作用	—
	制天南星	取净天南星,大小分开,用水浸泡 1 天,捞起,润透,切片,再用水浸 3 天,每天换水 2~3 次,取出,晒至八成干,用姜汁拌匀,待姜汁被吸尽后,蒸约 4 小时,至微麻舌时,取出,晒至八九成干,用砂炒至鼓起,取出,筛去砂,摊晾。每 100kg 天南星,用生姜 30kg	降低毒性,增强燥湿化痰、祛风定惊作用	制天南星:生姜、白矾共煮法
	制半夏	取净半夏,分开大小,洗净,用水浸泡 4 天,每天换水 3 次,再用白矾水浸泡 3 天,每天换水 1 次,捞起,沥去水,加姜汁拌匀,待吸尽姜汁后,蒸 6~8 小时至透心,取出,晒干,再加姜汁拌至吸尽,蒸 6~8 小时,取出,晒干。每 100kg 半夏,用白矾 3kg、生姜 60kg(捣碎后榨汁,分 2 次加入)	降低毒性,增强止呕、化痰、止咳作用	—

注:"—"表示无该品种。

(三)粤帮其他特色炮制方法

粤帮除了具有鲜明特色的蒸制方法之外,还有其他特色炮制方法,比如泡法、香港的压扁纵切等。

1. **泡法**　粤帮应用泡法进行炮制的药物有 5 味,如甘草水泡地龙、甘草水泡蜂房、沸水泡苍术等;泡后可以降低药物的毒性和副作用[6,8]。具体炮制工艺和炮制作用见表 2-0-6。

表 2-0-6　粤帮采用泡法炮制的药物

序号	品名	炮制工艺	炮制作用
1	甘草泡地龙	取净地龙,放入温甘草水中泡 2 小时,捞起,干燥,切段,筛去灰屑。每 100kg 净地龙,用甘草 20kg(煮汤)	去毒和去腥臊气味
2	甘草泡蜂房	取净蜂房,加甘草热汤泡透,捞起,干燥。每 100kg 蜂房,用甘草 20kg	缓解毒性

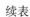

续表

序号	品名	炮制工艺	炮制作用
3	泡苍术	取净苍术置沸米泔水中,再煮沸,取出,用清水迅速漂洗1次,沥干水,再干燥	降低辛燥之性
4	泡吴茱萸	取净吴茱萸,置沸水中泡10分钟,捞出,晒干	减少辛辣,降低刺激性
5	麻黄	除去木质茎、残根及杂质,洗净后,用开水稍浸,去泡沫后取出,切段,干燥	除去令人烦闷的副作用

2. **香港饮片规格** 香港的中药传统炮制方法多沿袭广东,在精制优质药材的同时,出于商业角度的考虑,十分注重饮片外形美观,并采用特殊的技术,使用专有的器具,逐渐形成了独特的风格。如枳壳用四方锤子砸扁后切条,丹参压扁后再纵切,地黄压制成饼状,天麻蒸软压方后横切成片等[9]。部分品种见表2-0-7和附2。

表 2-0-7 香港特色切制药物

序号	品名	香港特色切制	《中国药典》
1	地黄	压饼	类圆形或不规则厚片
2	桔梗	纵切片	椭圆形或不规则厚片
3	黄芪	大斜片	类圆形或椭圆形厚片
4	茜草	纵切片	不规则厚片或段
5	羌活	纵切片	类圆形、不规则横切或斜切片
6	玄参	纵切片	类圆形或椭圆形薄片
7	天麻	蒸软压方后横切片	不规则薄片
8	银柴胡	压扁纵切	厚片或段
9	枳壳	用四方锤子砸扁后切条	横剖两半,切丝
10	当归	当归头纵切薄片	归头切成块,归身切直片,归尾扎束切片
11	丹参	压扁纵切	横切片或切段
12	三七	烘软后趁热切片	浸软后切片或碾为细粉
13	白芍	纵切	类圆形薄切片
14	玉竹	刨片	横切
15	川木香	纵切薄片	横切薄片
16	天冬	纵刨木心、压扁	斜薄切片
17	黄柏	切成长方形,再切成薄片	丝条状

3. **其他特色炮制工艺** 除了蒸法、泡法炮制品,粤帮还有采用其他方法炮制而成的特有品种,如醋马钱子、米炒黄芪、姜石菖蒲、酒巴戟天、炒白前和蜜金银花等[6-8],以及仅在香港使用的特色药物——红党参[10]。粤帮炮天雄炮制工艺的最后一个步骤为砂炒,与之不同

的是,川帮的炮天雄则应用烤的工艺[11]。具体炮制工艺及其作用见表2-0-8。

表 2-0-8　粤帮其他特色炮制工艺及药物

序号	品名	炮制工艺	炮制作用
1	醋马钱子	按油炸制法未加油前处理,不用晾去水分,置陶器内,加6倍量醋,用文火煮6~8小时,弃去醋液,晾至八成干,置锅中,用砂炒法,不断翻动。炒至体积膨胀,并转变成褐黄色时,取出摊凉	降低毒性
2	米炒黄芪	先将米炒至微黄,然后投入净黄芪,用文火炒至米转黄色、黄芪片颜色转深、有香气时,取出,筛去米,摊晾。每100kg黄芪,用米20~30kg	增强补中益气、健脾胃、止虚泻作用
3	姜石菖蒲	取净石菖蒲片,加姜汁拌匀,置炒制容器内用中火炒干,取出,放凉。每100kg石菖蒲,用生姜12.5kg	增强化湿开胃、豁痰的功效
4	酒巴戟天	取除去木心的净巴戟天,加入定量酒拌匀,闷润,待酒被吸收后,置炒制容器内,用文火加热,炒干,取出摊晾,筛去碎屑	提高强筋骨的作用
5	炒白前	取净白前,置炒制容器内,用中火加热,炒至颜色加深或棕黄色,取出,放凉,筛去碎屑	增强温肺散寒、化痰止咳的功效
6	蜜金银花	取净金银花,加入用少量冷开水稀释的炼蜜,拌匀,闷润,置炒制容器内,用文火炒至不粘手,并有蜂蜜焦香气时取出,放凉。每100kg净金银花,用炼蜜25kg	缓和药物寒性
7	炮天雄	选择个大、均匀的盐附子,洗净,浸漂,每日换水,至盐分漂尽取出,口尝微有麻舌感,去皮,干燥;用姜汁浸润至汁液吸尽,蒸至透心,干燥至八成;用武火炒至砂子滑利易翻动时,投入适量的附子,拌炒,待黄棕色转至焦黄色、中央鼓起时,取出,筛去砂粒,晾凉,即得。每100kg盐附子,用干姜10kg(或生姜30kg)	降低毒性
8	红党参	先将赤石脂炒热,加入党参片或段,炒至呈土红色	增强健脾止泻作用

(四)粤帮炮制的发展及展望

　　粤帮炮制与岭南的地域条件、历史发展、人文理念等息息相关。粤帮炮制方法——蒸法,充分反映了岭南中医药的文化底蕴。目前,有关地方特色炮制的研究较少,多为地方炮制规范和临床用药的记载,而粤帮炮制的源流、炮制工艺、炮制机制和炮制品质量标准更是鲜有涉及,因此有必要进行系统整理,以促进岭南中医药的传承、发展和创新。

　　1. 文献源流研究　查阅粤帮炮制和粤帮特色品种的相关医药学文献,厘清粤帮特色炮制蒸法和特色炮制品种的历史沿革、原始炮制意图、医学源流,对粤帮炮制特色、技术要点、疗效优势等进行系统归纳。

　　2. 粤帮炮制规范化工艺和质量标准研究　优化粤帮特色工艺蒸法和特色品种的炮制工艺,确定最佳工艺参数;通过企业试生产验证,考察各特色饮片生产制备过程中的时间-温度变化曲线等详细技术参数和饮片外观变化,同时利用近红外等现代技术建立特色饮片的生产过程质量控制标准,制定特色饮片生产过程工艺技术参数标准,建立特色饮片生产工艺标准操作规程。在此基础上,建立特色饮片性状特征和内在成分多指标定性、定量的数字化质量控制标准,从而使粤帮炮制饮片实现规范化和规模化生产,进一步实现产业效益。

3. **粤帮特色饮片炮制原理和科学内涵研究** 比较粤帮特色饮片炮制前后的化学成分变化及其转化规律、药效作用变化特点,并与现行版《中国药典》收载的相关炮制品种进行比较;后续再进行中药谱效、药代动力学 - 药效动力学(PK-PD)等相关性分析,确定其药效物质及体内作用过程;最后结合代谢组学、网络药理学、蛋白质组学和基因组学等相关现代技术,深入探讨粤帮特色饮片的成分 - 效应 - 靶点相互关系,阐明粤帮特色饮片的分子作用机制。综合以上不同角度的系统研究,达到揭示粤帮特色饮片的炮制原理和科学内涵的目的。

参考文献

［1］中国科学院《中国自然地理》编辑委员会 . 中国自然地理:气候［M］. 北京:科学出版社,1984.

［2］释继洪 . 岭南卫生方［M］. 北京:中医古籍出版社,1983.

［3］袁天慧,冼绍祥,杨忠奇,等 . 岭南内科医学流派探析［J］. 中医杂志,2013,54(8):634-636.

［4］徐志伟,吴皓萌,刘小斌,等 . 岭南医学流派的形成与特色［J］. 中华中医药杂志,2015,30(7):2272-2274.

［5］郑洪 . 岭南医学与文化［M］. 广州:广东科技出版社,2009.

［6］广东省卫生厅 . 广东省中药炮制规范:一九八四年版［M］. 广州:广东省卫生厅,1984.

［7］国家药典委员会 . 中华人民共和国药典:2020 年版:一部［M］. 北京:中国医药科技出版社,2020.

［8］广东省食品药品监督管理局 . 广东省中药饮片炮制规范:第一册［M］. 广州:广东科技出版社,2011.

［9］赵中振,邬家林,严仲铠 . 香港的中药市场与中药材［J］. 中药材,2003,26(增刊):7-11.

［10］蒋丽芸,黄玉梅,吴志坚,等 . 岭南炮天雄的炮制工艺优选［J］. 中国实验方剂学杂志,2015,21(21):24-27.

［11］Zhang YB,Jiang RW,Li SL,et al.Chemical and molecular characterization of Hong Dangshen,a unique medicinal material for diarrhea in Hong Kong［J］.Journal of Chinese Pharmaceutical Sciences,2007,16(3):202-207.

下篇 各 论

第三章

粤帮炮制——蒸法

引言　中药蒸法的历史沿革研究

蒸法是指将药物加入辅料或不加辅料,置于适宜的容器内,加热蒸透或至规定的程度的方法。目前,关于中药蒸制法的历史发展沿革报道较少,仅有的报道也相对简略或仅侧重于某种单一蒸制方法的研究[1-3]。为全面考证蒸制法历史沿革,更好地理解古人的炮制意图,本文以《历代中药炮制法汇典》[4]一书为线索,按照王孝涛[5]提出的研究炮制历史沿革的方法要求,核查本草原著,从蒸制方法、蒸制品种、蒸制工艺质量控制方法、蒸制目的4个方面系统总结了中药蒸制法的历史演变过程,以期为蒸制共性技术的研究提供参考。

(一) 蒸制方法历史沿革

中药蒸制的历史可以追溯到春秋战国时期《五十二病方》[6]对"陈靃(藿),烝(蒸)而取其汁"的记载,即陈藿通过蒸制取其汁液。汉末张仲景又提出加醋蒸制的方法,如《金匮要略》[7]记载:"以苦酒渍乌梅一宿,去核,蒸之五斗米下,饭熟捣成泥。"苦酒在古代文献中指的是醋,由此可知乌梅以醋浸渍一宿,蒸制。至南北朝时代,辅料蒸法炮制有了很大的发展,如《雷公炮炙论》[8]中增加了蜜蒸、酒蒸、甘草拌蒸、药汁蒸制、桑枝蒸制、泔水蒸制、淫羊藿拌蒸、蜡水蒸制、生葱蒸制、蜜酒蒸、乳汁蒸制、酒酥蒸制、升麻叶拌蒸、绿梅子拌蒸、浓兰汁蒸制、黑豆紫背天葵蒸制、黄精蒸制、鸦豆枕拌蒸等采用与单一辅料或多种辅料同蒸的炮制方法,《本草经集注》[9]首次记载胡麻九蒸九晒的炮制方法。唐代又增加了黑豆蒸制(《仙授理伤续断秘方》)[10]、米蒸制(《千金方》)[11]等采用与黑豆或米同蒸的方法。至宋代,蒸制炮制所用的辅料更为丰富,增加了盐蒸(《集验背疽方》)[12],水银蒸制、牛乳大麦蒸制(《太平圣惠方》)[13],湿纸裹蒸(《普济本事方》)[14],硇砂蒸制、艾制(《博济方》)[15],米盐蒸制(《三因极一病证方论》)[16],童便黄连龙胆草当归蒸制(《海上方》)[17],可见该时期出现了用纸、金属(水银)、矿物(硇砂)等非药汁类辅料蒸制的记载。金元时期新增了泔豆枣蒸制(《儒门事亲》)[18]、大豆蒸制(《黄帝素问宣明论方》)[19]、面蒸(《卫生宝鉴》)[20]等。明清时代,辅料蒸制种类达到高峰。明代增加了泔豆牛膝蒸、首乌黑豆蒸(《景岳全书》)[21],黑枣蒸制、浆水蒸制(《普济方》)[22],土蒸(《证治准绳》)[23],薄荷蒸制、泔芝麻蒸制(《本草通玄》)[24],豆腐蒸制(《古今医统大全》)[25],绿豆蒸制(《医学入门》)[26],竹筒蒸(《本草纲目》)[27],地黄汁蒸制(《医宗必读》)[28],黑豆牛膝蒸(《寿世保元》)[29],首乌蒸制(《先醒斋医学广笔记》)[30]。

清代新增款冬花叶蒸制(《本草乘雅半偈》)[31],萝卜甘草蒸(《本经逢原》)[32],油蒸(《本草述》)[33],脂裹蒸(《修事指南》)[34],白萝卜蒸(《外科证治全生集》)[35],草果蒸(《串雅外编》)[36]等。不同历史时期的蒸制方法详见表3-0-1。

表3-0-1 历代蒸法新增情况一览表(唐代前—清代)

年代	新增蒸法	原文	著作
春秋战国	清蒸	陈藿(藿),烝(蒸)而取其汁	《五十二病方》[6]
汉	醋蒸	以苦酒渍乌梅一宿,去核蒸之,五升米下,饭熟,捣成泥	《金匮要略》[7]
南北朝	蜜蒸	大黄……凡使,细切……如此蒸七度,晒干,却洒薄蜜水,再蒸一伏时	《雷公炮炙论》[8]
	酒蒸	狗脊……凡修事,细剉[①]了,酒拌蒸,从巳至申,出,晒干用	
	药汁蒸制	升麻……用黄精自然汁浸一宿,出,暴干,细剉,蒸了,暴干用之	
	桑枝蒸制	菖蒲……采得后……用嫩桑枝条相拌蒸,出,暴干,去桑条,剉用	
	甘草拌蒸	漏芦,细剉,拌生甘草相对蒸,从巳至申,去甘争,净拣用	
	泔水蒸制	苦参……凡使……先须用糯米浓泔汁浸一宿……即蒸,从巳至申,出,晒干,细剉用之	
	淫羊藿拌蒸	独活……采得后,细剉,拌淫羊藿,蒸二日后,暴干,去淫羊藿用,免烦人心	
	蜡水蒸制	紫草……凡使,须用蜡水蒸之,待水干取,去头并两畔髭,细剉用	
	生葱蒸制	椿木根……采出,拌生葱蒸半日,出生葱,细剉,用袋盛,挂屋南畔,阴干用	
	蜜酒蒸	密蒙花……先拣令净,用酒浸一宿,漉出,候干,却拌蜜令润,蒸,从卯至酉,出	
	乳汁蒸制	凡使木瓜……用黄牛乳汁拌蒸,从巳至未,其木瓜如膏煎,却于日中薄摊,晒干用	
	酒酥蒸制	石斛……用酒浸一宿,漉出,于日中曝干,却用酥蒸,从巳至酉,却徐徐焙干用	
	升麻叶拌蒸	猪苓……细切,以升麻叶对蒸一日,出,去升麻叶令净,晒干用	
	绿梅子拌蒸	胡葱……用绿梅子相对拌蒸一伏时,去绿梅子……新瓦器中摊,日干用	

---

① 剉:在古汉语中,"剉"有刀斫、刀切之义,如《康熙字典》所载"剉……《玉篇》去芒角也。斫也。《六书故》斩截也"。依据当前第7版《现代汉语词典》,"剉"为"挫""锉"的异体字,但"挫""锉"均无刀斫、刀切之义。故遵从古汉语。下同。

续表

年代	新增蒸法	原文	著作
南北朝	浓兰汁蒸制	蛇床子……凡使,须用浓兰汁并百部草根自然汁二味,同浸三伏时,漉出,日干。却用生地黄汁相拌蒸,从午至亥,日干用	《雷公炮炙论》[8]
	黑豆紫背天葵蒸制	海藻……凡使,先须用生乌豆并紫背天葵和海藻三件同蒸一伏时,候日干用之	
	黄精蒸制	白芷……采得后……细剉,用黄精亦细剉……两度蒸一伏时后,出……去黄精用之	
	鸦豆枕拌蒸	革蜂窠,先须以鸦豆枕等同拌蒸,从巳至未,出……晒干用之	
	九蒸九晒	胡麻……服食家当九蒸、九曝、熬、捣,饵之断谷……蒸不熟,令人发落	《本草经集注》[9]
唐	黑豆蒸制	何首乌十斤,黑豆半升同蒸熟	《仙授理伤续断秘方》[10]
	米蒸制	乌梅,著一斗米下蒸,令饭熟,去核	《千金方》[11]
宋	盐蒸	黄芪……以冷盐汤湿润,瓦器盛盖,甑上蒸三次,焙剉用	《集验背疽方》[12]
	水银蒸制	水银一两,枣十五枚(蒸熟取瓤,和水银研令星尽)	《太平圣惠方》[13]
	牛乳大麦蒸制	麋角半斤,镑细,以少牛乳拌和得所,于小甑子内以大麦压蒸一复时	
	湿纸裹蒸	大黄,以湿纸裹,甑上蒸	《普济本事方》[14]
	硇砂蒸制	大木瓜一个,去皮瓤,入硇砂一两,去砂石,蒸令熟,研烂	《博济方》[15]
	艾蒸制	木瓜……取瓤核,将好艾先熟,杵为末,入在木瓜内,填实,蒸熟,细研如泥止	
	米盐蒸制	木瓜……先用糯米浆过,盐焙干,为末,却将盐末入瓜内令满,仍用盖针定,蒸三次,烂研作膏	《三因极一病证方论》[16]
	童便黄连龙胆草当归蒸制	炉甘石五两,童便煅浸三十次,却研极细,用黄连、龙胆草各一两,当归三钱,煎水两碗飞过讫,重汤蒸干,再研约百次,要冷如冰,面极细	《海上方》[17]
金	泔豆枣蒸制	何首乌二斤,米泔水浸软……用瓦甑蒸,先铺黑豆三升、干枣二升,上放何首乌,上更铺枣二升、黑豆三升……候豆枣香熟,取出,不用枣豆	《儒门事亲》[18]
	大豆蒸制	白龙骨……捶碎,绢袋盛,大豆蒸熟,取出,焙干	《黄帝素问宣明论方》[19]
元	面蒸	赤茯苓,面蒸	《卫生宝鉴》[20]
明	首乌黑豆蒸	川牛膝半斤,净,用黑豆三升,同何首乌层层拌铺甑内,蒸极熟,取出,去豆	《景岳全书》[21]
	泔豆牛膝蒸	将何首乌先用米泔水浸一日……用黑豆铺甑中一层,却铺何首乌一层,再铺豆一层,却铺牛膝一层,又豆一层,重重相间,面上铺豆盖之,蒸以豆熟为度,取起晒干……	

续表

年代	新增蒸法	原文	著作
明	浆水蒸制	葶苈子,净洗,曝干,浆水浸半日,布内盛,蒸一炊久,取,曝干,捣末	《普济方》[22]
	黑枣蒸制	甜葶苈……用黑枣拌匀,蒸用	
	土蒸	白术,米泔水浸,用山黄土拌蒸九次,晒九次,去土,切片,焙干	《证治准绳》[23]
	薄荷蒸制	天花粉……去皮,切片,水浸三日,逐日换水,捣如泥,绢滤澄粉,薄荷衬蒸,曝干	《本草通玄》[24]
	泔芝麻蒸制	苍术……米泔水浸二日,去粗皮研,芝麻拌蒸三次,以制其燥	
	豆腐蒸制	珍珠,豆腐内蒸过,铁臼内捣末研用	《古今医统大全》[25]
	绿豆蒸制	商陆……铜刀刮去皮……和绿豆同蒸半日,去豆晒干或焙	《医学入门》[26]
	竹筒蒸	雄黄,水飞九度,竹筒盛,蒸七次,研末,蒸饼和丸梧子大,每甘草汤下七丸,日三服	《本草纲目》[27]
	地黄汁蒸制	蛇床子……得地黄汁拌蒸三遍后,色黑乃佳	《医宗必读》[28]
	黑豆牛膝蒸	何首乌,黑豆拌蒸一次,牛膝拌蒸一次	《寿世保元》[29]
	首乌蒸制	牛膝(与何首乌同蒸)	《先醒斋医学广笔记》[30]
清	款冬花叶蒸制	款冬花……以甘草水浸一宿,却取款冬叶相拌,蒸一夜,晒干,去叶用	《本草乘雅半偈》[31]
	萝卜甘草蒸	朴硝……以芒硝、牙硝同莱菔汁、甘草蒸过……升煅,谓之玄明粉	《本经逢原》[32]
	油蒸	穿山甲,油蒸	《本草述》[33]
	脂裹蒸	雄黄……以猪脂裹蒸之於赤土下	《修事指南》[34]
	白萝卜蒸	患生指上……取白萝卜一段,挖孔入雄黄三分,蒸半熟套指	《外科证治全生集》[35]
	草果蒸	川乌末入草果壳内,放饭上蒸熟,去草果	《串雅外编》[36]
	芝麻蒸制	桑叶……阴干,芝麻研碎,拌蒸用	《得配本草》[37]
	酥蒸	石斛……以酥拌蒸,徐焙	《本草汇》[38]
	泔米蒸制	白术……泔浸,切片,盘盛,隔布上下铺湿米,蒸至米烂,晒干用	《长沙药解》[39]

　　蒸法历史悠久。在蒸制的发展过程中,出现了清蒸、辅料蒸,单次蒸、多次蒸(九蒸九晒),单辅料蒸、多辅料蒸,直接蒸、间接蒸(如瓦罐中隔水蒸)等不同蒸制工艺。从春秋战国时期的清蒸法,到后来增加的各种辅料蒸法,如醋蒸、蜜蒸、酒蒸、盐蒸、药汁蒸、九蒸九晒、豆腐蒸、酥蒸、酒酥蒸、米蒸、面蒸、乳汁蒸、油蒸、泔水蒸、土蒸及多种辅料共同蒸等,据现有资料统计,多达56种。其中,酥蒸、乳汁蒸、牛乳大麦蒸、酒酥蒸等由于乳汁辅料来源受限慢慢消失;多种辅料共同蒸制法,如童便黄连龙胆草当归蒸、泔豆牛膝蒸、泔豆枣蒸、浓兰汁蒸、黑豆

紫背天葵蒸等方法由于辅料多,工艺烦琐,现已经逐渐消失不用。蜜蒸、油蒸等在发展过程中慢慢演变为蜜炙、油炙;米蒸、土蒸、面蒸等演变为米炒、土炒和面煨。豆腐蒸在古代仅用于珍珠和朴硝两味药[4]。在现代,朴硝不再使用豆腐蒸,珍珠继续沿用豆腐蒸,另外还增加了草乌、制砒石(浙江)、熟附片、甘遂、关白附(上海)、雄黄(《中国药典》)、藤黄(《全国中药炮制规范》1988年版)等采用豆腐蒸的品种[40,41]。由表3-0-1可知,在蒸制发展过程中,蒸制方法在春秋战国、汉、元时期增加较少,均有1种;南北朝时代新增19种;唐代新增2种;宋代新增8种;金代新增2种;明代新增13种;清代新增9种。从上可以看出,春秋战国到汉代是蒸制发展的萌芽期,创制了清蒸和醋蒸;南北朝、唐、宋是蒸制发展的快速期,在继承前人的基础上,丰富了蒸制方法,出现了多种辅料蒸制,以及用纸、矿物、金属等非药汁类辅料蒸制的方法;明、清是蒸制发展的繁荣期。这一趋势与中医药的发展基本一致。

(二)蒸制品种历史沿革

1. **古代部分蒸制品种** 以《历代中药炮制法汇典》[4]一书所收载的文献为据,收集了从唐代以前到清代的蒸制品种,不重复的药物涉及216种。从表3-0-2可以看出,唐代及以前记载蒸制药物28种;宋代记载蒸制药物104种,其中新增90种;金元时期记载蒸制药物12种,其中新增9种;明代记载蒸制药物47种,其中新增43种;清代记载蒸制药物51种,其中新增46种。从以上结果可以看出,采用蒸制的中药品种随着时代的发展而增加,金元时期新增品种较少,可能与其朝代持续时间较短有关。宋明清时期,蒸制中药品种数目大大增加。

表 3-0-2　历代蒸制药物情况一览表

年代	沿用品种	新增品种
唐代及以前		莲子、黑芝麻、松香、桑螵蛸、蚱蝉、芒硝、地黄、芜菁、商陆、葛根、藕、桑寄生、大枣、火麻仁、白芥子、芡实、吴茱萸、诃子、胡麻子、槟榔、铅粉、大黄、乌梅、百合、何首乌、大豆、豆豉、胡麻
宋代	桑螵蛸、蚱蝉、商陆、白芥子、豆豉、吴茱萸、芡实、诃子、百合、胡麻子、地黄、何首乌、大黄、大枣	牵牛子、韭菜子、蔓荆子、淫羊藿、豨莶草、阿胶、钟乳石、硫黄、人参、山药、玉竹、白头翁、玄参、防己、黄芪、黄精、香附、苏木、皂角刺、石榴皮、侧柏叶、菊花、蒲黄、旋覆花、瓜蒌、杏仁、酸枣仁、使君子、荜澄茄、覆盆子、菟丝子、楮实子、椒目、蒺藜、石斛、刘寄奴、蛤蚧、鹿茸、麋角、天南星、川牛膝、天门冬、肉苁蓉、远志、狗脊、常山、牡丹皮、川楝子、车前子、花椒、蛇床子、贝齿、海蛤(蛤壳)、槐角、密蒙花、乳香、没药、女贞子、白胡椒、海藻、猪苓、雷丸、漏芦、露蜂房、艾叶、川乌、朱砂、升麻、苍耳子、白芷、石菖蒲、仙茅、枸杞子、白薇、苦参、芍药、骨碎补、桔梗、五味子、威灵仙、泽泻、牛蒡子、独活、葱白、补骨脂、紫草、椿白皮、莽草、蜀漆、王不留行
金元	蔓荆子、侧柏叶、天南星	莱菔子、栀子、山楂、地肤子、莲须、茯苓、黄连、山茱萸、针砂
明代	莱菔子、茯苓、山楂、楮实子	芫蔚子、葶苈子、橘皮、薏苡仁、犀角(现为禁用品)、铅丹、大戟、川芎、桑叶、大腹皮、大豆黄卷、白果、石莲子、金樱子、柏子仁、虎骨(现为禁用品)、海狗肾、龙骨、续断、锁阳、红花、苦楝子、紫苏、知母、桑白皮、珍珠、水银、云母、炉甘石、沙苑子、天麻、枳实、天花粉、苍术、延胡索、胡芦巴、白术、莪术、黄柏、款冬花、木瓜、黄芩、紫河车

续表

年代	沿用品种	新增品种
清代	莪术、紫河车、金樱子、红花、川天花粉	桑椹、青蒿、鹅不食草、乌梢蛇、丹参、巴戟天、当归、胆南星、地骨皮、龟甲胶、旱莲草、凌霄花、砂仁、葶苈子、白前、紫菀、枳壳、黑大豆、川贝母、阳起石、橘红、芦荟、樟脑、藤黄、斑蝥、三棱、木香、附子、丁香、刀豆、青皮、茯神、芡实、谷精草、僵蚕、穿山甲、朴硝、食盐、雄黄、干姜、百部、赤芍、羌活、党参、樗白皮、金银花

　　2. 现代部分蒸制品种　整理分析《中国药典》2020 年版、《全国中药炮制规范》1988 年版和各省（自治区、直辖市）中药炮制规范收载的蒸制品种,结果见表 3-0-3[40-45]。由表 3-0-3 可以看出,《中国药典》收载的蒸制药物有 51 种,《全国中药炮制规范》1988 年版收载的有 37 种,《中国药典》《全国中药炮制规范》及各省（自治区、直辖市）炮制规范中不涉及重复的有 125 种。对于各省（自治区、直辖市）炮制规范所载蒸制品种的数目,南方(如广东、江西、广西、湖南、贵州、上海、重庆)的蒸制品种比较多,大多在 30 种以上,特别是广东、广西两地共 90 种,其中《广西壮族自治区中药饮片炮制规范》(2007 年版)收载 47 种,在各省（自治区、直辖市）炮制规范中收载蒸制品种最多。由于南方气候炎热且潮湿、岭南人体质热气偏盛,临床用药为了避免伤阴,缓和药性,去除药物燥性,故蒸制是岭南地区最具特色、应用最广泛的一种炮制方法。而北方(如内蒙古、吉林、黑龙江、河北)相对品种较少,如黑龙江仅有 5 种蒸制品种,河北仅有 2 种。在蒸制方法上,南方地区如江西、广西、重庆、广东等地比较多,大多在 9 种及 9 种以上,而吉林、山东、黑龙江、河北等北方地区仅 2~3 种。各省（自治区、直辖市）炮制规范中收载最多的蒸制方法是清蒸、酒蒸、醋蒸、盐蒸、黑豆汁蒸、发酵蒸。个别省（自治区、直辖市）炮制规范还收载一些独特的蒸制方法,如江西、广东的薏苡仁采用蒸后炒制,广西、广东的益母草采用四制蒸法(盐、酒、醋、姜汁),广东的四制艾叶、枳壳枳实发酵蒸制等,辽宁的蜜蒸五味子,河南的油蜜蒸玄参,福建的生姜白矾蒸半夏、醋姜盐蒸陈皮,重庆的甘草汁蒸远志等。

表 3-0-3　《中国药典》《全国中药炮制规范》及各省（自治区、直辖市）炮制规范所载蒸制品种

收载出处	品种	方法
《中国药典》(2020 年版)	大黄、山茱萸、川乌、女贞子、天麻、木瓜、五味子、五倍子、山慈菇、天冬、乌梅肉、巴戟天、玉竹、白及、白果、玄参、地黄、百部、肉苁蓉、红参、连翘、何首乌、龟甲、沙棘、附子、郁金、狗脊、茯苓、栀子、厚朴(花)、香附、姜黄、珠子参、莪术、桑寄生、桑椹、桑螵蛸、桑枝、黄芩、黄精、菊花、野菊花、鹿茸、淡豆豉、露蜂房、豨莶草、槲寄生、薤白、覆盆子、鳖甲	清蒸、酒蒸、醋蒸、盐蒸、黑豆汁蒸、发酵蒸、黄酒炼蜜蒸
《全国中药炮制规范》(1988 年版)	巴戟天、鳖甲、草乌、川乌、大风子霜、大黄、淡豆豉、地黄、丁公藤、莪术、茯苓、覆盆子、狗脊、瓜蒌、龟甲、海狗肾、何首乌、红参、黄精、黄芩、鸡血藤、鹿角、鹿茸片、木瓜、女贞子、千金子霜、肉苁蓉、桑螵蛸、山茱萸、藤黄、天麻、天南星、五味子、豨莶草、象皮、玄参、白果	清蒸、盐蒸、酒蒸、醋蒸、发酵蒸、豆腐蒸、胆汁蒸、黑豆汁蒸、黄酒炼蜜蒸

续表

收载出处	品种	方法
《北京市中药饮片炮制规范》（2008年版）	巴豆霜、鳖甲、大黄、地黄、瓜蒌、龟甲、何首乌、红参、黄精、黄芩、鹿茸片、木瓜、女贞子、千金子霜、肉苁蓉、桑螵蛸、山茱萸、天南星、西洋参	清蒸、酒蒸、黑豆汁蒸、黄酒蒸、胆汁蒸
《吉林省中药炮制标准》（1986）	巴豆霜、柏子仁霜、大风子霜、千金子霜、藤黄、黄精、黄芩、苦杏仁、制硫黄、鹿茸片、木瓜、女贞子、薤白	清蒸、酒蒸、豆腐蒸
《山西中药炮制规范》（1984）	巴戟天、白果、柏子仁霜、草乌、川乌、大黄、淡豆豉、地黄、丁公藤、莪术、茯苓、瓜蒌、海狗肾、何首乌、红参、黄精、黄芩、鹿茸片、木瓜、女贞子、蕲蛇、肉苁蓉、山茱萸、藤黄、天麻、天南星、乌梅、五味子、玄参、延胡索、紫河车	清蒸、盐蒸、酒蒸、醋蒸、发酵蒸、黑豆汁蒸、豆腐蒸、胆汁蒸
《上海市中药饮片炮制规范》（2008年版）	巴戟天、白术、百部、鳖甲、苍术、草乌、川乌、大黄、玳瑁、地黄、莪术、茯苓、狗脊、龟甲、何首乌、黑豆衣、黄精、黄芩、了哥王、羚羊角镑片、鹿角、鹿茸、木瓜、五味子、女贞子、肉苁蓉、三棱、桑叶、山茱萸、水牛角、乌梅、豨莶草、香豆豉、香附、玉竹、紫菀	清蒸、酒蒸、药汁蒸
《江苏省中药饮片炮制规范》（2002年版）	巴戟天、白果仁、鳖甲、川乌、大风子霜、大黄、天南星、淡豆豉、地黄、丁公藤、蜂房、茯苓、狗脊、龟甲、何首乌、黄精、黄芩、鹿茸、木瓜、五味子、女贞子、肉苁蓉、桑螵蛸、山茱萸、锁阳、藤黄、天麻、豨莶草、玄参	清蒸、酒蒸、醋蒸、发酵蒸、胆汁蒸、豆腐蒸
《安徽省中药饮片炮制规范》（2005年版）	巴戟天、鳖甲、川乌、大黄、地黄、茯苓、狗鞭、龟甲、海狗肾、何首乌、黄精、黄芩、鸡血藤、羚羊角片、鹿茸、木瓜、五味子、女贞子、肉苁蓉、桑螵蛸、山茱萸、天麻、乌梅、豨莶草、玄参	清蒸、盐蒸、酒蒸、醋蒸、黑豆汁蒸、黄酒炼蜜蒸
《江西省中药饮片炮制规范》（2008年版）	巴戟天、附子、半夏、鳖甲、草乌、川乌、大风子霜、大黄、玳瑁、淡豆豉、地黄、莪术、附子、覆盆子、瓜蒌、桑螵蛸、龟甲、海狗肾、何首乌、黄精、丁公藤、黄芩、羚羊角片、鹿角、鹿茸、驴鞭、马齿苋、五味子、女贞子、肉苁蓉、桑椹、山羊角、山茱萸、锁阳、藤黄、天麻、天南星、菟丝子、乌骨鸡、乌梅、五倍子、豨莶草、玄参、延胡索、薏苡仁	清蒸、盐蒸、酒蒸、醋蒸、黑豆汁蒸、生姜白矾蒸、豆腐蒸、发酵蒸、胆汁蒸、姜汁蒸、先蒸后炒
《河南省中药饮片炮制规范》（2005年版）	巴戟天、白果、鳖甲、川乌、大风子霜、大黄、地黄、莪术、茯苓、覆盆子、狗脊、龟甲、海狗肾、诃子、何首乌、红参、槐角、黄精、黄芩、鹿茸片、木瓜、五味子、女贞子、肉苁蓉、桑螵蛸、山羊角、山茱萸、藤黄、天麻、天南星、乌梅、豨莶草、象皮、玄参、紫河车	清蒸、盐蒸、酒蒸、醋蒸、油蜜蒸、黑豆汁蒸、豆腐蒸、胆汁蒸
《湖北省中药饮片炮制规范》（2009年版）	巴戟天、白果、大黄、淡豆豉、地黄、莪术、茯苓、覆盆子、狗脊、龟甲、黄精、黄芩、鹿角、鹿茸、鹿尾、木瓜、五味子、女贞子、肉苁蓉、桑螵蛸、山茱萸、藤黄、天麻、乌梅、西洋参片、豨莶草、油松节、紫河车	清蒸、盐蒸、酒蒸、醋蒸、发酵蒸、豆腐蒸、九蒸九晒
《湖南省中药饮片炮制规范》（2010年版）	巴戟天、碧桃干、川乌、大黄、天南星、淡豆豉、冬葵果、杜仲、莪术、丰城鸡血藤、露蜂房、茯苓、附子、狗脊、龟甲、红茴香根、厚朴花、黄精、黄芩、了哥王、羚羊角片、鹿茸片、鹿尾、驴鞭、五味子、女贞子、千金子霜、肉苁蓉、桑螵蛸、羊角、山茱萸、藤黄、天麻、天南星、菟丝子、乌梅、豨莶草、象皮	清蒸、盐蒸、酒蒸、醋蒸、发酵蒸、豆腐蒸、胆汁蒸、生姜皂角甘草蒸

续表

收载出处	品种	方法
《广西壮族自治区中药饮片炮制规范》(2007年版)	巴戟天、白果仁、白术、草乌、陈皮、川乌、淡豆豉、当归、地黄、杜仲、莪术、木瓜、茯苓、附子、狗脊、龟甲、何首乌、红参、厚朴花、黄精、黄芩、荔枝核、羚羊角片、鹿茸片、女贞子、肉苁蓉、三七片、桑寄生、桑螵蛸、山茱萸、商陆、水牛角、锁阳、藤黄、天麻、天南星、乌梅、五味子、犀角(现为禁用品)、豨莶草、续断、玄参、雪上一支蒿、益母草、薏苡仁、枳实、珠子参	清蒸、盐蒸、酒蒸、醋蒸、黑豆汁蒸、豆腐蒸、发酵蒸、姜汁蒸、四制蒸、胆汁蒸、熏硫黄蒸
《重庆市中药饮片炮制规范及标准》(2006年版)	巴戟天、鳖甲、黄芩、川乌、大风子霜、大黄、淡豆豉、地黄、莪术、茯苓、覆盆子、龟甲、海狗肾、何首乌、黑南星、红参、黄精、黄芩、鹿茸、光皮木瓜、五味子、女贞子、肉苁蓉、三棱、桑螵蛸、山茱萸、藤黄、天麻、天南星、乌梅、豨莶草、香附、延胡索、罂粟壳、远志	清蒸、盐蒸、酒蒸、醋蒸、发酵蒸、黑豆汁蒸、豆腐蒸、胆汁蒸、甘草汁蒸、姜片蒸
《四川省中药饮片炮制规范》(2015年版)	艾草、陈皮、川黄芩、党参、佛手、茯神木、附子、光皮木瓜、红曲、黄精、三七、锁阳、天麻、五味子、西五味子、益母草	清蒸、酒蒸、醋蒸、发酵蒸、黑豆汁蒸、盐蒸、四制蒸法
《贵州省中药饮片炮制规范》(2005年版)	巴戟天、白果仁、白及、鳖甲、川乌、大豆黄卷、大黄、天南星、淡豆豉、地黄、丁公藤、莪术、木瓜、露蜂房、茯苓、狗脊、龟甲、何首乌、豨莶草、红参、黔槲寄生、黄精、黄芩、羚羊角片、鹿角、五味子、女贞子、肉苁蓉、桑螵蛸、山茱萸、藤黄、天麻、土党参、土人参、乌梅、仙茅、玄参、薏苡仁、鹿茸	清蒸、酒蒸、醋蒸、发酵蒸、胆汁蒸、豆腐蒸、黑豆汁蒸、黄酒炼蜜蒸
《宁夏中药饮片炮制规范》(2017年版)	巴戟天、草乌、川乌、大黄、天南星、淡豆豉、地黄、莪术、龟甲、海狗肾、何首乌、红参、黄精、黄芩、鸡血藤、鹿茸、驴鞭、木瓜、女贞子、肉苁蓉、桑螵蛸、山茱萸、藤黄、天麻、乌梅、五味子、象皮、茯苓	清蒸、盐蒸、酒蒸、醋蒸、发酵蒸、豆腐蒸、胆汁蒸、黑豆汁蒸
《辽宁省中药炮制规范》(1986年版)	巴戟天、柏子仁霜、鳖甲、川乌、大黄、玳瑁、天南星、地黄、龟甲、何首乌、红参、黄精、黄芩、鹿茸、女贞子、千金子霜、肉苁蓉、桑螵蛸、藤黄、天麻、五味子、仙茅、象皮、玄参	清蒸、盐蒸、酒蒸、黑豆汁蒸、豆腐蒸、蜜蒸、胆汁蒸
《浙江省中药炮制规范》(2015年版)	三七、三棱、玉竹、何首乌、狗脊、京大戟、莪术、浙黄精、黄芩、黄精、大枣、山茱萸、五味子、苦杏仁、南五味子、浙木瓜、豨莶草、了哥王、茯神木、龟甲、玳瑁、浙龟甲、鹿角、鹿茸、羚羊角、鳖甲、淡豆豉	清蒸、黑豆汁蒸、醋蒸、蜜蒸、酒蒸、发酵蒸制
《内蒙古自治区中药饮片切制规范》(1977)	巴戟天、天南星、何首乌、黄精、鹿茸、鹿尾、木瓜、女贞子、千金子霜、肉苁蓉、桑螵蛸、山茱萸、藤黄、五味子、豨莶草、玄参、珍珠	清蒸、盐蒸、酒蒸、胆汁蒸、黑豆汁蒸、豆腐蒸
《福建省中药饮片炮制规范》(2012年版)	巴戟天、白术、半夏、制陈皮、川芎、大风子霜、狗脊、枸杞子、黄精、黄芩、女贞子、芡实、肉苁蓉、桑寄生、山茱萸、锁阳、藤黄、天麻、菟丝子、五味子、郁金	清蒸、酒蒸、醋蒸、白矾(泡)姜片蒸、四制蒸、豆腐蒸、姜片蒸
《山东省中药饮片炮制规范》(2012年版)	北沙参、鳖甲、大风子霜、狗鞭、瓜蒌、光皮木瓜、龟甲、海狗肾、苦杏仁、鹿茸、鹿尾、南五味子、蕲蛇、桑螵蛸、山茱萸、藤黄、乌梅、乌梢蛇	清蒸、酒蒸、豆腐蒸

续表

收载出处	品种	方法
《陕西省中药饮片标准》(第一册,2008;第二册,2009;第三册,2011)	附子、何首乌、黄精、黄芩、南五味子、女贞子、山茱萸、天麻、鳖甲、川牛膝、川乌、淡豆豉、地黄、龟甲、红参、木瓜、桑螵蛸、天南星、乌梅、覆盆子	清蒸、酒蒸、醋蒸、黑豆汁蒸、盐蒸、胆汁蒸、发酵蒸
《甘肃省中药炮制规范》(2009年版)	草乌、川乌、地黄、露蜂房、茯苓、光皮木瓜、龟甲、何首乌、黄精、白唇鹿角、黄芩、鹿尾、驴鞭、南五味子、女贞子、三棱、山茱萸、锁阳、藤黄、天南星、铁棒锤、乌梢蛇、小黄芩、玉竹、紫河车	清蒸、酒蒸、醋蒸、胆汁蒸、豆腐蒸、黑豆汁蒸、生姜明矾胆汁蒸、黑豆汁黄酒蒸、黄酒食盐蒸
《云南省中药饮片标准》(2005年版)	黄芩、何首乌、黄精、糊饭、焦糯米饭、女贞子、地黄	清蒸、酒蒸、盐蒸、白酒炼蜜黑豆汁蒸
《广东省中药炮制规范》(1984年版)	陈皮、黄精、木瓜、五味子、党参、肉苁蓉、佛手、白术、巴戟天、仙茅、佛手花、厚朴花、杜仲、桑螵蛸、丁公藤、黄芩、狗脊、山萸肉、沙苑子、女贞子、金樱子、桑椹、菟丝子、锁阳、大黄、地黄、川芎、玉竹、鹿茸片、延胡索、郁金、白薇、香附、益母草、枳壳、枳实、薏苡仁、艾叶、香附、天麻、僵蚕、天南星、半夏	清蒸、酒蒸、盐蒸、醋蒸、姜汁蒸、四制蒸、发酵后蒸制、蒸后炒制、生姜白矾蒸
《天津市中药饮片炮制规范》(2018年版)	黄连、黄精、五味子、南五味子、藤黄、鹿筋	酒蒸、清蒸、豆腐蒸
《黑龙江省中药饮片炮制规范及标准》(2012年版)	大黄、制硫黄、鹿茸片、鹿尾、藤黄	酒蒸、豆腐蒸
《河北省中药饮片炮制规范》(2003年版)	乌骨鸡、光皮木瓜	清蒸、酒蒸

(三)蒸制工艺质量控制方法历史沿革

从唐代开始,随着医药论著中蒸法的记载逐渐增多,蒸法炮制工艺日益完善,逐步形成了中药蒸制工艺质量控制方法。唐代便从蒸干、蒸软、蒸熟、色极黑等方面进行蒸制工艺质量控制,如《外台秘要》[46]记载豆豉"以酸醋拌,蒸干,如此者三,熬令微黄",《食疗本草》[47]记载"莲子……生吃(微)动气,蒸熟为上",《千金翼方》[48]记载地黄"候好晴日便早蒸之……今但看汁尽色黑熟……"到了宋代,出现了蒸烂、蒸至味香味甘的记载,如《太平圣惠方》[13]记载"木瓜三十个,大者,去皮瓤了,切,蒸烂为度……"《重修政和经史证类备用本草》[49]记载"取肥地黄三二十斤……蒸讫又暴,使汁尽,其地黄当光黑如漆,味甘如饴糖"。元代提出蒸透的要求,如《活幼心书》[50]记载山茱萸"酒浸润,蒸透"。明代对毒性药物提出蒸至不麻舌,如《本草通玄》[24]记载天南星"熟用者,酒浸一宿,入甑蒸一日,以不麻舌为度",《景岳全书》[21]记载仙茅"凡制用之法……用酒拌蒸之,从巳至亥,制之极熟,自无毒矣,然后曝干"。清代提出蒸润的要求,如《本草求真》[51]记载女贞子"酒浸蒸润"。以上方法,基本上通过药物的性状即火候判断炮制终点。此外,也有通过蒸制过程如蒸制时间、蒸制次数对炮制程度进行质量控制,如蒸制时间,有半日、一伏时、从巳至申、从未至亥、从巳至未等之分。明代《医学入门》[26]记载:"楮实……入药,水沉去浮者,去皮酒浸蒸半日,焙干。"南北朝《雷公炮炙论》[8]记载:"大黄……蒸,从巳至未,晒干,又洒腊水蒸,从未至亥……却洒薄蜜水,再蒸一伏时。""狗脊……凡修事,细剉了,酒拌蒸,从巳至申,出,晒干用。"蒸制次数,如九蒸九晒、蒸九度、蒸一次、蒸五遍等。宋代《圣济总录》[52]记载:"大黄,九蒸九暴干。"《博济方》[15]记载:"大黄三两,用米醋浸两宿,以竹刀子细切,于甑上蒸九度,研为糊。"清代《验方新编》[53]记载:"白前,饭上蒸一次,再炒。"白头翁,宋代《太平圣惠方》[13]记载"去芦头,蒸五遍,焙干"。详细的蒸制工艺质量控制方法及品种见表3-0-4。

表 3-0-4　古代蒸制工艺质量控制方法和品种

工艺质量控制		品种(朝代)
通过性状即火候判断炮制终点	蒸软	百合(唐);肉苁蓉(明);人参、川楝子(清)
	蒸熟	地黄、何首乌、火麻仁、白芥子、铅粉、乌梅(唐);大黄、艾叶、大枣、木瓜、瓜蒌、楮实子、鹿茸(宋);茯苓(金);山楂、莱菔子、侧柏叶(元);川牛膝、仙茅、莪术、黄芪、黄芩、常山、桑叶、旋覆花、山茱萸、车前子、石莲子、豆豉、金樱子、柏子仁、胡芦巴、芜蔚子、菟丝子、葶苈子、桑螵蛸、海狗肾(明);三棱、川乌、玉竹(葳蕤)、石菖蒲、党参、藕、刀豆、女贞子、五味子、枸杞子、韭菜子、莲子、黑大豆、乌梢蛇、硫黄(清)
	极黑	地黄(唐);大黄、蛇床子(明);当归、乌梅(清)
	蒸干	豆豉(唐);侧柏叶(元);山药、黄连、炉甘石、铅丹(明);乌梢蛇(清)
	气味	地黄、豨莶草(宋)
	蒸烂	苍术、木瓜、石榴皮(宋);黄连(元);山茱萸、紫河车(明)
通过性状即火候判断炮制终点	蒸透	山茱萸、豆豉(元);玉竹(葳蕤)、女贞子、桑螵蛸(明);香附、地肤子、青皮、薏苡仁(清)
	无毒	仙茅(明)
	不麻舌	天南星(明)
	蒸润	黄芪、女贞子(清)
蒸制时间、蒸制次数	蒸制时间	胡麻子(唐);白芷、白薇、肉苁蓉、狗脊、骨碎补、桔梗、商陆、葱白、漏芦、苏木、牡丹皮、莽草、密蒙花、蒲黄、王不留行、木瓜、牛蒡子、花椒、苍耳子、五味子、诃子、补骨脂、荜澄茄、牵牛子、覆盆子、蛇床子、楮实子、椒目、蒺藜(刺蒺藜)、蔓荆子、石斛、刘寄奴、海藻、猪苓、雷丸、海蛤(蛤壳)、露蜂房、鹿角、麋角、朱砂(宋);山茱萸(金);仙茅、延胡索、桑叶、款冬花、云母、龙骨(明);赤芍、独活、胆南星、沙苑子(清)

续表

工艺质量控制		品种（朝代）
蒸制时间、蒸制次数	蒸制次数	地黄、芜菁、何首乌、黄精、大豆、火麻仁、豆豉、黑芝麻（唐）；玉竹（葳蕤）、仙茅、白头翁、苍术、苦参、泽泻、威灵仙、香附、黄芪、皂角刺、侧柏叶、蜀漆、吴茱萸、使君子、枸杞子、豨莶草（宋）；地肤子（金）；天南星（元）；白术、女贞子、菟丝子、葶苈子、虎骨（现为禁用品）、大黄（明）；白前、百部、紫菀、丁香、蒲黄、芫蔚子、黑大豆、槐角、茯神、雄黄（清）

从表 3-0-4 可以看出，蒸制的工艺质量控制方法也是随着时代发展逐渐完善和提高的，如唐代从蒸软、蒸熟、极黑、蒸干、蒸制时间、蒸制次数等方面进行蒸制工艺质量控制，宋代增加了气香味甘、蒸烂，明代的毒性药物以蒸至不麻舌为无毒，清代采用蒸润等工艺控制标准。从以上分析可看出，蒸制工艺从颜色、气味、蒸制程度、蒸制过程中时间次数等方面进行控制，至今还一直沿用。蒸制品种中有工艺质量控制方法的，金代仅有 3 味，元代有 8 味，唐代有 18 味，宋代有 68 味，明代有 46 味，清代有 40 味；金元时期品种数最少，但随着历史发展，蒸制工艺标准越来越规范。现代蒸制工艺质量控制，也是从性状火候如颜色、透心、质地、麻舌感等方面进行，如 2020 年版《中国药典》中巴戟肉蒸透、天麻蒸软、五味子醋蒸至黑色、白及蒸至无白心、川乌蒸制微有麻舌感。对于蒸制炮制品中的部分品种有指标性成分含量测定的要求，如醋五味子含五味子醇甲（$C_{24}H_{32}O_7$）不得少于 0.40% 等[42]。现代蒸制品种工艺控制标准基本沿袭古代的主观传统的方法，仅个别品种增加了成分含量测定。

（四）蒸制目的历史沿革

古人对蒸制目的的论述，从战国时代就有蒸而取其汁饮之，如《五十二病方》[6]记载"陈藿（藋），炁（蒸）而取其汁"。对于蒸制理论和目的，多以针对单个药物的形式进行描述，且明清时期多见。对历代蒸制目的进行归纳总结，结果详见表 3-0-5。

表 3-0-5　历代本草蒸制目的

目的	品种（朝代）
取汁	陈藿（战国）
切制	大黄、川牛膝、天南星、黄精（宋）；白术、芍药、漏芦、紫苏（明）；人参、川贝母、玄参、黄芪、茯苓（清）
去心	天门冬、石莲子（明）
去皮（尖）、去核	大枣、芡实、诃子、乌梅（唐）；牵牛子、韭菜子、川楝子、木瓜（宋）；大豆、火麻仁（金）；天门冬、仙茅、何首乌（元）；蛇床子、茯苓、山茱萸、山楂、白胡椒、柏子仁、天门冬、酸枣仁、天麻（明）；女贞子、苦楝子、胡麻子（清）
增强滋补功效	藕、大枣（唐）；地黄、大黄（宋）；牛膝、车前子、知母（明）；菊花、茯神、山药、川牛膝、五味子、玉竹（葳蕤）、麦冬、何首乌、党参、莲子、桑椹、黑芝麻、蒺藜、玄参（清）
改变或缓和药性、扩大药用范围	地肤子、石菖蒲、大黄（宋）；天门冬、豨莶草（明）；补骨脂、枸杞、玄参、女贞子、川楝子（苦楝子）、何首乌、地肤子、藕（清）
减少副作用、降低毒性	桑螵蛸（秦汉）；胡麻（南北朝）；黄精、葛根（唐）；天南星、莽草（宋）；豨莶草、大黄、补骨脂、仙茅、何首乌（明）；麦冬（清）

1. **除去非药用部分** 如明代《仁术便览》记载[54]天门冬"略蒸去心",清代《握灵本草》记载[55]苦楝子"酒拌蒸,待皮软,去皮取肉去核",明代《本草品汇精要》[56]记载柏子仁"采蒸,暴干,春礵,去壳取仁用",从而可以看出药物蒸制后便于去心、去皮(尖)、去核、去壳取仁,有除去非药用部位的作用。

2. **便于切制** 清代《外科证治全生集》)[35]记载茯苓"蒸透,切",明代《炮炙大法》[57]记载芍药"酒浸蒸,切片",提示药物蒸制后可达到便于切片的目的。

3. **缓和或改变药性** 清代《本草述钩元》[58]记载地骨皮"恐其太寒,以酒蒸用",清代《本草备要》[59]记载苦楝子"酒蒸(寒因热用)",可见蒸制可缓和或改变药性,从而扩大临床应用范围。

4. **增强补益作用** 明代《炮炙大法》[57]记载"车前子……入补益药中用米泔淘净蒸",清代《本草备要》[59]记载车前子"酒蒸捣饼,入滋补药",提示蒸制能增强药物补益作用。

5. **降低或消除副作用和毒性** 明代《医学入门》[26]记载"常山……生用令人大吐,酒浸一日,蒸熟……则善化痞而不吐",清代《得配本草》[37]记载"补骨脂……恐其性燥,乳拌蒸……恐其热入心脏,童便浸蒸",明代《景岳全书》[21]记载仙茅"凡制用之法,于八九月采得……用酒拌蒸之,从巳至亥,制之极熟,自无毒矣,然后曝干",说明蒸制可以降低或消除副作用和毒性。

随着现代科学研究的深入,炮制目的在古人认识基础上有新的增加和改变,如桑螵蛸蒸制杀虫卵、黄芩蒸制杀酶保苷,即通过蒸制保存药效,有利于贮存。同时也有一些蒸制方法的改变目的也不同,如黄芩,古代用酒蒸,明代《医宗必读》[28]记载"酒浸,蒸熟,曝之",是为了增强其上行作用,而现代用清蒸,主要目的是保存药效,有利于贮存。

(五)讨论

从蒸制方法、蒸制品种、蒸制工艺质量控制方法和蒸制目的来看,春秋战国到汉代是蒸制发展的萌芽期,南北朝、唐、宋是蒸制发展的快速期,明、清是蒸制发展的繁荣期,使蒸制炮制得到稳定成熟的发展。蒸法流传到今天,主要以清蒸、醋蒸、酒蒸、黑豆蒸、盐蒸为代表,其他方法相对较少应用。蒸制饮片的理论和目的仍沿袭明清时期的观点,如增强补益作用、改变或缓和药性、减少副作用、降低毒性、除去非药用部位、便于切制,并增加了保存药效、有利于贮存等。蒸制工艺从颜色、气味、蒸制程度、蒸制过程中的时间次数等方面进行控制,大多仍沿用传统的外观方法作为鉴定饮片质量的标准;在炮制过程中,除个别药物有具体工艺参数外,大多数还没有一个明确的蒸制工具、时间、温度、蒸透程度等客观标准,缺乏现代科学研究的支持和科学语言的表述。炮制品的质量标准大多仅仅是性状描述,没有相关质量控制标准,仅有少数品种有含量测定限定;对辅料拌蒸的作用机制还不是非常清楚。

针对这些问题,亟待在中医药理论指导下,搭建多学科平台对蒸制共性技术、原理、质量标准等进行深入研究。从复杂化学成分(群)表征辨识 - 定量代谢组学整体药效评价 - 人工神经网络 PK-PD 相关性分析角度,分析炮制前后成分 - 药效相关性;同时结合炮制前后药效不同,借助蛋白质组学和网络药理学技术,分析炮制前后药效作用的差异蛋白靶点 - 成分靶点模拟预测 - 靶点药效验证,分析炮制前后药效作用机制,综合阐述蒸制的炮制原理及其作用机制。在炮制原理清晰的基础上,建立规范化、自动化、智能化的蒸制炮制生产工艺。采用现代仿生学、传感化学、信息学等知识,将传统经验鉴别标准转化为客观化数字化标准,建立蒸制饮片感官数字化质量评价方法及全过程质量控制体系,促进中药蒸制炮制的现代化发展。

参考文献

[1] 周锡龙.中药历代蒸法炮制沿革研究[J].基层中药杂志,1992,6(2):12-15.

[2] 姜宇宣,谢国勇,秦民坚.中药材"九蒸九晒"炮制方法的研究进展[J].中国野生植物资源,2019,38(2):48-51.

[3] 陈强,陆兔林,毛春芹,等.中药蒸制的研究进展[J].中国药房,2009,20(36):2871-2873.

[4] 王孝涛.历代中药炮制法汇典:古代部分[M].南昌:江西科学技术出版社,1998.

[5] 王孝涛.关于对中药炮制历史沿革研究的看法[J].中国中药杂志,1992,17(4):211-212.

[6] 马王堆汉墓帛书整理小组.五十二病方[M].北京:文物出版社,1979.

[7] 张仲景.金匮要略[M].何任,何若苹,整理.北京:人民卫生出版社,2005.

[8] 雷敩.雷公炮炙论[M].王兴法,辑校.上海:上海中医学院出版社,1986.

[9] 陶弘景.本草经集注[M].尚志钧,尚元胜,辑校.北京:人民卫生出版社,1994.

[10] 蔺道人.仙授理伤续断秘方[M].北京:人民卫生出版社,1957.

[11] 孙思邈.千金方[M].刘更生,张瑞贤,等点校.北京:华夏出版社,1993.

[12] 李迅.集验背疽方[M].赵正山,校注.福州:福建科学技术出版社,1986.

[13] 王怀隐,等.太平圣惠方[M].郑金生,汪惟刚,董志珍,校点.北京:人民卫生出版社,2016.

[14] 许叔微.普济本事方[M].上海:上海科学技术出版社,1959.

[15] 王衮.博济方[M].王振国,宋咏梅,点校.上海:上海科学技术出版社,2003.

[16] 陈言.三因极一病证方论[M].王咪咪,整理.北京:人民卫生出版社,2007.

[17] 钱竽.海上方[M].1859(清咸丰九年).

[18] 张从正.儒门事亲[M].王雅丽,校注.北京:中国医药科技出版社,2011.

[19] 刘完素.黄帝素问宣明论方[M]//刘完素.河间医集.孙治熙,等编校.北京:人民卫生出版社,2016.

[20] 罗天益.卫生宝鉴[M].许敬生,校注.北京:中国中医药出版社,2007.

[21] 张景岳.景岳全书[M].李玉清,等校注.北京:中国医药科技出版社,2011.

[22] 朱橚.普济方[M].北京:人民卫生出版社,1959–1960.

[23] 王肯堂.证治准绳(二)类方证治准绳[M].彭怀仁,点校.北京:人民卫生出版社,2014.

[24] 李中梓.本草通玄[M].付先军,周扬,范磊,等校注.北京:中国中医药出版社,2015.

[25] 徐春甫.古今医统大全[M].崔仲平,王耀廷,主校.北京:人民卫生出版社,1991.

[26] 李梴.医学入门[M].田代华,张晓杰,何永,等整理.北京:人民卫生出版社,2006.

[27] 李时珍.本草纲目[M].北京:人民卫生出版社,1957.

[28] 李中梓.医宗必读[M].郭霞珍,等整理.北京:人民卫生出版社,2006.

[29] 龚廷贤.寿世保元[M].上海:上海科学技术出版社,1959.

[30] 缪希雍.先醒斋医学广笔记[M].王淑民,整理.北京:人民卫生出版社,2007.

[31] 卢之颐.本草乘雅半偈[M].张永鹏,校注.北京:中国医药科技出版社,2014.

[32] 张璐.本经逢原[M].顾漫,杨亦周,校注.北京:中国医药科技出版社,2011.

[33] 郑怀林,焦振廉,任娟莉,等.本草述校注[M].刘若金,原著.北京:中医古籍出版社,2005.

［34］张志国，曹臣.《修事指南》释义［M］.张叡，原著.太原：山西科学技术出版社，2014.

［35］王维德.外科证治全生集［M］.胡晓峰，整理.北京：人民卫生出版社，2006.

［36］福建省医药研究所《串雅外编》选注编写小组.《串雅外编》选注［M］.北京：人民卫生出版社，1977.

［37］严洁，施雯，洪炜.得配本草［M］.姜essentialsJeff不全待核，待校注.北京：中国中医药出版社，1997.

［38］郭佩兰.本草汇［M］.梅花屿刊本.1666（清康熙五年）.

［39］黄元御.长沙药解［M］.上海：上海江左书林，1912（民国元年）.

［40］于江泳，张村.全国中药饮片炮制规范辑要［M］.北京：人民卫生出版社，2016.

［41］曹晖，付静.全国中药炮制经验与规范集成：增修本［M］.北京：北京科学技术出版社，2017.

［42］国家药典委员会.中华人民共和国药典：2020年版：一部［M］.北京：中国医药科技出版社，2020.

［43］四川省食品药品监督管理局.四川省中药饮片炮制规范：2015年版［M］.成都：四川科学技术出版社，2016.

［44］浙江省食品药品监督管理局.浙江省中药炮制规范：2015年版［M］.北京：中国医药科技出版社，2016.

［45］天津市市场和质量监督管理委员会.天津市中药饮片炮制规范：2018年版［M］.天津：天津市市场和质量监督管理委员会，2018.

［46］王焘.外台秘要［M］.北京：人民卫生出版社，1955.

［47］孟诜，张鼎.食疗本草［M］.尹德海，评注.北京：中华书局，2011.

［48］孙思邈.千金翼方［M］.北京：人民卫生出版社，1955.

［49］唐慎微.重修政和经史证类备用本草［M］.北京：人民卫生出版社，1957.

［50］曾世荣.活幼心书［M］.田代华，整理.北京：人民卫生出版社，2006.

［51］黄宫绣.本草求真［M］.太原：山西科学技术出版社，2015.

［52］赵佶.圣济总录［M］.郑金生，汪惟刚，犬卷太一，校点.北京：人民卫生出版社，2013.

［53］鲍相璈，梅启照.验方新编［M］.周光优，严肃云，禹新初，点校.北京：人民卫生出版社，1990.

［54］张洁.仁术便览［M］.郭瑞华，王全利，史雪，等校注.北京：中国中医药出版社，2015.

［55］王翃.握灵本草［M］.叶新苗，校注.北京：中国中医药出版社，2012.

［56］刘文泰，等.本草品汇精要［M］.北京：人民卫生出版社，1982.

［57］缪希雍.炮炙大法［M］.成莉，校注.北京：中国医药科技出版社，2012.

［58］杨时泰.本草述钩元［M］.上海：上海科学技术出版社，1958.

［59］汪昂.本草备要［M］.张一昕，点校.北京：人民军医出版社，2007.

第一节 清 蒸 法

蒸 陈 皮

陈皮为芸香科植物橘 *Citrus reticulata* Blanco 及其栽培变种的干燥成熟果皮。蒸陈皮为陈皮的炮制品，或称"制陈皮"。

一、炮制历史沿革

陈皮蒸法的记载较少,明代《先醒斋医学广笔记》提到"略蒸"。明代《药鉴》记载:"予尝用陈皮一斤,滚水泡去白令极净,乌梅大草青盐各四两,浓煎取汁浸透,晒半干,再入白糖六两拌匀,用紫苏叶、薄荷叶上盖,蒸一炷香,每用少许,不拘时常服,治久嗽痰火,长服健胃和中,解酒毒。"

二、炮制规范与文献

蒸陈皮为粤帮特色品种。《广东省中药炮制规范》(1984年版)记载:"蒸陈皮:取净陈皮,湿润后,蒸3~4小时,闷1夜,取出,切丝,低温干燥。"除广东地区收载外,四川、广西、云南、福建等地的炮制规范也收载蒸陈皮。虽均为陈皮的蒸制品,但各地名称有所不同。如云南和广西称"陈皮";广东和四川称"蒸陈皮";福建称"制陈皮",是采取蒸或煮的方法,加入醋和盐(辅料)进行炮制而成。由此可以看出,蒸陈皮为南方地区的特色炮制品,其详细炮制工艺见表3-1-1。

表3-1-1 蒸陈皮炮制工艺

炮制规范	炮制工艺
《云南省中药饮片炮制规范》(1986年版)	陈皮 取鲜陈皮拣净杂质,入瓶用武火蒸约1小时,取出趁热放入竹箩内,压紧,密封严后,渥1~5日,取出,晾干即可
《广西壮族自治区中药饮片炮制规范》(2007年版)	陈皮 新鲜陈皮洗净,置蒸笼内蒸至上气后半小时,取出,闷一夜,切丝或小块,干燥,筛去灰屑
《四川省中药饮片炮制规范》(2015年版)	蒸陈皮 取陈皮,除去杂质,湿润后,照蒸法(通则0213)蒸透,取出,切丝,低温干燥
《福建省中药饮片炮制规范》(2012年版)	制陈皮 取原药材,除去杂质,喷淋水,润透,切丝,干燥,照蒸法或煮法(附录Ⅱ)蒸至辅料汁(生姜捣烂取汁,与醋、盐混合均匀即得)吸尽,放凉,干燥 每100kg陈皮,用醋5kg、盐3kg

三、炮制作用

陈皮味辛、苦,性温,归脾、肺经,具有理气健脾、燥湿化痰的功效,用于脘腹胀满、食少吐泻、咳嗽痰多。陈皮辛香燥烈,蒸后烈性降低,可温胃散寒,理气健脾,同时还可起到杀菌防霉的作用。

四、现代研究

1. 化学成分研究 陈皮所含化学成分主要有挥发油(d-柠檬烯、β-松油烯、β-月桂烯、间-伞花烃和β-蒎烯等)、黄酮类(橙皮苷、川陈皮素、3,5,6,7,8,3′,4′-七甲氧基黄酮、橘皮素和5-羟基-6,7,8,3′,4′-五甲氧基黄酮)、胺类及微量元素等。

高明等[1]采用水蒸气蒸馏法提取陈皮和制陈皮中的挥发油,并通过气相色谱-质谱(GC-MS)方法分析陈皮经蒸制后挥发性成分的变化;结果表明,陈皮蒸制后挥发油含量减少

（1.13%→1.06%），壬醛、4- 萜烯、橙花醇等挥发性成分消失，生成一些新的挥发油成分，如 3-萜烯、α- 水芹烯、γ- 松油烯等。吴梓春等[2]采用紫外分光光度法，于 364nm ± 3nm 处测定并比较了不同炮制方法对陈皮中的有效成分橙皮苷含量的影响，发现清蒸陈皮的橙皮苷含量比陈皮生品有所减少，提示其可能是陈皮炮制品烈性降低的原因。徐小飞等[3]采用高效液相色谱法（HPLC）对炮制前后广陈皮中的生物碱类成分辛弗林进行测定，结果发现广陈皮经蒸制后辛弗林的含量有所增加（0.42%→0.49%）。

2. 药效研究 药理实验表明，陈皮具有平喘镇咳、改善胃肠运动、抗氧化、抗炎等作用。蔡周权等[4]发现，陈皮挥发油可减少致敏豚鼠支气管肺泡灌洗液中嗜酸性粒细胞数，并能明显延长氨水刺激致小鼠咳嗽潜伏期和减少咳嗽次数，提示陈皮挥发油具有平喘、镇咳的作用。何占坤等[5]以胃肠动力障碍大鼠为对象观察陈皮提取物对大鼠胃肠平滑肌收缩活动及相关胃肠激素的影响，结果发现陈皮水提液可显著提高胃肠动力障碍大鼠胃体、小肠平滑肌条收缩振幅及血清胃泌素水平，降低胃窦组织胆囊收缩素、生长抑素水平，提示陈皮水提液可改善胃肠运动。莫云燕等[6]采用 Fenton 法、DPPH 法和 FRAP 法，以抗坏血酸为阳性对照，通过比色法测定，发现陈皮多糖在体外能明显清除羟自由基、1,1- 二苯基 -2- 苦基肼（DPPH）自由基和还原 Fe^{3+}，并且体外抗氧化作用均随其浓度的增加而增大，提示陈皮多糖具有明显的体外抗氧化作用。贺燕林等[7]利用脂多糖处理 RAW264.7 细胞，建立验证模型，采用 NO 试剂盒检测陈皮醇提物、陈皮水提物及橙皮苷部位对模型细胞 NO 释放量的影响，同时采用 MTT 法测定细胞活力，发现陈皮醇提物、陈皮水提物及橙皮苷部位均具有显著抗炎活性，且陈皮醇提物、陈皮水提物的抗炎作用优于橙皮苷部位。

3. 炮制工艺研究 吴晓东等[8]以《广东省中药炮制规范》1984 年版为参考，以橙皮苷、挥发油含量为评价指标，选择加水量、闷润时间、蒸制温度、蒸制时间为考察因素，采用正交设计 $L_9(3^4)$ 得出蒸陈皮的最佳工艺为每 100kg 陈皮加 200kg 水，室温闷润 2 小时，在温度为 70~80℃下蒸制 30 分钟。孙佳彬等[9]确立了加压蒸制陈皮的最佳炮制工艺，即闷润时加水量为陈皮量的 100%，闷润时间为 2 小时，蒸制时间为 40 分钟，蒸制温度为 115℃，为中医临床提供了新型"减燥存效"的高压蒸陈皮工艺。

参考文献

［1］高明，徐小飞，陈康，等 . 陈皮炮制前后挥发性成分的比较研究［J］. 中药材，2012，35（7）：1046-1048.

［2］吴梓春，王华，何兆锦 . 不同炮制方法对陈皮中有效成分橙皮苷的影响［J］. 临床合理用药杂志，2015，8（32）：94-95.

［3］徐小飞，陈康，汪金玉 . 广陈皮和青皮炮制前后辛弗林含量比较研究［J］. 河南中医，2011，31（7）：807-808.

［4］蔡周权，代勇，袁浩宇 . 陈皮挥发油的药效学实验研究［J］. 中国药业，2006，15（13）：29-30.

［5］何占坤，张国梁，唐方，等 . 陈皮、藿香不同提取物对胃肠动力障碍大鼠胃肠平滑肌收缩活动及胃肠激素的影响［J］. 天津医药，2017，45（11）：1175-1179.

［6］莫云燕，黄庆华，殷光玲，等 . 新会陈皮多糖的体外抗氧化作用及总糖含量测定［J］. 今日药学，2009，19（10）：22-25.

［7］贺燕林，杨中林 . 陈皮不同提取物及橙皮苷部位的抗炎活性比较研究［J］. 亚太传统医药，2014，10（13）：

23-25.

[8]吴晓东,林楠,陈华师.蒸制陈皮炮制工艺的研究[J].中国药师,2011,14(9):1265-1267.

[9]孙佳彬,覃艺,张红玲,等.陈皮加压蒸制工艺研究[J].时珍国医国药,2018,29(1):69-72.

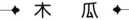

◆ 木 瓜 ◆

木瓜为蔷薇科植物贴梗海棠 Chaenomeles speciosa(Sweet)Nakai 的干燥近成熟果实。木瓜饮片为木瓜润透或蒸透后切片。

一、炮制历史沿革

木瓜蒸法始载于南北朝《雷公炮炙论》:"凡使木瓜,勿令犯铁,用铜刀削去硬皮并子,薄切,于日中晒,却用黄牛乳汁拌蒸。"木瓜的蒸制包括清蒸和加辅料蒸制。宋代《太平圣惠方》为"蒸熟,去皮子",明代《普济方》载"去皮瓤……蒸烂"。加辅料的蒸制除了上文提到的黄牛乳汁拌蒸,还有艾制、硇砂制和两种辅料合制。其中,艾制出于宋代《博济方》:"下面剜去,取瓤核,将好艾先熟,杵为末,入在木瓜内,填实,蒸熟,细研如泥止。"此后明代《普济方》引元代《御药院方》进一步描述此法:"木瓜一枚,去顶瓤,入艾叶一两,蒸熟。"硇砂制始载于宋代《太平圣惠方》:"去皮,切开去瓤,每个内入上好硇砂一两,于饭上蒸令烂,研为膏。"宋代《博济方》有类似记载:"去皮瓤,入硇砂一两,去砂石,蒸令熟,研烂。"宋代《圣济总录》曰:"大者一枚,切去盖子,入硇砂半两,在内却盖合,蒸熟去皮。"明代《普济方》载:"开顶去瓤作窍子,入硇砂末,用新罐子盛,蒸烂研。"两种辅料合制亦有记载。如宋代《太平圣惠方》有盐、蜜合制:"三十个,大者,去皮瓤了切,蒸烂为度,入盐花一斤,熟蜜一斤,更煎令稠。"宋代《三因极一病证方论》记述了糯米浆、盐合制:"切开盖,去瓤,先用糯米浆过,盐焙干为末,却将盐末入瓜内令满,仍用盖针定,蒸三次,烂研作膏。"明代《奇效良方》将辰砂、附子合制:"二个,大者,去皮瓤,切开顶,入辰砂附子四个在内,以木瓜元顶子盖之,线扎定,烂蒸讫,取出附子切片,焙干,研为细末,辰砂细研水飞,木瓜研如膏,用宣州瓜为妙。"由上可看出,木瓜蒸制在古代应用比较广泛,有清蒸、黄牛乳汁拌蒸、艾制、硇砂制、盐蜜蒸、糯米浆盐蒸、辰砂附子蒸等多种辅料蒸制法。

二、炮制规范与文献

《广东省中药炮制规范》(1984年版)中,木瓜的蒸制工艺为:除去杂质,洗净,稍润,蒸软,切片,干燥。

除此之外,历版《中国药典》、全国炮制规范和其他省(自治区、直辖市)炮制规范也均收载了蒸木瓜,炮制工艺见表3-1-2。从表3-1-2可以看出,历版《中国药典》均为润透或蒸透后切薄片;润透或蒸透后切薄片的地区有天津、江西、重庆、江苏、河南、贵州、四川、福建,直接蒸制的地区有安徽、浙江、上海,浸泡后蒸制的地区有北京、吉林、辽宁、云南、甘肃、山东,闷润蒸制的地区为广西。

表 3-1-2 木瓜炮制工艺

《中国药典》及炮制规范	炮制工艺
《中国药典》1963 年版	**木瓜** 用水泡至八成透,捞出,润透后切片,或蒸透后及时切片,干燥即得
《中国药典》1977 年版	**木瓜** 洗净,润透或蒸透后切薄片,晒干
《中国药典》1985 年版	**木瓜** 洗净,润透或蒸透后切薄片,晒干
《中国药典》1990 年版	**木瓜** 洗净,润透或蒸透后切薄片,晒干
《中国药典》1995 年版	**木瓜** 洗净,润透或蒸透后切薄片,晒干
《中国药典》2000 年版	**木瓜** 洗净,润透或蒸透后切薄片,晒干
《中国药典》2005 年版	**木瓜** 洗净,润透或蒸透后切薄片,晒干
《中国药典》2010 年版	**木瓜** 洗净,润透或蒸透后切薄片,晒干
《中国药典》2015 年版	**木瓜** 洗净,润透或蒸透后切薄片,晒干
《全国中药炮制规范》(1988 年版)	**木瓜** 取原药材,除去杂质,洗净,略泡,蒸透,趁热切薄片,干燥
《北京市中药饮片炮制规范》(2008 年版)	**木瓜** 取原药材,除去杂质,浸泡 2~3 小时,取出,置适宜容器内,蒸(15~30 分钟)软后,切薄片,干燥
《山东省中药炮制规范》(1990 年版)	**木瓜** 除去杂质,用清水洗净,再浸泡至五六成透,捞出,润透。或略泡后蒸透,及时切薄片,干燥
《上海市中药饮片炮制规范》(2008 年版)	**木瓜** 将原药除去杂质,略浸,洗净,置蒸具内蒸热,趁热切薄片,低温干燥,筛去灰屑
《浙江省中药炮制规范》(2005 年版)	**木瓜** 取原药,洗净,置适宜容器内,蒸 4~5 小时,取出,趁热切薄片,干燥
《江西省中药饮片炮制规范》(2008 年版)	**木瓜** 除去杂质,洗净,润透或蒸透后,切薄片,低温干燥
《福建省中药炮制规范》(1988 年版)	**木瓜** 除去杂质,洗净,润透或蒸透,切薄片,晒干
《四川中药饮片炮制规范》(1977 年版)	**木瓜** 除去杂质,洗净,润透或蒸透,切薄片,晒干
《河南省中药饮片炮制规范》(2005 年版)	**木瓜** 洗净,润透或蒸透后切薄片,晒干
《贵州省中药饮片炮制规范》(2005 年版)	**木瓜** 取原药材,除去杂质,热水润透或蒸熟后,切薄片,干燥,筛去籽粒
《广西壮族自治区中药饮片炮制规范》(2007 年版)	**木瓜** 除去杂质,洗净,闷润透心,置锅内蒸 1 小时,取出,趁热切薄片或中片,干燥,筛入灰屑
《江苏省中药饮片炮制规范》(2002 年版)	**木瓜** 取原药材,除去杂质,洗净,润透或蒸软后切薄片,干燥
《安徽省中药饮片炮制规范》(2005 年版)	**木瓜** 取原药材,除去杂质,照蒸法(附录Ⅰ)蒸透后,切薄片,干燥

续表

《中国药典》及炮制规范	炮制工艺
《重庆市中药饮片炮制规范及标准》（2006 年版）	木瓜 除去杂质,洗净,润透或蒸透后切薄片,晒干
《吉林省中药炮制标准》（1986 年版）	木瓜 取净木瓜,用水浸泡约六成透,捞出,润透或放入笼屉内蒸透,取出,切 2mm 片,晒干
《辽宁省中药炮制规范》（1975 年版）	木瓜 拣除杂质,用水泡至约八成透,捞出,润透,切片,或蒸透后切片,晒或烘干
《云南省中药饮片炮制规范》（1986 年版）	木瓜 取干木瓜块拣净杂质,用水浸泡约 10 分钟,捞出,放入瓶内,蒸约 2 小时,取出,趁热切成厚约 2mm 的横片,晒干即可
甘肃省《中药炮制规范》（1980 年版）	木瓜 用沸水浸泡约廿分钟,捞出,放笼内蒸 2 小时,出笼,切片,晒干
《天津市中药饮片炮制规范》（2012 年版）	木瓜 洗净,润透或蒸透后切薄片,晒干

三、炮制作用

木瓜味酸,性温,归肝、脾经,具有舒筋活络、和胃化湿的功效,用于湿痹拘挛、腰膝关节酸重疼痛、暑湿吐泻、转筋挛痛、脚气水肿等。木瓜质地坚硬,水分不易渗入,软化时久泡则损失有效成分;蒸制软化后易于切片,使片形完整美观,容易干燥。同时,蒸制能缓和木瓜酸性,消除其酸性太过而产生的副作用。

四、现代研究

1. **化学成分研究** 木瓜中的化学成分主要为三萜类（齐墩果酸、熊果酸等）、苯丙素类（绿原酸、肉桂酸、咖啡酸等）、黄酮类（芦丁、槲皮素、金丝桃苷等）、有机酸类（原儿茶酸、莽草酸、柠檬酸、没食子酸等）、氨基酸类（门冬氨酸、谷氨酸、丝氨酸等）、油脂类（9Z- 十六碳烯酸甲酯、棕榈酸甲酯、9Z- 十七碳烯酸甲酯等）、甾类（β- 谷甾醇、β- 谷甾醇 -β-D- 葡萄糖、β- 胡萝卜苷等）等。[1]

郭锡勇等[2]用 80% 乙醇溶液对经过切制、蒸制的木瓜进行提取,采用分光光度法对木瓜不同炮制品的总黄酮含量进行测定,测定波长为 510nm,发现皱皮木瓜生品总黄酮含量为 0.999 5%、蒸制后为 2.525%,光皮木瓜生品总黄酮含量为 2.301%、蒸制后为 3.510%,说明加热处理对木瓜总黄酮含量有显著影响,原因可能是蒸制后木瓜总黄酮酶遭到破坏,避免了黄酮类化合物进一步氧化成醌式衍生物。徐艳等[3]对干蒸法和润蒸法（二者蒸制时间不同）所得的木瓜炮制品进行醇浸出物、熊果酸含量测定,发现蒸制时间对木瓜醇浸出物和熊果酸含量无显著影响。

2. **药效研究** 药理实验表明,木瓜具有抗肿瘤、保肝、抗炎镇痛、免疫调节、抗肠黏膜损伤等作用。刘爱华等[4]研究发现,木瓜总黄酮可以抑制免疫共刺激分子程序性死亡受体 1（PD-1）与其配体（PD-L1）的结合,降低肿瘤细胞 PD-L1 的表达,从而促进机体对肿瘤的免疫应答,抑制肿瘤生长。王宏贤[5]采用木瓜的乙醇部位灌胃治疗 CCl_4 所致慢性肝损伤大鼠,研究结果表明木瓜醇提物能显著降低大鼠由于肝损伤而升高的谷丙转氨酶(ALT)、谷草转氨酶(AST)、γ-谷氨酰转移酶(GGT)和碱性磷酸酶(ALP)等酶指标,说明木瓜醇提物具有较好的降酶保肝作用。马阮昕等[6]研究发现,木瓜水提液能明显减少小鼠炎症部位毛细血管通透量,抑制二甲苯引起的耳郭肿胀,明显减少醋酸致小鼠扭体次数,对小鼠巨噬细胞的吞噬作用具有明显增强作用,说明木瓜水提液具有一定的抗炎、镇痛和免疫调节作用。郭冲等[7]研究发现,木瓜提取物可改善由非甾体抗炎药诱导的小肠黏膜通透性的改变及黏膜的损伤,同时还能降低小鼠体内葡萄糖调节蛋白78(GRP78)、Toll样受体4(TLR4)及肿瘤坏死因子-α(TNF-α)的表达水平,表明木瓜提取物可抗非甾体抗炎药引起的肠黏膜损伤,且其机制可能与降低黏膜上皮内质网应激-炎症反应(GRP78、TLR4和TNF-α)通路相关。覃慧林等[8]研究发现,木瓜乙酸乙酯萃取部位对极性胃溃疡试验小鼠的胃黏膜损伤有较好保护作用,而其作用机制可能为增强了内源性抗氧化系统功能及抑制了H^+-K^+-ATP酶表达和活性。

3. 炮制工艺研究 修彦凤等[9]以有机酸、总黄酮、齐墩果酸和水溶性浸出物为指标,以浸泡时间、蒸制时间、片形、烘制时间为考察因素,采用$L_9(3^4)$正交设计法优选出木瓜蒸法软化的炮制工艺为:取木瓜药材,洗净,浸泡1小时捞出,至蒸制容器中蒸60分钟,趁热切极薄片,80℃烘干。

徐艳等[3]以醇浸出物、熊果酸含量为指标,采用正交设计法,探讨木瓜浸润的工艺,并试图找出最佳炮制方法,结果显示:蒸制时间过短,不利于切制,而蒸制时间过长,费工费时,工效低;蒸制过程对木瓜醇浸出物、熊果酸无显著影响;木瓜的片形对浸出物无明显影响,但对脆碎度有一定影响,故木瓜宜切制为厚片。综合考虑切制难易程度与熊果酸含量,木瓜片炮制工艺为:取净木瓜,抢水冲洗,置蒸制容器内,武火加热至蒸汽饱和时,改用文火蒸制15~20分钟,取出,切片,60℃干燥2.5小时。

钱岩等[10]以齐墩果酸和熊果酸总量为指标,结合外观性状,单因素考察蒸制时间、干燥温度和干燥时间对宣木瓜饮片的影响,并应用响应面法优化宣木瓜药材和饮片的一体化加工工艺;结果表明,宣木瓜烫5分钟后,再继续蒸4分钟,切薄片,60℃干燥5小时为最佳工艺,而且该工艺与传统木瓜饮片炮制工艺相比,在保证木瓜饮片质量的同时,也降低了生产成本,提高了生产效率。

4. 质量标准研究 程嘉希等[11]参照《中国药典》2015年版四部通用检测方法分别测定了制木瓜的水分、灰分、酸度、浸出物等指标;采用高效液相色谱法定量检测熊果酸和齐墩果酸。初步制订制木瓜的质量标准:水分不得超过15.0%,总灰分不得超过5.0%,pH 3~4,醇溶性浸出物不少于15.0%;熊果酸和齐墩果酸总含量不低于0.50%。

参考文献

[1]邹妍,鄢海燕.中药木瓜的化学成分和药理活性研究进展[J].国际药学研究杂志,2019,46(7):507-515.

[2]郭锡勇,唐修静,郭莉莉.木瓜不同炮制品中总黄酮含量测定[J].贵阳中医学院学报,2000,22(4):61-62.

[3]徐艳,王成永.木瓜饮片快速浸润切制工艺研究[J].中医药临床杂志,2012,24(5):459-461.

[4]刘爱华,田慧群,覃晓琳,等.木瓜总黄酮抗肿瘤活性研究[J].中国药房,2014,25(7):599-601.

［5］王宏贤.木瓜保肝降酶作用的实验研究［J］.世界中西医结合杂志,2007,2(4):213-214.

［6］马阮昕,詹晓婷,谢静文,等.木瓜水提液抗炎、镇痛及免疫调节作用的实验研究［J］.中国中医药科技, 2017,24(5):581-583.

［7］郭冲,黄可可,曾俊豪,等.木瓜提取物预防非甾体抗炎药诱导的小鼠肠黏膜损伤［J］.现代食品科技, 2019,35(11):45-51.

［8］覃慧林,王爱玲,邓为,等.木瓜乙酸乙酯部位对小鼠急性胃溃疡的保护作用［J］.中药药理与临床, 2015,31(2):45-49.

［9］修彦凤,曹艳花,王平.多指标综合评价优选木瓜润法和蒸法软化的炮制工艺［J］.时珍国医国药, 2009,20(5):1247-1249.

［10］钱岩,于生,单鸣秋,等.Box-Behnken响应面法优化宣木瓜药材、饮片一体化加工工艺［J］.中国现代 中药,2015,17(10):1065-1069.

［11］程嘉希,王洪强,张成中,等.制木瓜质量标准研究［J］.时珍国医国药,2019,30(4):885-888.

◆ 蒸 党 参 ◆

党参为桔梗科植物党参 *Codonopsis pilosula*（Franch.）Nannf.、素花党参 *Codonopsis pilosula* Nannf.var.*modesta*（Nannf.）L.T.Shen 或川党参 *Codonopsis tangshen* Oliv. 的干燥根。蒸党参为党参的炮制品。

一、炮制历史沿革

党参的蒸制方法记载较少,仅发现清代《得配本草》所载"补肺,蜜拌蒸熟",广东地区沿用至今。

二、炮制规范与文献

《广东省中药炮制规范》(1984 年版)收载其蒸法:"取净党参,蒸 2 小时至有香甜味时,取出,干燥。"《四川省中药饮片炮制规范》(2015 年版)亦收载蒸党参的炮制方法:"取党参段,照蒸法(通则 0213)蒸至透心,有香甜味时,取出,干燥。"其他地区未见此品规。

三、炮制作用

党参味甘,性平,归脾、肺经,具有健脾益肺、养血生津的功效,用于脾肺气虚、食少倦怠、咳嗽虚喘、气血不足等。生党参擅长益气生津,多用于肺气亏虚,气血两亏,津气两伤;熟党参能增强和胃健脾作用,且党参蒸制后气味更香甜。

四、现代研究

1. **化学成分研究** 党参中的化学成分主要为多糖(酸性多糖)、苷类(党参苷Ⅰ、党参苷Ⅱ、党参苷Ⅲ、党参苷Ⅳ等)、甾体类(甾醇、甾苷、甾酮)、生物碱类(党参碱、胆碱等)、挥发性成分和氨基酸类等。

吁诚铭等[1]针对蒸制温度、蒸制时间对党参炮制后生成 5- 羟甲基糠醛(5-HMF)的影响进行考察,发现当蒸制温度≤80℃时,基本不生成 5-HMF;当 80℃ < 蒸制温度 <130℃时,

产生 5-HMF 的量呈平稳快速增长趋势；当蒸制温度 >140℃时，产生 5-HMF 的量较 100℃时平均增加 10 余倍；当 150℃ < 蒸制温度 <170℃时，产生 5-HMF 的量呈现最大值，之后随蒸制温度升高而产生 5-HMF 的量明显快速下降，且溶液颜色明显加深变黑；当超过 180℃时，5-HMF 含量明显降低，这可能是因为反应温度过高导致 5-HMF 发生聚合和水解等副反应，生成可溶性聚合物和乙酰丙酸、甲酸等副产物，降低了产物的选择性，并且副产物的生成导致溶液 pH 下降。

2. **药效研究** 药理实验表明，党参具有调节胃肠功能、改善造血、调节免疫、抗氧化、抗肿瘤等作用。马方励等[2]对大鼠每天灌胃党参多糖，发现党参多糖（200mg/kg、400mg/kg）对复方地芬诺酯引起的便秘有明显改善作用，党参多糖降低大鼠胃液分泌量，高剂量党参多糖（200mg/kg）明显促进胃蛋白酶排出量，而且高、中、低剂量党参多糖均能明显增进大鼠进食量及体重；大鼠胃肠道病理切片观察证实，党参多糖能增加胃黏膜、胃壁厚度，促进十二指肠、空肠微肠毛生长，提示党参多糖具有调节胃肠功能，促进大鼠生长及提高消化能力的作用。张晓君等[3]研究发现，党参多糖能显著升高溶血性血虚模型小鼠的外周血血红蛋白（Hb）水平，并能显著促进 ^{60}Co-γ 射线照射后小鼠内源性脾节生长，提示党参多糖能促进脾代偿性造血功能。何敏等[4]对 D- 半乳糖诱导的亚急性衰老小鼠灌胃甘肃党参水煎液，结果显示衰老模型小鼠脾组织中 CD138 的表达率弱，血清中免疫球蛋白 IgG、IgM 和补体 C3、C4 含量显著减少，提示党参水煎液能促进 D- 半乳糖致衰老小鼠体液免疫应答，增强体液免疫功能。李启艳等[5]从党参多糖（CPP）中分离得到 3 个级分 CPP1、CPP2 和 CPP3，体外抗氧化实验表明 CPP3 对 DPPH 自由基、羟自由基和超氧阴离子的清除能力最强，体内实验表明高剂量 CPP3（400mg/kg）对 D- 半乳糖所致衰老小鼠具有明显保护作用，提示党参多糖具有明显的抗氧化功能。杨丰榕等[6]研究发现，党参总多糖中的 CPS-3（由木糖、葡萄糖、半乳糖组成）可抑制 BGC-823 人胃腺癌细胞的增殖，CPS-4 可抑制 Bel-7402 人肝癌细胞的增殖，提示党参多糖具有抗肿瘤功能。

3. **炮制工艺研究** 赖昌生[7]提出党参清蒸法的步骤为：将原药材切段，隔水置锅内蒸至熟透，或蒸熟后再切段，晒干。他认为对党参进行蒸制，除了能提高疗效之外，还大大提高了工作效率，减少了劳动强度，因为蒸制不用像米炒和蜜炙那样需要不断地搅拌和翻炒等。吁诚铭[1]对党参蒸制后生成的 5-HMF 含量研究表明，党参的蒸制温度为 140℃时，5-HMF 生成量较 100℃时增加 10 余倍，而在蒸制温度超过 180℃时，随温度的升高 5-HMF 生成量则逐渐降低，因此根据所需的 5-HMF 含量，蒸制温度在 140~180℃较为合适。张引等[8]总结了党参蒸制的方法，认为蒸制时取党参置蒸具内，蒸至香气大出后约 1 小时，取出，切厚片或段，晒干。

参考文献

［1］吁诚铭，陈燕，胡先明. 补益类中药材蒸制过程中 5- 羟甲基糠醛的影响因素探讨［J］. 中国药师，2016，19（11）：2168-2170.

［2］马方励，沈雪梅，时军. 党参多糖对实验动物胃肠道功能的影响［J］. 安徽医药，2014，18（9）：1626-1630.

［3］张晓君，祝晨蕖，胡黎，等. 党参多糖对小鼠免疫和造血功能的影响［J］. 中药新药与临床药理，2003，14（3）：174-176.

［4］何敏,伍春,明海霞,等.甘肃党参水煎剂对 D- 半乳糖诱导衰老小鼠免疫功能的影响［J］.细胞与分子
　　免疫学杂志,2013,29（8）:794-797.

［5］李启艳,祝清芬,刘春霖,等.党参多糖分离纯化及抗氧化活性研究［J］.中草药,2017,48（5）:907-912.

［6］杨丰榕,李卓敏,高建平.党参多糖分离鉴定及体外抗肿瘤活性的研究［J］.时珍国医国药,2011,22
　　（12）:2876-2878.

［7］赖昌生.党参蒸制法浅析［J］.黑龙江中医药,2009,38（2）:48.

［8］张引,杜跃中,王明芝,等.党参不同的炮制方法对其功效的影响［J］.人参研究,2006,18（4）:16.

◆ 制佛手（佛手花）◆

佛手为芸香科植物佛手 *Cirtus medica L.var.sarcodactylis* Swingle 的干燥果实。佛手花为芸香科植物佛手 *Cirtus medica L.var.sarcodactylis* Swingle 的干燥花及花蕾。制佛手（佛手花）为佛手（佛手花）的蒸制品。

一、炮制历史沿革

佛手蒸制的记载较少。清代《随息居饮食谱》曰:"佛手柑……亦可蜜渍收藏。入药以陈久者良,蒸露尤妙。"清代《本草纲目拾遗》收载了佛手露:"佛手柑蒸取,气香味淡,能疏膈气。"

二、炮制规范与文献

佛手作为十大广药之一,其蒸制品制佛手在岭南地区尤其是广东地区的实际临床应用颇多。制佛手作为粤帮特色饮片收录于《广东省中药炮制规范》(1984 年版):"除去杂质或喷水后蒸 2~3 小时,取出,晒干或烘干。"佛手花的炮制工艺为"除去杂质,用水稍润,蒸 1 小时,取出,晾干",以利于干燥保存。

制佛手为粤帮特有炮制品种;佛手花的蒸制除了广东以外,还可见于浙江、天津(详见表 3-1-3),其中浙江、天津采取直接干燥或稍闷润后蒸制的炮制方法,广东采用稍闷润再蒸制的炮制方法。

表 3-1-3　佛手花炮制工艺

炮制规范	炮制工艺
《浙江省中药炮制规范》(2015 年版)	**佛手花**　3—4 月采收或及时拾取落地花,干燥;或稍闷润,蒸后干燥
《天津市中药饮片炮制规范》(2018 年版)	**佛手花**　3—4 月采收或及时拾取落地花,晒干;或稍闷润,蒸后晒干

三、炮制作用

佛手味辛、苦、酸,性温,归肝、脾、胃、肺经,具有疏肝理气、和胃止痛、燥湿化痰的功效,用于肝胃气滞、胸胁胀痛、胃脘痞满、食少呕吐、咳嗽痰多。蒸制能降低佛手的辛燥性。

佛手花味辛、苦,性温,归肝、脾经,具有行气解郁、宽胸化痰的功效,用于肝胃气痛、胸闷咳嗽、气喘痰多。佛手花蒸制后便于干燥保存。

四、现代研究

1. **化学成分研究**　佛手中的化学成分主要为挥发油(柠檬烯、松油醇、蒎烯、松油烯等)、黄酮类(香叶木苷、橙皮苷、3,5,6-三羟基-4,7-二甲基黄酮等)、多糖、氨基酸(苏氨酸、异亮氨酸、缬氨酸、甲硫氨酸等)、微量元素(锌、铁、锰、铜等)、香豆素类(5,7-二甲氧基香豆素、7-羟基-6-甲氧基香豆素、7-羟基香豆素等)等。

陈燕霞[1]对不同蒸制时间的佛手的总氨基酸、总糖、还原糖和5-羟甲基糠醛(5-HMF)进行测定比较分析,结果显示:①佛手炮制后,样品中氨基酸含量有所减少,且含量随蒸制时间的延长而逐渐降低;②佛手炮制后还原糖和总糖的含量均有所增加,但随着蒸制时间的延长,还原糖含量变化未见明显规律,而总糖的含量变化规律为先增加后稳定;③炮制前后5-HMF含量变化较大,随着蒸制时间的延长,其含量逐渐增加。

汪金玉等[2]采用水蒸气蒸馏法提取不同批次生佛手和制佛手中的挥发油,利用GC-MS技术分析广佛手蒸制前后挥发性成分的差异;结果显示广佛手生、制品挥发油组分以单萜和倍半萜烯碳氢化合物为主,炮制后单萜类组分相对含量多呈现不同程度的降低,倍半萜类组分相对含量多呈现不同程度的升高,炮制后新产生的组分多出现在较高沸点部分。

李勇等[3]运用紫外-可见分光光度法、$NaNO_2$-$AlCl_3$-$NaOH$法测定佛手不同炮制品中总黄酮的含量,发现炮制前后佛手总黄酮含量无明显变化。

2. **药效研究**　黎珊等[4]通过研究不同蒸制时间对佛手总黄酮、橙皮苷、5,7-二甲氧基香豆素成分及其抗氧化活性的影响,发现蒸制2.5小时的佛手抗氧化能力最强,蒸制时间对制佛手主要成分及其抗氧化活性均有显著影响,且总黄酮和橙皮苷的量与其抗氧化活性之间具有相关性。

杨新周等[5]通过对佛手花乙醇提取物清除DPPH自由基和羟自由基能力的测定,发现佛手花乙醇提取物对DPPH自由基和羟自由基具有明显清除能力,且随着佛手花乙醇提取物浓度的升高,清除能力也相应增强。

3. **炮制工艺研究**　陈燕霞[1]以总黄酮、橙皮苷、5,7-二甲氧基香豆素作为评价标准,对制佛手蒸制工艺进行研究,发现随着蒸制时间的延长,佛手中总黄酮的含量变化规律是先增加后降低,其中蒸制2.5小时的制佛手样品中总黄酮含量最高(50.416mg/g),与生品总黄酮含量(29.355mg/g)相比,显著增加;炮制前后橙皮苷含量变化不明显,蒸制2.5小时的佛手样品中橙皮苷含量最高(1.038mg/g);炮制前后5,7-二甲氧基香豆素含量差异明显,含量最高为生品(2.195mg/g),而炮制后5,7-二甲氧基香豆素含量明显下降,蒸制2.5小时的样品中5,7-二甲氧基香豆素含量为次高(1.628mg/g)。综上认为,2.5小时为佛手最佳的蒸制时间。

4. **质量标准研究**　张秋霞等[6]采用高效液相色谱法对制佛手中的橙皮苷、5,7-二甲氧基香豆素和5-羟甲基糠醛进行含量测定,结果显示橙皮苷含量为0.142~0.788mg/g,5,7-二甲氧基香豆素含量为0.642~1.747mg/g,5-羟甲基糠醛含量为0.028~0.901mg/g。

参考文献

[1] 陈燕霞.岭南特色饮片制佛手生产工艺优化及质量标准研究[D].广州:广州中医药大学,2014.

[2] 汪金玉,张秋霞,陈康,等.基于GC-MS技术分析广佛手蒸制前后挥发性成分的差异[J].中国实验方剂学杂志,2019,25(13):126-132.

[3] 李勇,姚曦.不同炮制方法对佛手总黄酮含量的影响[J].医药导报,2012,31(5):643-645.

[4] 黎珊,高明,陈康,等.蒸制时间对佛手主要成分与抗氧化活性的影响[J].中成药,2015,37(4):821-824.

[5] 杨新周,郝志云,杨子仙,等.佛手花抗氧化活性研究[J].黑龙江农业科学,2014(2):72-74.

[6] 程嘉希,王洪强,张成中,等.制木瓜质量标准研究[J].时珍国医国药,2019,30(4):885-888.

◆ 白 术 ◆

白术为菊科植物白术 *Atractylodes macrocephala* Koidz. 的干燥根茎。制(蒸)白术为白术的炮制品。

一、炮制历史沿革

白术蒸制始载于明代《医宗必读》:"米泔水浸半日,土蒸切片,蜜水拌匀,炒令褐色。"明代多部著作对蒸制白术进行了记述。如《证治准绳》载:"米泔水浸,用山黄土拌蒸九次,晒九次,去土,切片,焙干。"《医学心悟》只载:"陈土蒸。"《炮炙大法》详细记述:"米泔浸去油者,山黄土裹,蒸晒九次,洗净去皮,切片,晒干。"《本草通玄》初步探析了其炮制原理:"米泔浸之,借谷气以和脾也。壁土蒸之,窃土气以助脾也……"《药品化义》另有其法:"……或人乳制,或饭上多蒸数遍。"清代在沿用基础上亦增加新的见解。如清代《医宗说约》曰:"土炒微黄用之,入滋阴药中再用酒拌蒸。"《本经逢原》记录:"蜜水拌蒸。"《药品辨义》沿袭《药品化义》:"或人乳浸,饭上多蒸用。"《长沙药解》记录了米泔水蒸:"泔浸,切片,盘盛,隔布上下铺湿米,蒸至米烂,晒干用。"《本经逢原》亦同《药品化义》,取其"饭上蒸数次"。《沈氏女科辑要》简要记为"蒸熟"。其余如《验方新编》的"饭上蒸熟";《女科要旨》的"去皮,放糯米上蒸半炷香久,勿泄气,晒干,研为末",以及《顾松园医镜》的"泔浸土蒸,蜜水拌炒",均形象地记载了白术蒸制的方法及工艺要点。

二、炮制规范与文献

《广东省中药炮制规范》(1984年版)记载:"白术,除去杂质,洗净,润透,切片,干燥;或蒸3~4小时,切片,干燥。"白术蒸制,除了广东之外,还见于上海和广西,详细工艺见表3-1-4。各地区蒸制工艺又各不相同。上海地区的炮制品名为制白术,蒸制后,拌汁,干燥;广西地区的炮制品名为生白术,采用润透后蒸透心的方法;广东地区的炮制品名为白术,将白术润透切片或蒸制。

表 3-1-4　白术蒸制炮制工艺

炮制规范	炮制工艺
《上海市中药饮片炮制规范》(2008 年版)	**制白术**　将原药洗净,置蒸具内,蒸至外黑内呈棕褐色,晒或晾至外干内润,切厚片,将蒸时所得汁水拌入,干燥,筛入灰屑
《广西壮族自治区中药饮片炮制规范》(2007 年版)	**生白术**　除去杂质,洗净,润透后置蒸笼中蒸透心,取出,切厚片,干燥

三、炮制作用

白术味苦、甘,性温,归脾、胃经,具有健脾益气、燥湿利水、止汗和安胎的功效,用于脾虚食少、腹胀泄泻、痰饮眩悸、水肿、自汗和胎动不安等。白术经蒸制后,缓和了燥性,增强了健脾和胃的作用,且切片变得简单易行。

四、现代研究

1. **化学成分研究**　白术中的化学成分主要包括挥发油(苍术酮等)、内酯类(白术内酯Ⅰ、白术内酯Ⅱ、白术内酯Ⅲ等)和多糖(白术多糖)等。白术炮制后,所含化学成分的变化主要表现为苍术酮含量降低,内酯类含量升高,起到了缓和燥性、去除致泻成分、增强疗效的作用[1]。白术蒸制炮制研究相对较少。

2. **药效研究**　药理实验表明,白术具有调节胃肠运动、抗肿瘤、抗炎、抗氧化、抗利尿、降血糖等作用。陈镇等[2]用白术挥发油对正常小鼠及阿托品预处理小鼠进行肠推进试验和胃排空试验,结果显示,白术挥发油能增加小肠的推进率,加快胃排空速率,提示白术挥发油有明显的调节胃肠运动和胃肠功能的作用。张宗等[3]对动物移植性肿瘤艾氏腹水癌小鼠模型腹腔给药白术挥发油,结果显示,白术挥发油以 100mg/kg 及 50mg/kg 剂量给药,对模型具有较强抑制作用,且大剂量给药一次(150mg/kg)可延长患瘤小鼠的寿命(197%),提示白术挥发油具有抑制肿瘤的作用。董海燕等[4]采用正相、反向硅胶柱色谱对白术成分进行分离,得到 5 个成分(白术内酯Ⅰ、白术内酯Ⅲ等),并通过整体动物试验发现上述成分对小鼠极性验证模型具有一定抑制作用,表明白术具有一定抗炎作用。石娜等[5]对 D- 半乳糖致衰老模型小鼠连续 6 周给予不同剂量白术多糖(100mg/kg、200mg/kg),结果发现,白术多糖能抑制体内脂质过氧化物生成,增强抗氧化酶活性,提高衰老小鼠的抗氧化能力;可降低衰老小鼠脑组织中单胺氧化酶浓度,减少脂褐素的生成、堆积,改善学习记忆。陈静等[6]以消化道水负荷模型大鼠为研究对象,观察发现白术对正常动物无利尿作用,相反表现出一定抗利尿作用,且发现白术挥发油具有一定抗利尿作用。李燕等[7]以 db/db2 型糖尿病小鼠为研究对象,连续灌胃白术多糖 4 周,结果发现,白术多糖能有效降低 db/db2 型糖尿病小鼠的空腹血糖水平,降低血浆胰岛素水平,增加胰岛素敏感性指数,改善糖耐量。

3. **炮制工艺研究**　孙华芳等[8]选择白术的 3 种炮制工艺(细砂湿润白术工艺、浸润法、蒸法)饮片,分别测定所得炮制品的含水量,并对饮片性状、饮片得率、饮片的色度和挥发油含量进行比较,发现细砂湿润白术工艺克服了白术发霉、变质等弊端,解决了蒸法使药材变色和消耗能源等问题;其软化后药材含水量比浸润法低 15.9%、比蒸法低 10.6%,饮片得率较浸润法提高 5.35%、较蒸法提高 17.48%。改进法具体工艺为:取原药材,除去杂质,药池以竹席垫底,然后一层白术、一层湿砂将白术埋入各层湿砂中,在最后一层湿砂上盖上湿麻袋,并均匀浇水至出水口有水流出为止。以后因需浇水,保持砂粒湿润即可。待白术润软后,取出,用水冲去砂粒,切片,干燥。

参考文献

[1] 王涵,杨娜,谭静,等.白术化学成分、药理作用及临床应用的研究进展[J].甘肃医药,2018,37(1):23-26.

[2] 陈镇,夏泉,黄赵刚,等.白术挥发油对小鼠胃肠功能的影响[J].中国实验方剂学杂志,2009,15(8):66-68.

[3] 张宗,张鸿翔,史天良,等.白术挥发油抗肿瘤作用的研究[J].肿瘤研究与临床,2006,18(12):799-800.

[4] 董海燕,董亚琳,贺浪冲,等.白术抗炎活性成分的研究[J].中国药学杂志,2007,42(14):1055-1059.

[5] 石娜,苏洁,杨正标,等.白术多糖对 D-半乳糖致衰老模型小鼠的抗氧化作用[J].中国新药杂志,2014,23(5):577-581,584.

[6] 陈静,孙云超,冉小库,等.白术利尿作用研究[J].中国现代中药,2016,18(5):563-567.

[7] 李燕,陈素红,吉星,等.白术多糖对自发性 2 型糖尿病小鼠血糖及相关指标的影响[J].中国实验方剂学杂志,2015,21(10):162-165.

[8] 孙华芳,姚伟生,黄江红,等.白术炮制工艺的改进[J].中药材,2002,25(6):403-404.

◆ 黄 芩 ◆

黄芩为唇形科植物黄芩 *Scutellaria baicalensis* Georgi 的干燥根。黄芩饮片为黄芩的蒸制品。

一、炮制历史沿革

黄芩的蒸制始载于明代李中梓的《医宗必读》,记为“酒浸,蒸熟,曝之”。近代黄芩饮片采取蒸切、煮切法。

二、炮制规范与文献

《广东省中药炮制规范》(1984 年版)记载:“黄芩,除去杂质,置沸水中煮 10 分钟,取出,闷透,切片,干燥;或蒸 1 小时,取出,切片,干燥(注意避免曝晒)。”

此外,历版《中国药典》、全国炮制规范和其他省(自治区、直辖市)炮制规范也收载黄芩蒸制的炮制方法,其中广西载为“生黄芩”,贵州载为“生黄芩片”。历版《中国药典》均为沸水煮或蒸,山东、上海、江苏采用蒸制方法,四川为酒蒸法,其他省(自治区、直辖市)收载煮或蒸法(表 3-1-5)。

表 3-1-5 黄芩炮制工艺

《中国药典》及炮制规范	炮制工艺
《中国药典》1977 年版	**黄芩** 除去杂质,置沸水中煮 10 分钟,取出,闷透,切薄片,干燥;或蒸半小时,取出,切薄片,干燥(注意避免曝晒)
《中国药典》1985 年版	**黄芩** 除去杂质,置沸水中煮 10 分钟,取出,闷透,切薄片,干燥;或蒸半小时,取出,切薄片,干燥(注意避免曝晒)
《中国药典》1990 年版	**黄芩** 除去杂质,置沸水中煮 10 分钟,取出,闷透,切薄片,干燥;或蒸半小时,取出,切薄片,干燥(注意避免曝晒)
《中国药典》1995 年版	**黄芩** 除去杂质,置沸水中煮 10 分钟,取出,闷透,切薄片,干燥;或蒸半小时,取出,切薄片,干燥(注意避免曝晒)
《中国药典》2000 年版	**黄芩** 除去杂质,置沸水中煮 10 分钟,取出,闷透,切薄片,干燥;或蒸半小时,取出,切薄片,干燥(注意避免曝晒)
《中国药典》2005 年版	**黄芩** 除去杂质,置沸水中煮 10 分钟,取出,闷透,切薄片,干燥;或蒸半小时,取出,切薄片,干燥(注意避免曝晒)
《中国药典》2010 年版	**黄芩** 除去杂质,置沸水中煮 10 分钟,取出,闷透,切薄片,干燥;或蒸半小时,取出,切薄片,干燥(注意避免曝晒)
《中国药典》2015 年版	**黄芩** 除去杂质,置沸水中煮 10 分钟,取出,闷透,切薄片,干燥;或蒸半小时,取出,切薄片,干燥(注意避免曝晒)
《全国中药炮制规范》(1988 年版)	**黄芩** 取原药材,除去杂质,筛去泥土,置沸水中煮约 10 分钟或蒸约 30 分钟,取出闷透,趁热切薄片,及时干燥
《安徽省中药饮片炮制规范》(2005 年版)	**黄芩** 取原药材,除去杂质,大小分档,用流通蒸汽蒸约 30 分钟至透取出,趁热切薄片,及时干燥。或取原药材,除去杂质,大小分档,倒入沸水中,煮 10 分钟,取出,闷透,趁热切薄片,及时干燥(注意避免曝晒),筛去碎屑
《北京市中药饮片炮制规范》(2008 年版)	**黄芩** 取原药材,除去杂质,置沸水中煮 10~20 分钟或置适宜容器内蒸制 30 分钟,取出,闷润 1~3 小时至透,切厚片,干燥(注意避免曝晒)
《重庆市中药饮片炮制规范及标准》(2006 年版)	**黄芩** 除去杂质,置沸水中煮 10 分钟,取出,闷透,切薄片,干燥;或蒸半小时,取出,切薄片,干燥(注意避免曝晒)
《吉林省中药炮制标准》(1986 年版)	**黄芩片** 除去杂质,洗净泥土,置沸水中煮约 10 分钟,或放笼屉内蒸 60 分钟,取出,稍晾,润透,切 1.5mm 片,晒干
《上海市中药饮片炮制规范》(2008 年版)	**黄芩** 将原药除去残茎等杂质,快洗立即置蒸具内,蒸半小时,趁热切片,干燥(不宜曝晒),筛去灰屑
《浙江省中药炮制规范》(2015 年版)	**黄芩** 取原药,除去杂质,置沸水中煮约 10 分钟,或蒸半小时,取出,润软,切厚片,干燥(注意避免曝晒)
《河南省中药饮片炮制规范》(2005 年版)	**黄芩** 除去杂质,置沸水中煮 10 分钟,取出,闷透,切薄片,干燥;或蒸半小时,取出,切薄片,干燥(注意避免曝晒)
《江苏省中药饮片炮制规范》(1980 年版)	**黄芩** 将原药拣去杂质,倒入沸水中,烫约 20~30 分钟,或抢水洗净,立即用流通蒸汽蒸 1 小时取出,及时切薄片,干燥
《江西省中药饮片炮制规范》(2008 年版)	**黄芩** 除去杂质,置沸水中煮 10 分钟,取出,闷透,切薄片,干燥;或蒸半小时,取出,切薄片,干燥(注意避免曝晒)

续表

《中国药典》及炮制规范	炮制工艺
《四川中药饮片炮制规范》（1977 年版）	**酒黄芩** 每取黄芩 5 000g，除去杂质，用酒 500g 加适量水拌匀，待酒被吸尽后，蒸至透心为度，取出，切成薄片，及时干燥
《辽宁省中药炮制规范》（1975 年版）	**黄芩** 拣净杂质，除去残茎，置沸水锅内煮 10 分钟或用笼屉蒸 50 分钟，取出，稍晾，润透，切片，晒或烘干，筛除灰土
《广西壮族自治区中药饮片炮制规范》（2007 年版）	**生黄芩** 除去杂质，置沸水中煮 10 分钟，取出，闷透，切中片或薄片，干燥；或用蒸笼，待上气后，置蒸笼内蒸 1 小时，取出，切中片或薄片，干燥（注意避免曝晒），筛去灰屑
《山东省中药炮制规范》（1990 年版）	**黄芩** 除去杂质，大小分档，置蒸制容器内，圆气后半小时，取出，闷润，趁热切圆薄片，干燥（避免曝晒）
《湖南省中药饮片炮制规范》（2010 年版）	**黄芩** 除去杂质，置沸水中煮 10 分钟，或置蒸笼内隔水加热至软化，取出，闷透，切短段片，干燥，筛去碎屑
《福建省中药饮片炮制规范》（2012 年版）	**黄芩** 除去杂质，置沸水中煮 10 分钟，取出，闷透，切薄片，干燥；或蒸半小时，取出，切薄片，干燥（注意避免曝晒）
《贵州省中药饮片炮制规范》（1986 年版）	**生黄芩片** 取原药材，除去杂质，筛去灰渣，直接置沸水中煮约 10 分钟或蒸半小时后取出，闷透，用铡刀铡成厚片，及时干燥

三、炮制作用

黄芩味苦，性寒，归脾、胆、肺、肝、大肠、小肠经，清热泻火力强，多用于风湿证和痈疽疔疮。对于黄芩，经过煮或蒸后，一方面可软化药材，便于切制；另一方面杀酶保苷，有助于保存药效。

四、现代研究

1. **化学成分研究** 刘羽祥[1]应用分光光度法，于 425nm ± 1nm 处测定不同方法炮制的黄芩的水煎液中总黄酮成分的含量；结果显示，黄芩蒸 1 小时后软化切片，色黄鲜艳，总黄酮含量较高（65.4mg/g），质量较好，比水煎煮切片高 9.2%，比冷浸切片高 22.9%，而酒炒后总黄酮含量平均下降 10.1%。

杨云等[2]采用高效液相色谱法（HPLC）对黄芩炮制品的主要化学成分含量变化进行了对比研究。色谱条件为 Hypersil C18 柱（200mm × 5.0mm，5μm）；流动相：甲醇 -0.4 % 磷酸水溶液 - 乙腈线性梯度洗脱；流速 1.0ml/min；柱温 28℃；进样量 10μl；检测波长 277nm。结果显示，黄芩的加工炮制并没有导致新化合物的产生，但是黄芩中主要黄酮类化合物的含量产生了较大变化。黄芩中黄酮苷类成分在炮制过程中，受热逐渐分解成相应的黄酮苷元类成分，从而导致苷类成分所占百分比逐渐下降，相应苷元类成分逐渐升高。

于留荣等[3]用聚酰胺薄层层析和薄层扫描法对不同黄芩炮制品的黄芩苷含量进行测定，结果显示，生品为 14.87%，蒸黄芩为 14.12%，煮黄芩为 12.51%，冷浸黄芩为 11.79%，炒黄芩为 11.89%，酒炒黄芩为 11.18%，黄芩炭仅为 2.95%。实验表明，导致黄芩中主要成分含量降低的主要因素有酶解作用、高温分解破坏、水液浸煮流失等。

李应征等[4]用高效液相色谱法（HPLC）测定生品黄芩及清蒸黄芩、冷浸黄芩、煮黄芩、炒黄芩、酒炒黄芩、黄芩炒炭等6种炮制品中黄芩苷的含量。色谱条件为 Develosil ODS-5 色谱柱;柱温为室温;流动相:异丙醇 - 甲醇 -3% 乙酸(5∶30∶65);流速 1ml/min;检测波长 279nm;灵敏度 0.04AUFS。结果显示,黄芩苷的含量按生品黄芩、清蒸黄芩、冷浸黄芩、煮黄芩、炒黄芩、酒炒黄芩、黄芩炒炭的顺序依次下降,其中清蒸黄芩与生品黄芩中黄芩苷含量相差不多。

杨武德等[5]采用硫酸苯酚分光光度法测定考察生黄芩、酒蒸黄芩、酒黄芩、炒黄芩、焦黄芩、黄芩炭等6种制品中多糖及总糖的含量。结果显示,多糖、总糖的含量差异明显,从高到低的顺序依次为炒黄芩＞酒黄芩＞生黄芩＞酒蒸黄芩＞焦黄芩＞黄芩炭。

江林等[6]用比较原始的原子吸收法测定了生黄芩、煮黄芩、蒸黄芩、酒黄芩中 Zn、Cu、Fe、Pb、Ni、Mn、Cd、Co、Se 等 9 种微量元素的含量。结果显示,煮制、蒸制、酒制黄芩中 Pb 含量大大降低,由 275ppm 分别降至 185ppm 和 20ppm,而镉没有检出。铅(Pb)含量的减少尤以蒸黄芩和酒黄芩最为明显。由此可知,蒸黄芩中不仅有机活性成分苷类和有益的多种无机活性成分含量较高,而且有害元素 Pb 的含量大大降低。

2. 药效研究　应群芳等[7]探讨了黄芩不同炮制品的体外抑菌作用,为临床应用黄芩提供了理论依据。用试管二倍稀释法检测黄芩不同炮制品对金黄色葡萄球菌、白色葡萄球菌、铜绿假单胞菌、流感杆菌、白喉杆菌、大肠杆菌、甲型链球菌、乙型链球菌、肺炎链球菌等的抑菌作用,结果表明,黄芩不同炮制品对上述细菌均有不同抑菌作用。

炮制可破坏黄芩成分中的黄芩酶,起到"杀酶保苷"的作用,同时有助于有效成分的溶出。黄芩及其有效成分黄酮类化合物具有广泛的药理活性。除了传统意义上的抗炎、抗变态、抗菌、抗病毒以及解热和保肝等生物活性之外,黄芩还有抗氧化、保护心血管及抗肿瘤等作用[7-9]。在黄芩炮制中用"蒸"或"微煮"就可以破坏酶的活性,使黄芩苷得以保存,黄芩药效得以提高。

3. 炮制工艺研究　黄芩的传统加工方法是,药材采收后,去除杂质,晾干,一般生药材不经过蒸煮处理,没有密闭封存,待临床应用前再采用蒸法或煮法进行二次加工。储藏过程中,经常会受到空气中湿度和温度的影响,促进了黄芩中苷类的酶解,影响质量。

宋双红等[10]以新鲜黄芩为材料,分别采用冷浸法、蒸法和煮法 3 种加工方法,并用高效液相色谱法(HPLC)对不同加工方法所得黄芩饮片中黄芩苷、黄芩素、汉黄芩素进行了含量测定,以 3 种药效成分含量及药材饮片外观性状为指标,确定最佳加工方法并优化其工艺参数。结果表明,蒸法和煮法既可以软化切片,又可以破坏酶的活性,使用过程应根据实际情况选用不同的方法。最佳工艺为:煮法以等体积水,加热 10 分钟,80℃干燥为宜;蒸法时间取 20 分钟,干燥温度以 80℃为宜。

黄芩中含有一种遇到温、冷水就会变绿的酶,该酶在湿度与温度达到一定条件时,就会对黄芩中的汉黄芩苷与黄芩苷产生酶解作用,从而生成汉黄芩素、黄芩素。黄芩素属于邻位三羟基黄酮的范畴,稳定性比较差,氧化后就会变成绿色。黄芩经过蒸煮以后,所含的酶就会被破坏,从而使黄芩切片更加方便,有助于药品的保管,同时还可以确保药品的质量安全[11]。

袁俊贤等[12]应用高效液相色谱法(HPLC),对设计的 10 种切制工艺制备的黄芩饮片,进行黄芩苷和黄芩苷元的含量测定,并作酶解前后的比较,以考察酶的活力和杀酶保苷的效果;结果表明,黄芩蒸 10 分钟或 30 分钟均可达到杀酶效果。

唐恢天[13]对蒸法和煮法加工的黄芩饮片进行外观观察和黄芩苷的含量测定,结果表明,用煮法加工黄芩,黄芩苷因溶于水而含量降低,其外观和内在质量均受到影响,而用蒸法加工的黄芩饮片,外观整齐,颜色鲜明,黄芩苷含量高。

李贵波等[14]采用正交试验设计法,以黄芩苷得率为指标,确定蒸制时间、蒸制温度、投药时机3个炮制参数。结果显示黄芩炮制最佳工艺条件为沸水投药200℃,蒸制50分钟。

卢付军等[15]以黄芩苷和黄芩素为考察指标,采用HPLC对受热时间和温度不同的黄芩苷样品进行含量测定并分析色谱图变化。黄芩苷的热分解产物是黄芩素,这种转化几乎是定量的。结果显示,在160℃以下,黄芩苷分解较慢,相对稳定;在160~220℃,随着温度升高,其分解速率不断加大。无论是蒸制还是沸水煮都属于高温处理,在抑制酶活性的同时,也不可避免地使有效成分流失和破坏,故在中药黄芩饮片的加工和相关制剂的制备过程中,应当严格控制加热的温度和时间,以保证药物的临床有效性。

4. 质量标准研究　　杨庆[16]参照《中国药典》2005年版对净黄芩的农药残留、杂质、水分、灰分、浸出物黄芩苷等进行测定,结果显示,净黄芩的质量标准为:不得检出有机氯、有机磷农药残留;不得检出霉烂、变质、虫蛀等杂质;水分不得过12.0%;总灰分不得过6.0%;醇溶性浸出物不得少于40.0%,水溶性浸出物不得少于40.0%;按干燥品计算,黄芩苷含量不得少于8.0%。

参考文献

[1] 刘羽祥. 不同炮制方法对黄芩水煎液总黄酮成分的影响[J]. 时珍国医国药,2002,13(12):785-786.

[2] 杨云,万焱,冯卫生,等. 黄芩及其炮制品的HPLC图谱对比研究[J]. 化学世界,2007,48(1):14-15,22.

[3] 于留荣,王孝涛,刘美蓝. 黄芩炮制的研究:炮制对粘毛黄芩主要成分的影响[J]. 中成药研究,1982(6):16-19.

[4] 李应征,汲广军. HPLC法测定6种黄芩炮制品中黄芩苷的含量[J]. 药学实践杂志,2000,18(1):35-36.

[5] 杨武德,石平宝,王建科. 黄芩生品及不同炮制品中多糖和总糖的含量分析[J]. 贵阳中医学院学报,2009,31(4):81-83.

[6] 江林,李正宇,张慧萍. 炮制对中药微量元素的影响[J]. 中国中药杂志,1990,15(4):19-22.

[7] 应群芳,张慧华. 黄芩不同炮制品的体外抑菌作用研究[J]. 山东中医杂志,2007,26(10):711-712.

[8] 张曦,李宏,侯茂君,等. 黄芩及其有效成分的药理学研究进展[J]. 天津药学,2000,12(4):8-11.

[9] 徐春晓. 黄芩不同炮制在妇科中的运用[J]. 浙江中医杂志,2001,36(9):400.

[10] 宋双红,王炳利,冯军康,等. 不同加工方法对黄芩炮制品质量影响的研究[J]. 中药材,2006,29(9):893-895.

[11] 杨淑贞. 黄芩的药理分析及炮制方法[J]. 中国中医药现代远程教育,2013,11(13):122.

[12] 袁俊贤,邵依因,仵培坚. 黄芩切制工艺的研究[J]. 中成药,1993,15(11):20-21.

[13] 唐恢天. 两种加工方法对黄芩质量的影响[J]. 中国中药杂志,1991,16(1):29.

[14] 李贵波,王欣欣,刘秀华,等. 正交试验法优选黄芩炮制工艺[J]. 中国实验方剂学杂志,2011,17(6):36-38.

[15] 卢付军,杨云,雷高明,等. 黄芩中有效成分热稳定性研究[J]. 中华中医药杂志,2007(增刊):247-249.

[16] 杨庆. 黄芩炮制工艺及质量控制指标的研究[D]. 武汉:湖北中医学院,2008.

◆ 厚 朴 花 ◆

厚朴花为木兰科植物厚朴 *Magnolia officinalis* Rehd.et Wils. 或凹叶厚朴 *Magnolia officinalis* Rehd.et Wils.var.*biloba* Rehd.et Wils. 的干燥花蕾。厚朴花饮片为厚朴花的蒸制品。

一、炮制历史沿革

在古代文献中未发现厚朴花蒸制的炮制方法。

二、炮制规范与文献

《广东省中药炮制规范》(1984 年版)记载厚朴花的炮制方法："除去杂质,筛去灰屑,或稍润,蒸 1 小时,取出,放凉,切长段。"

此外,《中国药典》1985 年版开始收载厚朴花,经蒸制后入药。广西、湖南地区也采用蒸制的炮制工艺,详见表 3-1-6。

表 3-1-6 厚朴花炮制工艺

《中国药典》及炮制规范		炮制工艺
《中国药典》1985 年版	厚朴花	稍蒸后,晒干或低温干燥
《中国药典》1990 年版	厚朴花	稍蒸后,晒干或低温干燥
《中国药典》1995 年版	厚朴花	稍蒸后,晒干或低温干燥
《中国药典》2000 年版	厚朴花	稍蒸后,晒干或低温干燥
《中国药典》2005 年版	厚朴花	稍蒸后,晒干或低温干燥
《中国药典》2010 年版	厚朴花	稍蒸后,晒干或低温干燥
《中国药典》2015 年版	厚朴花	稍蒸后,晒干或低温干燥
《广西壮族自治区中药饮片炮制规范》(2007 年版)	厚朴花	除去杂质,去梗,稍蒸后,晒干或低温干燥
《湖南省中药饮片炮制规范》(2010 年版)	厚朴花	取原药材,拣去杂质,去梗,稍蒸后,晒干或低温干燥

三、炮制作用

厚朴花味苦,性微温,归脾、胃经,具有芳香化湿、理气宽中的功效,用于脾胃湿阻气滞、胸脘痞闷胀满、纳谷不香等。

四、现代研究

1. **化学成分研究** 厚朴花中的主要成分为挥发油[包括萜烯类(石竹烯、1- 甲氧基 -3,7- 二甲基 -2,6- 辛二烯、α- 石竹烯等)、醇类(香叶醇、杜松醇等)、芳香烃类(4- 异丙基甲苯等)、脂肪烃类(4- 羟基 -4- 甲基 -2- 戊酮等)]、酚酸类(厚朴酚、和厚朴酚、绿原酸等)、黄酮类(芦丁、槲皮素等)[1]。

叶华等[2]运用气相色谱 - 质谱法（GC-MS）首次对厚朴花挥发油进行分析,发现其挥发油成分多数为倍半萜、脂肪族、芳香族化合物成分,其中石竹烯含量最高可达 16.99%。赵慧等[3]运用超高效液相色谱 - 三重四极杆飞行时间串联质谱技术对厚朴花中的化学成分进行分析鉴定,初步鉴定出厚朴花中的酚酸类（绿原酸、厚朴酚、和厚朴酚等）、黄酮类（芦丁、槲皮素等）和苯乙醇苷类（木兰酯素苷 B、木兰酯素苷 A 等）等 16 种化学成分。李宗等[4]采用 HPLC 测定厚朴花中厚朴酚、和厚朴酚的含量,结果显示厚朴花中这两种成分含量之和在 0.192%~2.052% 之间。何郡等[5]运用 GC-MS 分别检测花蕾期和开花期的厚朴花中的挥发油成分,发现开花期挥发油主要成分以醇类和萜烯类为主,含有石竹烯（11.70%）、1- 甲氧基 -3,7- 二甲基 -2,6- 辛二烯（7.70%）、香叶醇（7.47%）、杜松醇（6.39%）、冰片（5.96%）、α- 石竹烯（5.55%）、γ- 芹子烯（4.64%）等;花蕾期挥发油以醇类、芳香烃类和烷烃类为主,含有香叶醇（19.39%）、芳樟醇（12.51%）、冰片（5.45%）、壬烷（5.31%）、α- 松油醇（5.04%）等。曾红等[6]采用 GC-MS 对井冈山凹叶厚朴中的挥发油成分进行分析,发现厚朴花挥发油得率为3%,并从花中鉴定出 19 个成分,质量分数占 77.59%,而且花中含有大量脂肪烃类化合物（如4- 羟基 -4- 甲基 -2- 戊酮等）。

2. 药效研究 厚朴花的主要药理作用以镇痛、抗菌为主,与其有效成分厚朴酚、和厚朴酚有关[7]。郑丽娟等[8]采用热板法、醋酸扭体法致痛试验观察厚朴花水提物的阵痛作用,结果显示,厚朴花水提物高、低剂量对热板法所致小鼠痛阈值无影响,对醋酸所致扭体反应数具有明显抑制作用,表明厚朴花水提物具有一定镇痛作用。冀建伟等[9]从厚朴花中分离、纯化其低聚糖、多糖组分并考察其体外抗氧化活性,结果显示,厚朴花中的低聚糖和多糖组分均具有较强的体外抗氧化活性,而且低聚糖组分的体外抗氧化活性略优于多糖组分。周元雳等[10]采用纸片琼脂扩散法,以革兰氏阴性菌金黄色葡萄球菌、革兰氏阳性菌枯草芽孢杆菌为研究菌,发现厚朴花萃取物对金黄色葡萄球菌、枯草芽孢杆菌有抑菌作用。

3. 炮制工艺研究 胡艳红等[11]采用 HPLC 考察不同蒸制时间厚朴花中厚朴酚的含量,发现不同蒸制时间厚朴花药材中厚朴酚含量存在差异,其中蒸制 8 分钟、40℃低温干燥的厚朴花中厚朴含量最高,据此确定厚朴花的最佳炮制工艺为蒸制 8 分钟、40℃干燥。

参考文献

［1］魏担,吴清华,裴瑾,等.厚朴花的本草考证、真伪鉴别、化学成分、药理作用、临床应用及新兴研究［J］.中国药房,2019,30（1）:140-144.

［2］叶华,张文清,邱燕.厚朴花挥发油的 GC-MS 联用分析［J］.福建中医药,2006,37（6）:53-54.

［3］赵慧,严颖,邹立思,等.基于超高效液相色谱 - 三重四极杆飞行时间串联质谱技术分析厚朴花中化学成分［J］.中华中医药杂志,2017,32（12）:5621-5624.

［4］李宗,周继斌,陈在敏,等.厚朴花的质量研究［J］.中国药学杂志,1997,32（12）:769-771.

［5］何郡,龙飞,周元雳,等.GC-MS 分析不同花期厚朴花的挥发油成分［J］.中药与临床,2018,9（3）:1-3.

［6］曾红,邓先清,黄玉珊.井冈山产凹叶厚朴挥发油中化学成分分析［J］.中草药,2015,46（24）:3649-3654.

［7］王立青,江荣高,陈蕙芳.厚朴酚与和厚朴酚药理作用的研究进展［J］.中草药,2005,36（10）:1591-1594.

［8］郑丽娟,余晓珊,梁生林,等.厚朴皮、叶、花水提物镇痛作用的比较研究［J］.井冈山大学学报:自然科学版,2015,36(2):74-77.

［9］冀建伟,周宇雪,刘蕾,等.厚朴花低聚糖、多糖的分离纯化及其体外抗氧化活性研究［J］.中国药房,2016,27(34):4848-4851.

［10］周元霁,龙飞,左洁杰,等.厚朴皮和厚朴花体外抑菌作用研究［J］.世界最新医学信息文摘,2017,17(91):117.

［11］胡艳红,李志浩.不同蒸制时间对厚朴花中厚朴酚含量的影响［J］.儿科药学杂志,2013,19(4):48-50.

◆ 丁 公 藤 ◆

丁公藤为旋花科植物丁公藤 *Erycibe obtusifolia* Benth. 或光叶丁公藤 *Erycibe schmidtii* Craib 的干燥藤茎。丁公藤饮片为丁公藤的蒸制品。

一、炮制历史沿革

丁公藤的蒸制方法在古代文献中未发现。

二、炮制规范与文献

现代炮制丁公藤多采用蒸法。《广东省中药炮制规范》(1984 年版)记载丁公藤:"除去杂质,洗净,润透,切厚片,蒸透心,干燥。"

此外,《中国药典》1977 年版、全国炮制规范,以及江苏、浙江、贵州、江西、甘肃、山东等地的炮制规范也记载为蒸法,炮制工艺大致相同(表 3-1-7)。从表 3-1-7 可看出,江苏、贵州称制丁公藤,浙江称蒸丁公藤,其他地区均称丁公藤。炮制工艺中,贵州制丁公藤、浙江蒸丁公藤为直接蒸制,其他地区均为润透蒸制。

表 3-1-7 丁公藤炮制工艺

《中国药典》及炮制规范	炮制工艺	
《中国药典》1977 年版	丁公藤	除去杂质,洗净,润透,切片,蒸至透心,晒干
《全国中药炮制规范》(1988 年版)	丁公藤	取原药材,除去杂质,洗净,润透,切厚片,蒸约 2 小时,干燥
《江苏省中药饮片炮制规范》(2002 年版)	制丁公藤	取原药材,除去杂质,洗净,淋水润透,切厚片,蒸约 2 小时,取出,干燥
《浙江省中药炮制规范》(1986 年版)	蒸丁公藤	取原药,除去杂质,洗净,蒸约 2 小时,至腥气几尽,转芳香气时,取出,切成厚片,干燥
《贵州省中药饮片炮制规范》(2005 年版)	制丁公藤	取净生丁公藤,蒸至透心,干燥
《江西省中药饮片炮制规范》(2008 年版)	丁公藤	除去杂质,洗净,润透,切斜薄片,蒸至透心,干燥
甘肃省《中药炮制规范》(1980 年版)	丁公藤	除去杂质,洗净,润透,切片,蒸至透心,晒干
《山东省中药炮制规范》(1990 年版)	丁公藤	除去杂质,洗净,润透,切厚片,蒸约 2 小时,干燥

三、炮制作用

丁公藤味辛,性温,有小毒,归肝、脾、胃经,具有祛风除湿、消肿止痛功效,用于风湿痹痛、半身不遂、跌打肿痛等。蒸制能够祛除丁公藤的腥味,便于服用。

四、现代研究

1. **化学成分研究** 丁公藤中的化学成分主要有香豆素类(丁公藤乙素、东莨菪苷等)、绿原酸类(绿原酸、3-O-4″- 羟基 -3″,5″- 二甲氧基苯甲酰基绿原酸甲酯等)、生物碱类(丁公藤甲素、丁公藤丙素等)、甾醇(β- 谷甾醇等)和其他成分(胡萝卜苷、十六碳酸等)[1,2]。蒸制后的化学成分研究未见报道。

2. **药效研究** 药理实验表明,丁公藤具有缩瞳、降眼压、抗炎、兴奋呼吸道局部免疫的作用。丁公藤中的生物碱丁公藤碱为 M 受体激动剂,其药理作用特点和毛果芸香碱相似,其缩瞳、降眼压或改善房水流畅系数作用的强度和维持时间均优于毛果芸香碱,临床上用于原发性青光眼[3]。朱惠兰等[4]对大鼠腹腔注射丁公藤结晶 I（东莨菪素),发现东莨菪素对蛋清、组胺引起的大鼠急性关节肿和对甲醛引起的大鼠亚急性关节肿有抑制作用,并能降低二甲苯引起的毛细血管通透性,对棉球引起的结缔组织增生有抑制作用,对组胺引起的离体豚鼠回肠收缩有抑制作用,对前列腺素合成酶有抑制作用,提示丁公藤中的东莨菪素有抗炎作用。杨志平等[5]对大鼠吸入雾化丁公藤注射,发现丁公藤注射液能显著提高呼吸道 T 淋巴细胞比例和肺泡巨噬细胞吞噬率;使外周血 T 淋巴细胞数和脾脏特异性抗体形成细胞数明显增加;血液 T 淋巴细胞释放淋巴因子功能和中性白细胞吞噬功能也有提高倾向,提示丁公藤注射液可兴奋呼吸道局部免疫,而且可以兴奋全身性免疫功能。

参考文献

[1] 刘健.丁公藤的化学成分及生物活性研究[D].北京:中国协和医科大学,2007.

[2] 郑婧,张贵君.丁公藤研究进展[C]// 中国商品学会.第四届中国中药商品学术大会暨中药鉴定学科教学改革与教材建设研讨会论文集.北京:中国商品学会,2015:243-246.

[3] 曾淑君,张延斌,彭大伟,等.丁公藤碱降眼压作用机制的研究[J].中华眼科杂志,1999,35(3):171-173.

[4] 朱惠兰,黄金城.丁公藤结晶 I（东莨菪素)抗炎作用[J].中草药,1984,15(10):30-33.

[5] 杨志平,宋志军,宁耀瑜,等.丁公藤注射液雾化吸入对大鼠呼吸道和全身免疫功能的影响[J].广西中医药,1998,21(5):45-46,49.

第二节 盐 蒸 法

◆ 盐 沙 苑 子 ◆

沙苑子为豆科植物扁茎黄芪 *Astragalus complanatus* R. Br. 的干燥成熟种子[1]。盐沙苑子为沙苑子的盐蒸炮制加工品。

一、炮制历史沿革

沙苑子蒸法始于明代。明代《证治准绳》记载:"沙苑蒺藜……马乳浸两宿,隔汤蒸一炷香久,取起焙干。"清代《本草害利》曰:"沙苑蒺藜……以酒拌蒸,或盐水炒用。"[2]

二、炮制规范与文献

现代炮制规范中,粤帮为盐蒸法。《广东省中药炮制规范》(1984 年版)记载:"取净沙苑子,用盐水拌匀,稍闷,待盐水被吸尽后,蒸 2~3 小时,取出晒干。"历版《中国药典》和其他 15 个省(自治区、直辖市)的中药饮片炮制规范均收载盐沙苑子,均采用盐炙法,故盐蒸沙苑子为粤帮特色炮制品种。

三、炮制作用

沙苑子味甘,性温,归肝、肾经,具有补肾助阳、固精缩尿、养肝明目的功效。生品温而不燥,补肾助阳作用缓和,长于养肝明目,用于肝虚眩晕、目暗昏花。盐沙苑子药性更为平和,能平补阴阳。盐制能引药入肾,增强沙苑子补肾固精、缩尿的作用。盐沙苑子用于肾虚腰痛、遗精早泄、遗尿尿频、白浊带下。

四、现代研究

1. **化学成分研究** 沙苑子中的主要化学成分有黄酮类(沙苑子苷、毛蕊异黄酮)、三萜苷(黄芪苷Ⅷ甲酯、大豆皂苷Ⅰ甲酯)、挥发油、脂肪酸、氨基酸、多糖、微量元素、酚类以及其他成分[3-5]。

孙建中等[6]采用高效液相色谱法(HPLC)测定沙苑子及其炮制品中沙苑子苷 A 和鼠李柠檬素的含量,色谱条件为 Agilent C_{18} 色谱柱(150mm × 4.6mm,5μm),流动相为乙腈 -0.2% 磷酸溶液(采用梯度洗脱的方式:0~12 分钟,20%~24% 乙腈;12~40 分钟,24%~70% 乙腈),流速 1.0ml/min,检测波长 337nm;测定结果显示,在生品中沙苑子苷 A 的含量远高于鼠李柠檬素的含量,而在炮制品中两者的含量变化皆不大,其中盐炙沙苑子中沙苑子苷 A 和鼠李柠檬素的含量最高,因为在炮制加热过程中酶解沙苑子苷 A 的自生酶被破坏。李景丽等[7]测定盐蒸法及酒蒸法对沙苑子中总黄酮及沙苑子苷 A 含量的影响,方法为采用紫外分光光度计测定总黄酮含量(测定波长 330nm),HPLC 测定沙苑子苷 A 含量[色谱条件:色谱柱为 C_{18} 色谱柱(4.6mm × 250mm,5μm),流动相为乙腈 -0.1% 磷酸溶液(21∶79),测定波长 266nm];结果显示,总黄酮及沙苑子苷 A 的含量均为酒蒸品(0.76%、0.15%)> 盐蒸品(0.72%、0.14%)> 生品(0.51%、0.09%),即从沙苑子有效部位及有效成分考察,酒蒸法要略优于盐蒸法。

采用盐水、黄酒、米醋 3 种辅料,按照烘、炒、蒸 3 种不同工艺,炮制出 9 种不同规格沙苑子炮制品,然后用高效液相色谱法(HPLC)进行测定[色谱条件:色谱柱为 Kromasil C_{18}(4.6mm × 250mm,5μm),流动相为乙腈 -0.1% 磷酸溶液(20∶80),检测波长 266nm,流速 1.0ml/min,柱温 25℃]。沙苑子苷 A 的保留时间在 22 分钟左右,且沙苑子苷 A 与相邻成分色谱峰的分离度都在 1.5 以上,理论板数按沙苑子苷 A 峰计算应不低于 4 000;测定不同规格沙苑子中沙苑子苷 A 的含量,考察沙苑子不同规格炮制品中沙苑子苷 A 的含量变化情况。测定结果显示,沙苑子生品、盐水闷润炒干品、盐水闷润烘干品、盐水闷润蒸后烘干品、黄酒闷润炒干品、黄酒闷润烘干品、黄酒闷润蒸后烘干品、米醋闷润炒干品、米醋闷润烘干品、米醋闷润蒸后烘干品中沙苑子苷 A 含量分别为 0.98mg/g、0.89mg/g、0.85mg/g、1.16mg/g、0.88mg/g、0.90mg/g、1.09mg/g、0.85mg/g、0.87mg/g、1.18mg/g。该研究表明,盐水、黄酒或米醋 3 种辅料闷润炒干和闷润烘干可导致沙苑子中沙苑子苷 A 含量下降,而辅料闷润蒸后烘干则使沙苑子苷 A 含量升高,尤以米醋闷润蒸后烘干品中沙苑子苷 A 含量最高[8]。

2. 药效研究　现代药理研究发现,沙苑子具有抗高血压、抗高血脂、抗疲劳、抗衰老、抗辐射、抗炎、抗抑郁及保肝等作用,并且在抗肿瘤方面也有显著作用。

刘静等[9]研究发现,沙苑子可以很好地改善肾阳虚高血脂大鼠的血脂紊乱状态。李景新、薛冰等研究表明,沙苑子总黄酮具有明显降压降脂作用,其降压机制可能与降低血清 ET-1 活性有关;且能使自发性高血压大鼠血压明显下降,其机制可能与降低 Ang Ⅱ 水平有关[10-12]。

沙苑子能够延缓中枢神经疲劳的发生,提高大鼠抗疲劳水平[13];对生精障碍模型动物有显著的促生精作用,可显著提高大鼠精子的质量,同时可改善血清性激素水平,对肾阳虚模型动物有明显的治疗作用[14];对四氯化碳致小鼠急性化学性肝损伤有一定的保护作用[15]。采用小鼠悬尾法、小鼠强迫游泳、小鼠自主活动的抑郁模型,对沙苑子水煎液改善小鼠抑郁症的作用进行研究,实验结果显示,沙苑子水煎液对小鼠模型的抑郁症状都有很好的改善作用,即沙苑子水煎液能明显改善小鼠抑郁动物模型的症状[16]。沙苑子水煎醇沉剂能显著抑制甲醛性关节肿的发生[17]。沙苑子黄酮可抑制 SMM C7721 裸鼠移植瘤的生长,其作用机制可能与下调肿瘤组织 PCNA 表达和诱导肿瘤细胞凋亡有关[18]。

3. 炮制工艺研究　杜晓盼等[19]采用 $L_9(3^4)$ 正交试验设计,以水浸出物、总黄酮和沙苑子苷含量为指标,考察加盐量、闷润时间、蒸制时间 3 个因素,运用多指标综合评分法优选沙苑子盐蒸工艺,结果显示最佳工艺为盐浓度 3%,闷润 2 小时,蒸制 1 小时。

4. 质量标准研究　李雪等[20]采取《中国药典》2005 年版一部附录Ⅸ H 水分测定法中的第一法、附录Ⅸ K 灰分测定法和附录Ⅹ A 浸出物测定法开展测定,采取薄层鉴别考察盐沙苑子中的黄酮类化合物,初步制订盐沙苑子饮片质量标准为:水分≤10.0%,总灰分≤6.0%,酸不溶性灰分≤2.0%,浸出物≥8.0%,且样品薄层图谱与对照药材完全一致。

参考文献

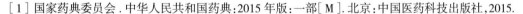

[1] 国家药典委员会.中华人民共和国药典:2015 年版:一部[M].北京:中国医药科技出版社,2015.

[2] 中医研究院中药研究所.历代中药炮制资料辑要[M].北京:中医研究院中药研究所,1973.

[3] 常玉华,张清安.沙苑子化学成分研究现状与展望[J].陕西农业科学,2011,57(6):129-131,186.

[4] 许梦莹,郭日新,张晓,等.沙苑子化学成分研究[J].中国中药杂志,2018,43(7):1459-1466.

[5] 郭胜男,卢金清,梁欢,等.沙苑子的研究进展[J].湖北中医杂志,2014,36(6):75-77.

[6] 孙建中,张怀,贾天柱,等.沙苑子及其炮制品中沙苑子苷 A 和鼠李柠檬素的含量测定研究[J].中成药,2010,32(8):1368-1371.

[7] 李景丽,李秀芹,杜晓盼.不同辅料蒸制沙苑子的实验对比研究[J].陕西中医,2012,33(5):601-602.

[8] 康丽,邱仁杰,王秀丽.沙苑子不同规格炮制品中沙苑子苷 A 的含量比较研究[J].环球中医药,2017,10(6):578-581.

[9] 刘静,王景霞,高飞,等.沙苑子对肾阳虚高脂血症大鼠的降脂作用及机制研究[J].北京中医药大学学报,2016,39(12):998-1005.

[10] 李景新,王贞,王蓉,等.沙苑子总黄酮对自发性高血压大鼠血脂及内皮素活性的影响[J].中国微循环,2004,8(5):336-337.

[11] Xue B,Li JX,Chai Q,et al.Effect of total flavonoid fraction of *Astragalus complanatus* R.Brown on angiotensin Ⅱ-induced portal-vein contraction in hypertensive rats[J].Phytomedicine,2008,15(9):759-762.

[12] 李景新,薛冰,陈连璧.沙苑子总黄酮对高血压大鼠的降压作用及血管紧张素含量的影响[J].中国药理学与毒理学杂志,2002,16(5):336-338.

[13] 熊勃,聂玉芝,吴珍,等.中药沙苑子抗疲劳作用研究[J].西北大学学报:自然科学版,2017,47(1):87-91.

[14] 黄崇刚,李恒华,梅小利,等.沙苑子补肾固精的作用研究[J].中国实验方剂学杂志,2011,17(1):123-126.

[15] 李红侠.沙苑子的保肝作用实验研究[J].中国民族民间医药,2018,27(7):19-20.

[16] 王文心.补阳药沙苑子对小鼠抑郁模型的研究[J].中医临床研究,2016,8(3):20-21.

[17] 周佩芳,段泾云,马树德.沙苑子抗炎作用的研究[J].西北药学杂志,1988,3(2):14-16.

[18] 刘春宇,顾振纶,杜崇民,等.沙苑子黄酮抗裸鼠人肝癌移植瘤的实验研究[J].中国药理学通报,2007,23(6):781-784.

[19] 杜晓盼,李景丽,李秀芹.综合评分法优选沙苑子盐蒸工艺研究[J].中医学报,2012,27(6):720-721.

[20] 李雪,李华.盐沙苑子质量标准的研究[J].现代中医药,2007,27(5):86-87.

◆ 盐 桑 螵 蛸 ◆

桑螵蛸为螳螂科昆虫大刀螂 *Tenodera sinensis* Saussure、小刀螂 *Statilia maculata* (Thunberg)或巨斧螳螂 *Hierodula patellifera*(Serville)的干燥卵鞘。以上3种分别习称"团螵蛸""长螵蛸""黑螵蛸"。盐桑螵蛸为桑螵蛸的盐蒸炮制加工品。

一、炮制历史沿革

桑螵蛸的蒸制始载于东汉《神农本草经》("蒸之")。唐代《千金翼方》提出:"二月三月采,蒸之,当火炙,不尔令人泄。"宋代《本草衍义》提出:"蜀本《图经》浸泡之法不若略蒸过为佳。"明代《本草纲目》《本草原始》均引《别录》:"蒸过,火炙用。"明代《医宗必读》载:"蒸透,再焙。"

二、炮制规范与文献

桑螵蛸的现代蒸制方法主要是清蒸,粤帮的桑螵蛸炮制方法包括清蒸和盐蒸。《广东省中药炮制规范》(1984年版)记载:"桑螵蛸:除净杂质,洗净,蒸透后取出,干燥。盐桑螵蛸:取净桑螵蛸,用盐水拌匀,蒸或用中火炒干,取出,摊晾。每100kg桑螵蛸,用盐3kg。"

历版《中国药典》收载的桑螵蛸均采用清蒸法进行炮制加工,全国炮制规范和其他省(自治区、直辖市)炮制规范收载清蒸桑螵蛸,具体炮制工艺详见表3-2-1。其中,《湖南省中药材炮制规范》1983年版和1999年版采用清蒸后麸炒的方法,炒至微黄色。由此可见,粤帮的桑螵蛸炮制方法不同于全国炮制规范和其他省（自治区、直辖市）炮制规范,为粤帮特色炮制方法,而盐蒸桑螵蛸为粤帮的特色炮制品种。

表 3-2-1　桑螵蛸炮制工艺

《中国药典》及炮制规范	炮制工艺	
《中国药典》1977 年版	桑螵蛸	除去杂质,蒸透,干燥。用时剪碎
《中国药典》1985 年版	桑螵蛸	蒸透
《中国药典》1990 年版	桑螵蛸	除去杂质,蒸透,干燥。用时剪碎
《中国药典》1995 年版	桑螵蛸	除去杂质,蒸透,干燥。用时剪碎
《中国药典》2000 年版	桑螵蛸	除去杂质,蒸透,干燥。用时剪碎
《中国药典》2005 年版	桑螵蛸	除去杂质,蒸透,干燥。用时剪碎
《中国药典》2010 年版	桑螵蛸	除去杂质,蒸透,干燥。用时剪碎
《中国药典》2015 年版	桑螵蛸	除去杂质,蒸透,干燥。用时剪碎
《全国中药炮制规范》(1988 年版)	桑螵蛸	取原药材,除去杂质,置容器内蒸约 1 小时,取出干燥
《天津市中药饮片炮制规范》(2012 年版)	桑螵蛸	除去杂质,蒸透,干燥。用时剪碎
《河南省中药材炮制规范》(1974 年版)	桑螵蛸	拣净杂质,簸去灰屑,置笼内蒸透,取出,晒干
《江苏省中药饮片炮制规范》(2002 年版)	桑螵蛸	取原药材,除去杂质,置蒸具内蒸透,取出,干燥
《安徽省中药饮片炮制规范》(2005 年版)	桑螵蛸	取原药材,除去杂质,照蒸法(附录Ⅰ),蒸透,干燥。用时剪碎
《江西省中药饮片炮制规范》(2008 年版)	桑螵蛸	除去杂质,蒸透,干燥。用时剪碎
《云南省中药饮片炮制规范》(1986 年版)	桑螵蛸	采取新鲜桑螵蛸,放入甑内,用武火蒸约 1 小时,取出,晒干,即可
《北京市中药饮片切制规范》(1974 年版下册)	桑螵蛸	取原药材,拣净杂质,置笼屉内蒸约 1 小时,取出晒干或烘干,入库即得
《北京市中药炮制规范》(1986 年版)	桑螵蛸	取原药材,除去杂质,置容器内蒸约 1 小时,取出干燥
《北京市中药饮片炮制规范》(2008 年版)	桑螵蛸	取原药材,除去杂质,置容器内蒸约 1 小时,取出干燥
《北京市中药饮片切制经验》(1960 年版)	桑螵蛸	取原药材,拣净杂质,放入笼屉内,蒸约 1 小时,取出晒干即得
《山东省中药饮片炮制规范》(2012 年版)	桑螵蛸	除去杂质,筛去泥沙,置笼内,加热蒸 1 小时,取出,干燥
湖北省《中草药炮制规范》(1979 年版)	桑螵蛸	筛去灰土,置锅内蒸上气,晒干或烘干
湖北省《中药切制规范》(1958 年版)	桑螵蛸	洗净,装入甑内,蒸上气时,取出,晒干

续表

《中国药典》及炮制规范	炮制工艺
《宁夏中药炮制规范》(1997年版)	**桑螵蛸** 取原药材,除去杂质,置蒸具内蒸透,干燥。用时剪碎
《陕西省中药饮片标准》(2008年版)	**桑螵蛸** 取药材桑螵蛸,除去杂质,蒸透,干燥
《内蒙古自治区中药饮片切制规范》(1977年版)	**桑螵蛸** 除去杂质,置蒸屉内,蒸2小时,取出,晾干
《湖南省中药材炮制规范》(1983年版)	**桑螵蛸** 拣去杂质及枝梗,置甑内,蒸至上大气,取出,晒干或烘干,用麦麸炒至微黄色取出,筛去麦麸即得
《湖南省中药材炮制规范》(1999年版)	**桑螵蛸** 拣去杂质及枝梗,置甑内,蒸至上大气,取出,晒干或烘干,用麦麸炒至微黄色取出,筛去麦麸即得
《湖南省中药饮片炮制规范》(2010年版)	**桑螵蛸** 取原药材,除去杂质,蒸透,干燥。用时剪碎
《福建省中药炮制规范》(1988年版)	**桑螵蛸** 除去杂质,蒸透,干燥。用时剪碎
《辽宁省中药炮制规范》(1962年版)	**桑螵蛸** 拣去杂质,放入蒸笼内蒸约1小时,取出,晒干,即得
《辽宁省中药炮制规范》(1986年版)	**桑螵蛸** 取原药材,除去杂质,用流通蒸汽蒸1小时,取出,晾干
《重庆市中药饮片炮制规范及标准》(2006年版)	**桑螵蛸** 除去杂质,蒸透,干燥。用时剪碎或切碎
《四川省中药饮片炮制规范》(2002年版)	**桑螵蛸** 除去杂质,蒸透,干燥。用时剪碎或切碎
《贵州省中药饮片炮制规范》(2005年版)	**桑螵蛸** 取原药材,除去杂质,蒸透,干燥。用时剪碎
《广西壮族自治区中药饮片炮制规范》(2007年版)	**生桑螵蛸** 除去杂质,蒸透,干燥。用时剪碎

三、炮制作用

桑螵蛸味甘、咸,性平,归肝、肾经;具有固精缩尿,补肾助阳的功效;用于遗精滑精,遗尿尿频,小便白浊[1]。生品令人泄泻,蒸后可消除腹泻的副作用,同时蒸制可杀死虫卵,有利于储存。盐蒸则引药入肾,增强桑螵蛸益肾、固精、缩尿的作用。

四、现代研究

1. 化学成分研究 桑螵蛸中的化学成分主要为磷脂类(磷脂酰胆碱、磷脂酰乙醇胺、磷脂酸)、氨基酸(酪氨酸、苏氨酸、撷氨酸)、蛋白质、脂肪、微量元素(铁、锌、碘)、宏量元素(钾、钙、钠)、粗纤维、胡萝卜素样色素、柠檬酸钙结晶、糖蛋白及脂蛋白等[2]。其中,含蛋白质58.15%,脂肪11.95%,糖1.6%,粗纤维20.16%,钙0.4%[3]。此外,桑螵蛸还含有 Cu、Mn、Co、Cr、Ni 等20余种微量元素及 P、Mg 等宏量元素[4]。

杨会全等[5]采用高速氨基酸自动分析仪对3种桑螵蛸的氨基酸含量进行了分析,指出3种桑螵蛸均含有18种氨基酸,其中8种为人体必需氨基酸。3种桑螵蛸的总氨基酸含量表现为黑螵蛸＞长螵蛸＞团螵蛸。

许益明等[6]采用抗坏血酸-钼蓝分光光度法测定桑螵蛸生制品中的磷脂含量,结果显示,桑螵蛸含有丰富的磷脂,如磷脂酰胆碱、磷脂酰乙醇胺、磷脂酸、磷脂酰肌醇及溶血磷脂酰胆碱等,总含量为0.43%。桑螵蛸经过盐炒和蒸制的高温炮制加工后,其磷脂含量下降,且盐炒品和蒸品均较生品低,因为磷脂不耐热,在高温条件下极不稳定,易发生分解。

采用考马斯亮蓝法测定桑螵蛸生制品的蛋白质提取率,采用硫酸苯酚法和减重法分别测定桑螵蛸生制品中多糖和总脂的含量,采用抗坏血酸-钼蓝分光光度法测定磷脂的含量,并进行对比分析,结果显示:蛋白质提取率和多糖含量均为生品＞盐炒品＞蒸品,总脂含量为蒸品＞盐炒品＞生品,磷脂含量为生品＞蒸品＞盐炒品。该研究表明,桑螵蛸经过盐炒和蒸制后,蛋白质提取率以及多糖和磷脂含量均下降,总脂含量则升高[7]。

2. 药效研究　桑螵蛸是一味传统中药,具有固精缩尿、补肾助阳功效,并表现出抗癌、抗利尿、抑菌、增强免疫等方面的药理作用。

李翔[8]通过考察桑螵蛸不同炮制品种、不同给药量及不同给药时间对水负荷尿多模型大鼠尿量的影响,确定生、制桑螵蛸的起效时间及有效剂量,判断生、制桑螵蛸对水负荷尿多模型大鼠有无抗利尿作用以及生、制桑螵蛸抗利尿作用的差异。研究结果表明,桑螵蛸具有一定的抗利尿作用,生、制桑螵蛸高剂量组抗利尿作用更佳,盐炙桑螵蛸抗利尿作用较生品及蒸制品更为明显。

贾坤静等[9]将大鼠随机分为正常对照组、模型组、右归丸组,以及桑螵蛸生品组、盐炒组、蒸品组、生品虫卵组、生品卵壳组、盐炒虫卵组、盐炒卵壳组、蒸品虫卵组、蒸品卵壳组;采用氢化可的松诱导肾阳虚模型,治疗4周后,通过下丘脑一氧化氮(NO)、促甲状腺素(TSH)、甲状腺指数、三碘甲腺原氨酸(T_3)、四碘甲腺原氨酸(T_4)、肾上腺指数、肾指数、肾上腺素(EPI)、去甲肾上腺素(NE)、17-羟皮质类固醇(17-OH)、皮质醇(CORT)、睾酮(T)、雌二醇(E_2)、体质量、饮水量、体温等指标的变化,比较桑螵蛸生品和制品补肾壮阳作用的差异。结果显示,桑螵蛸各给药组均能提高肾阳虚大鼠的甲状腺指数、肾上腺指数及TSH、T_3、T_4、EPI、NE、17-OH、CORT、T含量,增加体质量和体温,并能降低NO、E_2含量和肾指数,减小饮水量,其中盐炒组和盐炒虫卵组效果最为显著。该研究表明,桑螵蛸经炮制后补肾助阳作用增强,盐炒品＞蒸品＞生品。盐炒品的虫卵是桑螵蛸补肾助阳的主要药用部位,其药效是通过增强下丘脑-垂体-甲状腺轴/肾上腺轴/性腺轴的功能来实现的。

贾坤静等[10]对比了桑螵蛸生品、制品对巨噬细胞的增殖率和吞噬作用,并测定了巨噬细胞产生的肿瘤坏死因子-α(TNF-α)和一氧化氮(NO)含量;经皮注射环磷酰胺建立小鼠免疫低下模型,测定小鼠血清白细胞介素-2(IL-2)、白细胞介素-4(IL-4)、免疫球蛋白M(IgM)、免疫球蛋白G(IgG)的含量和胸腺指数、脾指数,同时体内外实验结合,比较桑螵蛸生品、制品对免疫功能的影响;经皮注射四氧嘧啶造成小鼠氧化损伤模型,测定小鼠血清丙二醛(MDA)、超氧化物歧化酶(SOD)、谷胱甘肽过氧化物酶(GSH-Px)的含量,并采用蛋白质印迹法(Western blotting)检测各组小鼠肝组织中SOD的表达,比较桑螵蛸生品、制品对氧化损伤的保护作用。结果显示,桑螵蛸各给药组均能促进巨噬细胞的增殖,并能提高其吞噬能力,促进巨噬细胞中TNF-α和NO的释放,升高免疫低下小鼠血清中IL-2、IL-4、IgM、IgG含量和胸腺指数、脾指数,提高氧化损伤小鼠血清MDA、SOD、GSH-Px的含量,上调SOD蛋白表达水平。该研究表明,桑螵蛸生品和炮制品均能增强免疫功能,并对氧化损伤具有一定保护作用,且生品的效果优于炮制品。

贾坤静等[11]研究了桑螵蛸炮制前后的抗利尿作用、最佳药用部位及其作用机制,将96只大鼠随机分为空白组、模型组、阳性组、桑螵蛸生品组、桑螵蛸盐炒品组、桑螵蛸蒸品组以及生品和制品的虫卵和卵壳组,连续给药4周,测定各组大鼠的尿量、体质量、肾指数及血清中抗利尿激素(ADH)、醛固酮(ALD)的含量。结果显示,与空白组比较,模型组大鼠体质量减少、肾指数升高、尿量增加、血清中ADH和ALD含量减少(P<0.05)。与模型组比较,桑螵蛸各组大鼠体质量增加、尿量减少、肾指数降低、血清中ADH含量增加(P<0.05),各给药组大鼠血清中ALD含量均有增加,除桑螵蛸生品组、桑螵蛸盐炒组和桑螵蛸蒸品卵壳组外其余各组大鼠血清中ALD含量差异有统计学意义(P<0.05);除ALD外,各指标变化情况为桑螵蛸蒸品组＞桑螵蛸盐炒品组＞桑螵蛸生品组,且桑螵蛸蒸品卵壳组变化最大。该研究表明,桑螵蛸经炮制后抗利尿作用增强;卵壳是桑螵蛸抗利尿作用的主要药用部位;增加血清中ADH含量可能是其缩尿作用的主要机制之一。

此外,桑螵蛸还有抗菌、抗氧化等活性[12~15]。

3. 炮制工艺研究 王峰等[16]将清蒸桑螵蛸的炮制方法改进为:取桑螵蛸,用清水洗净泥屑,装于藤筐中,置于卧式高压灭菌锅内,排除锅内冷空气后,打开蒸汽阀门,升温升压,待温度达到118℃、压力达到0.067mPa时,延续30分钟,关闭蒸汽,取出、摊晒、干燥。此法高效、安全,有利于贮藏。

参考文献

[1] 国家药典委员会.中华人民共和国药典:2015年版:一部[M].北京:中国医药科技出版社,2015.

[2] 张保国,张大禄.动物药[M].北京:中国医药科技出版社,2003.

[3] 肖培根.新编中药志[M].北京:化学工业出版社,2002.

[4] 叶玉兰,杨会全,程地芸,等.三种桑螵蛸的微量元素分析[J].中药材,2001,24(8):554.

[5] 杨会全,程地芸,叶玉兰.三种桑螵蛸的氨基酸含量分析[J].基层中药杂志,1999,13(3):16-17.

[6] 许益明,王永珍,吴启南,等.桑螵蛸磷脂及游离氨基酸成分分析[J].中药材,1989,12(8):24-25.

[7] 贾坤静,艾雪,贾天柱,等.桑螵蛸炮制前后蛋白质和多糖及脂类成分比较[J].亚太传统医药,2015,11(23):15-17.

[8] 李翔.桑螵蛸盐炙工艺与质量标准研究[D].沈阳:辽宁中医药大学,2010.

[9] 贾坤静,艾雪,贾天柱,等.桑螵蛸生、制品对肾阳虚大鼠的补肾助阳作用比较[J].中药材,2016,39(7):1516-1520.

[10] 贾坤静,艾雪,贾天柱,等.桑螵蛸生制品对小鼠免疫功能和抗氧化能力的影响[J].辽宁中医杂志,2016,43(12):2610-2613.

[11] 贾坤静,贾天柱.桑螵蛸炮制前后及不同药用部位对肾阳虚多尿大鼠的抗利尿作用比较[J].中国药房,2016,27(7):879-882.

[12] 谭正怀,雷玉兰,张白嘉,等.桑螵蛸的药理比较研究[J].中国中药杂志,1997,22(8):496-499.

[13] 李广勋.中药药理毒理与临床[M].天津:天津科技翻译出版公司,1992.

[14] Wang WD,Zhang NN,Chanda W,et al.Antibacterial and anti-biofilm activity of the lipid extract from *Mantidis ootheca* on *Pseudomonas aeruginosa*[J].J Zhejiang Univ Sci B,2018,19(5):364-371.

［15］徐明哲,朴桂花.桑螵蛸的抗氧化活性成分研究［J］.安徽农业科学,2012,40(32):15722-15723.

［16］王锋,冯晓.清蒸桑螵蛸炮制方法的改进［J］.中药材,1996,19(3):158-159.

◆ 盐巴戟天（酒巴戟天） ◆

巴戟天为茜草科植物巴戟天 *Morinda officinalis* How 的干燥根。盐巴戟天为巴戟天的盐蒸炮制加工品。酒巴戟天为巴戟天的酒蒸炮制加工品。

一、炮制历史沿革

巴戟天蒸制始载于清代,如《惠直堂经验方》记载巴戟天的炮制方法为"酒蒸",《玉楸药解》中有"去梗,酒浸,蒸晒"的记载。但目前,酒制巴戟天在临床处方中已基本消失。清代一些本草书籍还将药汁运用于巴戟天的炮制,如《得配本草》中有"滚水浸去心;助阳,杞子煎汁浸蒸;去风湿,好酒拌炒;摄精,金樱子汁拌炒;理肾气,菊花同煮"的记载。

二、炮制规范与文献

巴戟天的炮制在粤帮主要有清蒸法和盐蒸法。《广东省中药材饮片加工炮制手册》(1977年版)记载:"巴戟肉:取原药材,用清水洗刷干净,捞取,蒸透,趁热除去木心,横切成2分长段片,晒干。盐巴戟:取巴戟肉,加入盐水拌匀,使吸尽盐水后,蒸2小时,干燥。"《广东省中药炮制规范》(1984年版)记载:"巴戟天:除去杂质,洗净,置蒸笼内蒸透,趁热除去木心或用水润透后除去木心,切段,干燥。盐巴戟:取净巴戟,用盐水拌匀,闷润,待盐水被吸尽后,蒸透,取出,干燥。每100kg巴戟天,用盐2kg。"

除此之外,《中国药典》和其他省(自治区、直辖市)炮制规范也收载了巴戟天,详见表3-2-2。从表3-2-2可以看出,《中国药典》1985年版至2015年版均收载2个品种——巴戟肉(清蒸)、盐巴戟天(盐蒸)。《中国药典》1977年版收载巴戟天、盐巴戟天和制巴戟天(甘草水蒸),《中国药典》1963年版仅收载盐巴戟天。收载盐蒸巴戟天的有《全国中药炮制规范》,以及安徽、浙江、河南、四川、江西、广西、湖南、辽宁、山西、宁夏、甘肃等地区炮制规范,其中甘肃省饮片名称为制巴戟天,《湖南省中药材炮制规范》(1983年版、1999年版)中盐巴戟天是先清蒸后盐炙。仅收载清蒸巴戟天的有重庆(巴戟肉)、贵州、江苏的炮制规范;收载清蒸巴戟天和盐蒸巴戟天的有上海、湖北的炮制规范。另外,《福建省中药饮片炮制规范》(2012年版)收载的是酒蒸巴戟天。

表 3-2-2　巴戟天炮制工艺

《中国药典》及炮制规范	炮制工艺
《中国药典》1963年版	**盐巴戟天**　取拣净的巴戟天,用盐水拌匀,置蒸屉内蒸透,抽去木心,干燥即得。每50kg巴戟天,用盐1kg加适量开水化开澄清
《中国药典》1977年版	**巴戟天**　除去杂质,照蒸法(附录18页)蒸透,趁热除去木心,切段,干燥 **盐巴戟天**　取净巴戟天,照盐水炙法(附录19页)用盐水蒸透,趁热除去木心,切段,干燥。每50kg巴戟天,用盐1kg加适量开水化开澄清 **制巴戟天**　取甘草,捣碎,加水煎汤,去渣,加入净巴戟天拌匀,照蒸法(附录18页)蒸透,趁热除去木心,切段,干燥。每50kg巴戟天,用甘草6.4kg

《中国药典》及炮制规范	炮制工艺
《中国药典》1985 年版	**巴戟肉** 取净巴戟天,照蒸法(附录 15 页)蒸透,趁热除去木心,切段,干燥 **盐巴戟天** 取净巴戟天,照盐水炙法(附录 15 页)用盐水拌匀,蒸透,趁热除去木心,切段,干燥。每 50kg 巴戟天,用盐 1kg 加适量开水化开澄清
《中国药典》1990 年版	**巴戟肉** 取净巴戟天,照蒸法(附录 6 页)蒸透,趁热除去木心,切段,干燥 **盐巴戟天** 取净巴戟天,照盐水炙法(附录 7 页)用盐水拌匀,蒸透,趁热除去木心,切段,干燥。每 50kg 巴戟天,用盐 1kg 加适量开水化开澄清
《中国药典》1995 年版	**巴戟肉** 取净巴戟天,照蒸法(附录ⅡD)蒸透,趁热除去木心,切段,干燥 **盐巴戟天** 取净巴戟天,照盐水炙法(附录ⅡD)用盐水拌匀,蒸透,趁热除去木心,切段,干燥。每 50kg 巴戟天,用盐 1kg 加适量开水化开澄清
《中国药典》2000 年版	**巴戟肉** 取净巴戟天,照蒸法(附录ⅡD)蒸透,趁热除去木心,切段,干燥 **盐巴戟天** 取净巴戟天,照盐蒸法(附录ⅡD)蒸透,趁热除去木心,切段,干燥。每 50kg 巴戟天,用盐 1kg 加适量开水化开澄清
《中国药典》2005 年版 《中国药典》2010 年版	**巴戟肉** 取净巴戟天,照蒸法(附录ⅡD)蒸透,趁热除去木心,切段,干燥 **盐巴戟天** 取净巴戟天,照盐蒸法(附录ⅡD)蒸透,趁热除去木心,切段,干燥。每 50kg 巴戟天,用盐 1kg 加适量开水化开澄清
《中国药典》2015 年版	**巴戟肉** 取净巴戟天,照蒸法(通则 0213)蒸透,趁热除去木心,切段,干燥 **盐巴戟天** 取净巴戟天,照盐蒸法(通则 0213)蒸透,趁热除去木心,切段,干燥。每 50kg 巴戟天,用盐 1kg 加适量开水化开澄清
《全国中药炮制规范》(1988 年版)	**盐巴戟天** 取净巴戟天,用盐水拌匀,闷至盐水被吸尽,置适宜的蒸器内蒸透,趁热除去木心,切段,干燥。每 100kg 巴戟天,用食盐 2kg
《重庆市中药饮片炮制规范及标准》(2006 年版)	**巴戟肉** 取净巴戟天,照蒸法蒸透,软化后趁热抽去木心,切段,干燥
《安徽省中药饮片炮制规范》(2005 年版)	**盐巴戟天** 取净原药材,用盐水拌匀,待吸尽后,蒸透,趁热除去木心,切段,干燥。每 100kg 巴戟天,用食盐 2kg
《上海市中药饮片炮制规范》(1980 年版)	**巴戟天** 将原药除去杂质,洗净,蒸软,去木心,切薄片,干燥,筛去灰屑
《上海市中药饮片炮制规范》(2008 年版)	**盐巴戟** 将原药除去杂质,洗净,置蒸具内蒸热,除去木心,切短段,干燥,筛去灰屑。每 50kg 巴戟天,用盐 1kg 加适量开水化开澄清
《浙江省中药炮制规范》(2005 年版)	**盐巴戟肉** 取巴戟肉,与盐水拌匀,蒸透,取出,放凉,切段,干燥。每 100kg 巴戟肉,用盐 2kg
《河南省中药饮片炮制规范》(2005 年版)	**盐巴戟天** 取净巴戟天,照盐蒸法(炮制通则)蒸透,趁热除去木心,切段,干燥。每 50kg 巴戟天,用盐 1kg 加适量开水化开澄清
《四川中药饮片炮制规范》(1977 年版)	**盐巴戟天** 取巴戟天拌盐水蒸软,趁热除去木心,切成节
《贵州省中药饮片炮制规范》(2005 年版)	**巴戟天** 取原药材,除去杂质,洗净,蒸透,趁热抽去木心,切段,干燥

续表

《中国药典》及炮制规范	炮制工艺
《江西省中药饮片炮制规范》(2008 年版)	**盐巴戟天** 取净巴戟天,照盐蒸法(附录二)蒸透,趁热除去木心,切段,干燥。每 50kg 巴戟天,用盐 1kg 加适量开水化开澄清
《广西壮族自治区中药饮片炮制规范》(2007 年版)	**盐巴戟天** 取生巴戟天,用盐水拌匀,置适宜容器内,加热蒸透,趁热除去木心,切段,干燥。每 100kg 巴戟天,用食盐 2~3kg
甘肃省《中药炮制规范》(1980 年版)	**制巴戟天** 取净巴戟肉,用盐水拌匀,稍闷,置笼屉内蒸透,晒干。每 100kg 巴戟天,用大青盐 2kg
《江苏省中药饮片炮制规范》(1980 年版)	**巴戟天** 将原药拣去杂质,洗净,蒸透,趁热抽去木心,切段,干燥
《江苏省中药饮片炮制规范》(2002 年版)	**巴戟天** 取原药材,拣去杂质,洗净,稍润,置适宜容器内蒸透,趁热除去木心,切段,干燥
《湖南省中药材炮制规范》(1983 年版、1999 年版)	**盐巴戟天** 拣去杂质,洗净,捞起稍润,蒸至上大气,趁热抽去木心,切 1~1.5 cm 段片,晒干或烘干,筛去灰屑,用盐水拌匀,待吸收后,炒干,取出,冷却即得。每 50kg 巴戟天,用盐 1kg 加适量开水化开澄清
《福建省中药饮片炮制规范》(2012 年版)	**酒巴戟天** 取净原药材与黄酒,照蒸法(附录Ⅱ)蒸透,趁热除去木心,切段,干燥。每 100kg 巴戟天,用黄酒 20kg
《辽宁省中药炮制规范》(1986 年版)	**盐巴戟天** 取巴戟天,除去杂质,用盐水拌匀,蒸透,除去木心,切段,干燥。每 100kg 巴戟天,用食盐 2kg
《山西中药炮制规范》(1984 年版)	**盐巴戟天** 取净巴戟天,用盐水(将食盐加适量开水溶解后,滤过)拌匀,放在罐内,将罐封严,加热蒸透,趁热除去木心,切 10~15mm 长的小段,干燥。每 100kg 巴戟天,用食盐 2kg
湖北省《中草药炮制规范》(1979 年版)	**巴戟天** 拣去杂质,洗净,沥干,置笼内蒸上气,趁热除去木质心,晒干或烘干
《湖北省中药饮片炮制规范》(2009 年版)	**盐巴戟天** 取净巴戟天,照盐蒸法(附录Ⅰ)蒸透,趁热除去木心,切段,干燥。或取净巴戟肉,加入食盐水,拌匀吸尽后置锅内,以文火炒干。每 100kg 巴戟天,用食盐 2kg
《宁夏中药炮制规范》(1997 年版)	**盐巴戟天** 取净巴戟肉,用盐水拌匀,润至盐水吸尽,置锅内用文火炒至微干变色,取出,晾干。未去木心者,待盐水吸尽,闷透,抽去木心,或置适宜的蒸器内蒸透,趁热除去木心,切段,干燥。每 100kg 巴戟天,用食盐 2kg

三、炮制作用

巴戟天味甘,性平、微温,归肾、肝经,具有补肾阳、强筋骨、祛风湿的功效,用于阳痿遗精、宫冷不孕、月经不调、少腹冷痛、风湿痹痛、筋骨痿软。巴戟肉常用于肾虚兼风湿之证,如风湿疼痛、行步困难。盐巴戟天温而不燥,引药入肾。盐制能增强巴戟天补肾助阳、强筋健骨的作用,久服无伤阴之弊,可用于肾中元阳不足、阳痿早泄、腰膝酸软、小便频数等。

四、现代研究

1. 化学成分研究 巴戟天中的化学成分主要有糖类（蔗果三糖、耐斯糖、1F- 果糖基耐斯糖）、蒽醌类（rubiasin A、rubiasin B、2- 羟基 -1- 甲氧基蒽醌）、环烯醚萜苷类（水晶兰苷）、有机酸类、微量元素、氨基酸和甾醇类等[1]。

王佳等[2]用 HPLC 比较了巴戟肉与盐巴戟天化学成分的差异，发现巴戟天在盐蒸过程中水晶兰苷的含量降低，去乙酰车叶草苷酸含量基本不变，并且产生了新的化合物 5- 羟甲基糠醛，推测蒸制过程中发生了梅拉德反应。陈娥等[3-6]研究发现，炮制方法不同，化合物含量也有所不同：采用紫外分光光度法对不同炮制品中游离蒽醌含量进行测定（检测波长为 498nm），发现各炮制品中游离蒽醌含量由高到低为泡法（0.153mg/g）、泡后蒸法（0.148mg/g）、盐蒸法（0.140mg/g）、煮法（0.129mg/g）、润法（0.126mg/g）、清蒸法（0.105mg/g）；采用 HPLC-ELSD 对不同炮制品中耐斯糖含量进行测定，发现不同炮制品中耐斯糖含量依次为润法（5.292 ± 0.053）%> 煮法（4.788 ± 0.051）%> 清蒸法（4.374 ± 0.017）%> 盐蒸法（4.282 ± 0.055）%> 泡后蒸法（4.164 ± 0.038）%> 泡法（3.164 ± 0.018）%；采用紫外分光光度法测定不同炮制品中多糖含量，发现不同炮制品中多糖含量依次为煮法（4.001 ± 0.004）%> 盐蒸法（2.312 ± 0.006）%> 润法（2.163 ± 0.010）%> 泡后蒸法（1.910 ± 0.008）%> 泡法（1.731 ± 0.008）%> 清蒸法（1.123 ± 0.013）%；采用高效液相色谱法（HPLC）对不同炮制品中水晶兰苷含量进行测定，发现不同炮制品中水晶兰苷含量依次为润法（0.662mg/g）> 煮法（0.599mg/g）> 泡后蒸法（0.594mg/g）> 泡法（0.586mg/g）> 清蒸法（0.564mg/g）> 盐蒸法（0.545mg/g）。吴祎等[7]运用高效液相色谱法（HPLC）对炮制后巴戟天中 14 种游离氨基酸含量进行测定，发现不同炮制方法对巴戟天中游离氨基酸含量的影响差异显著，若以总氨基酸含量为指标进行对比，则酒蒸品和盐蒸品中的总氨基酸含量比生品高。

2. 药效研究 现代药理研究发现，巴戟天具有调节免疫功能、调节甲状腺功能、抗衰老、抗疲劳、增强记忆、抗肿瘤等作用，能促进骨生长，提高机体免疫力，对多个系统有调节作用[8,9]。

肖凤霞等[10]通过考察果蝇的性交配率与幼虫羽化率，并进行对照试验，发现巴戟天低聚糖能显著提高果蝇性活力和羽化率，认为巴戟天低聚糖具有明显的补肾壮阳作用。崔妮等[11]采用腺嘌呤灌胃给药的方法建立小鼠肾阳虚模型，分别给予巴戟天的不同炮制品，并以桂附地黄丸为对照，以小鼠体征、体重、睾丸系数、精囊腺系数、血清睾酮（T）、血清皮质醇（cortisol）、血清肌酐（Cr）、组织病理学检查等为评价指标，发现各炮制品均可改善肾阳虚小鼠的症状，其中盐巴戟天组治疗效果最为显著。王佳等[12]使用腺嘌呤复制大鼠的肾阳虚模型，用酶联免疫吸附测定（ELISA）法测定大鼠血清中的血清激素，用 HE 染色法观察睾丸和肾的组织病理形态，用免疫组化染色法测定蛋白表达，发现各指标有升高、有降低，总体体现出巴戟天具有较好的补肾壮阳作用，其中盐巴戟天的疗效最佳。

史辑等[13]于大鼠左后足跖皮内注射弗氏完全佐剂制备佐剂性关节炎（AA）模型，分别灌胃巴戟天不同炮制品和巴戟天的乙酸乙酯萃取部位、正丁醇萃取部位、剩余水部位和总多糖部位，以雷公藤多苷片为对照，在不同的时间点检测大鼠继发侧关节肿胀度，并于致炎 28 天时处死大鼠，采用 ELISA 法检测大鼠血清 TNF-α、IL-1β、IL-6、IL-2、IFN-γ 的水平，发现盐巴戟天、巴戟天正丁醇萃取部位和巴戟天乙酸乙酯萃取部位对 AA 大鼠各项指标改善作用显著。采用清除 1,1- 二苯基 -2- 苦基肼（DPPH）自由基、2,2′- 联氮 - 双（3- 乙基苯并噻唑啉 -6- 磺酸）二铵盐（ABTS）自由基，以及铁离子还原 / 抗氧化能力（FRAP）测定法，以 Trolox、维生素 C 等为阳性对照，对巴戟天生品、炮制品、不同极性部位进行抗氧化活性评价，发现炮制品抗氧化能力增强[14]。分别给 SD 大鼠灌胃巴戟天不同炮制品的正丁醇萃取物，采用高效液相色谱法（HPLC）测定血浆及各组织中水晶兰苷的含量，发现巴戟天经盐制后，能改善水晶兰苷在体内的分布、吸收、代谢，促进其在肾组织的吸收[15]。

3. 炮制工艺研究 刘飞等[16]以耐斯糖质量分数为指标，采用均匀设计试验法优选巴戟天盐制工艺，得出盐巴戟天的最佳炮制工艺为每 100g 巴戟天饮片加食盐水 120ml（含食盐 2g），浸润 8.5 小时，蒸制 5.5 小时。黄玉秋等[17]以水晶兰苷的综合评分为评价指标，通过星点设计 - 效应面法优选盐巴戟天的炮制工艺，得出最佳炮制工艺为加水 1.05 倍，闷润 5.48 小时，蒸制 2.90 小时（100g 巴戟天加盐 1.5g）。许冬瑾等[18]采用单因素试验对蒸制时间、盐水浓度、闷润时间进行考察，再根据单因素考察结果进行正交试验设计，结果显示 20% 的盐水浓度、浸泡 45 分钟、蒸制 1.5 小时为最佳炮制工艺。邹兵等[19]以巴戟天中耐斯糖、多糖为指标，采用正交试验法进行炮制工艺的优选，发现"50g 药材加入 50ml 2% 的盐水拌匀闷润 5 小时，加热蒸制 60 分钟，趁热除去木心，切段，干燥"的炮制方法最佳。胡昌江等[20]用单因素考察法分别考察加水量、闷润时间、蒸制时间和干燥时间，发现最佳工艺为每 100g 巴戟天，加盐水 50ml（含食盐 2g），闷润 90 分钟后，置蒸制容器蒸 15 分钟，取出，趁热去心，切段，置 80℃烘箱干燥。陈美燕等[21]以多糖为指标，用正交试验设计，发现巴戟天在 8% 食盐水中浸泡 20 分钟、蒸 20 分钟为最佳炮制工艺，且测定多糖的百分含量为 28.37%。周弋芟[22]通过单因素考察，采用水晶兰苷和游离蒽醌为含量指标，利用综合评分的方法，优选出最佳炮制工艺为每 100g 巴戟天，用含 2g 食盐的 50ml 水（溶解后）闷润 1.5 小时，置蒸制容器蒸 15 分钟，取出，趁热去心，切段，置 80℃烘箱干燥 2 小时。王成永等[23,24]以游离蒽醌含量为指标，分别对清蒸工艺与盐蒸工艺进行了研究，发现清蒸工艺的最佳蒸制时间为 15 分钟，盐蒸的最佳工艺为将巴戟天置于 80ml/L 的食盐水中浸泡 20 分钟后蒸 15 分钟。

4. 质量标准研究 周弋芟[22]按照《中国药典》2005 年版一部附录Ⅸ A 杂质测定法、附录Ⅸ K 灰分测定法、附录Ⅸ H 水分测定法第一法和附录 Ⅹ A 浸出物测定法进行测定，同时采用高效液相色谱法（HPLC）测定巴戟天中水晶兰苷的含量，结果显示：杂质≤0.8%，总灰分≤10%，酸不溶性灰分≤2.0%，水分≤15%，水浸出物≥40.0%，水晶兰苷含量≥0.9%。

参考文献

［1］饶鸿宇，陈滔彬，何彦，等.南药巴戟天化学成分与药理研究进展［J］.中南药学，2018,16（11）:1567-1574.

［2］王佳，宋海荣，魏晓峰，等.巴戟天盐蒸过程中梅拉德反应及其产物的研究［J］.中药材，2017,40（7）:1582-1585.

［3］陈娥，周灿，廖莎，等.不同炮制去心法对巴戟天游离蒽醌含量的影响［J］.中国药师，2015,18（11）:1985-1986.

［4］陈娥，周灿，廖莎，等.不同炮制去心法对巴戟天耐斯糖含量的影响［J］.湖南中医药大学学报，2016,36

（4）：31-33.

［5］狄士文，周灿，廖莎，等 . 不同炮制去心法对巴戟天多糖含量的影响（Ⅰ）［J］. 医药导报，2017，36（12）：
1386-1390.

［6］刘艳红，周灿，廖莎，等 . 不同炮制去心法对巴戟天水晶兰苷含量的影响［J］. 中国药师，2014，17（11）：
1840-1842.

［7］吴祎，陈地灵，林励，等 . 常用炮制方法对巴戟天中游离氨基酸成分的影响［J］. 食品工业科技，2012，33
（19）：105-108.

［8］陈彩英，詹若挺，陈蔚文 . 巴戟天的药理研究进展［J］. 中药新药与临床药理，2009，20（3）：291-293.

［9］凌昆，郭素华，赵诣 . 巴戟天药理作用研究进展［J］. 福建中医学院学报，2007，17（3）：67-69.

［10］肖凤霞，林励 . 巴戟天补肾壮阳作用的初步研究［J］. 食品与药品，2006，8（5A）：45-46.

［11］崔妮，史辑，贾天柱 . 巴戟天不同炮制品补肾壮阳作用的比较研究［J］. 中国中药杂志，2013，38（22）：
3898-3901.

［12］王佳，史辑，魏晓峰，等 . 巴戟天不同炮制品对肾阳虚不育大鼠改善作用研究［J］. 中药材，2017，40（8）：
1826-1832.

［13］史辑，崔妮，贾天柱 . 巴戟天不同炮制品及提取部位抗大鼠佐剂性关节炎的比较研究［J］. 中药材，
2015，38（8）：1626-1629.

［14］史辑，黄玉秋，范亚楠，等 . 巴戟天不同炮制品抗氧化作用比较研究［J］. 医学研究杂志，2017，46（1）：
42-45.

［15］史辑，景海漪，黄玉秋，等 . 巴戟天不同炮制品中水晶兰苷的大鼠体内血药浓度及组织分布研究［J］.
中国中医药信息杂志，2017，24（5）：76-81.

［16］刘飞，肖凤霞，李宇邦，等 . 均匀设计法优选巴戟天盐制工艺及盐制前后 5 种糖含量比较研究［J］. 广
东药学院学报，2016，32（4）：415-419.

［17］黄玉秋，范亚楠，贾天柱，等 . 星点设计 - 效应面法优化盐巴戟炮制工艺［J］. 中成药，2016，38（2）：361-
365.

［18］许冬瑾，伍小妹，黄云，等 . 鲜巴戟天盐制工艺［J］. 中国实验方剂学杂志，2011，17（12）：50-52.

［19］邹兵，马雪松，佟连琨，等 . 盐巴戟天炮制工艺的优化［J］. 中国医药指南，2010，8（34）：223-226.

［20］胡昌江，周弋芝，李金连，等 . 盐炙巴戟天工艺研究［J］. 中成药，2009，31（12）：1890-1893.

［21］陈美燕，高佳，巫庆珍 . 盐巴戟炮制工艺研究［J］. 中国民族民间医药，2009，18（17）：28-29.

［22］周弋芝 . 盐制巴戟天炮制工艺、质量标准及药理研究［D］. 成都：成都中医药大学，2009.

［23］王成永，金传山，吴德玲，等 . 盐巴戟天炮制工艺改进实验及质量标准研究［J］. 安徽中医学院学报，
2005，24（4）：46-47.

［24］王成永，金传山，彭代银，等 . 巴戟天生产工艺及含量测定研究［J］. 现代中药研究与实践，2005，19（5）：
39-40.

◆ 盐金樱子 ◆

　　金樱子为蔷薇科植物金樱子 *Rosa laevigata* Michx. 的干燥成熟果实。盐金樱子为金樱子
的盐蒸炮制加工品。

一、炮制历史沿革

金樱子的蒸制始载于南宋《洪氏集验方》。《洪氏集验方》载:"复取糖樱子,去外刺并其中子,洗净捣碎,入甑中蒸令熟。"明代《普济方》引《仁存方》为"去子,洗净,捣碎入瓶中,蒸令熟,用汤淋之,取汁,慢火成膏",明代《景岳全书》记为"去子,蒸熟",清代《本草述钩元》载为"蒸熟"。

二、炮制规范与文献

粤帮金樱子采用盐蒸炮制工艺。《广东省中药炮制规范》(1984年版)、《广东省中药材饮片加工炮制手册》(1977年版)、《浅谈南方中药加工炮制》(李秀祥主编,汕头市中医医院编印,1979年)3部专著中均记载了盐蒸金樱子,但其金樱子和盐的用量比例不同,分别为100∶2、100∶3、100∶12.5。此外,四川地区也有盐蒸金樱子,详细工艺见表3-2-3。

表3-2-3 金樱子炮制工艺

炮制规范	炮制工艺
《广东省中药炮制规范》(1984年版)	**盐金樱子** 取净金樱子,用盐水拌匀,待盐水被吸尽后,蒸2~4小时,熟透,取出,晒干。每100kg金樱子,用盐2kg
《广东省中药材饮片加工炮制手册》(1977年版)	**盐制金樱子** 取金樱子肉,加入盐水(每斤金樱肉用盐三钱以适量水化开),拌匀,闷润,待吸尽盐水后,蒸2~3小时,取出晒干
《浅谈南方中药加工炮制》(李秀祥主编,汕头市中医医院编印,1976年)	**盐金樱子** 金樱子、食盐(8∶1),水适量。将药材和盐水拌匀,蒸透为度
《四川省中药饮片炮制规范》(2015年版)	**盐金樱子肉** 取金樱子肉,加盐水,照盐蒸法(通则0213)蒸2~3小时。每100kg金樱子肉,用盐2kg

三、炮制作用

金樱子味酸、甘、涩,性平,归肾、膀胱、大肠经,具有固精缩尿、固崩止带、涩肠止泻的功效,主要用于遗精滑精、遗尿尿频、崩漏带下、久泻久痢。盐蒸可增强金樱子的固精缩尿作用。

四、现代研究

1. **化学成分研究** 据现有研究报道,金樱子中的化学成分主要为黄酮类(槲皮素、3,4,7,4'-四羟基黄酮)、三萜及其衍生物(熊果酸、坡模酸、蔷薇酸)、酚酸(山奈酚)、甾体(谷甾醇-β-D-吡喃葡萄糖苷酯、β-谷甾醇)、多糖类以及苯丙素;除此之外,还富含胡萝卜素、维生素C、维生素B$_1$、维生素B$_2$、多种氨基酸、矿物质、脂肪酸等[1-3]。其中,多糖、三萜及黄酮类是其主要活性成分。

陈胜璜等[4]以含糖量、水溶性浸出物、醇溶性浸出物为评价指标考察不同炮制方法对金樱子质量的影响。参考《中国药典》2000年版中金樱子含糖量测定方法及水溶性浸出物、醇溶性浸出物测定方法。测定结果显示,在蜜制品、煨制品、麸制品、烫制品、盐制品、炒制品中,蜜制品的含糖量最高(51.24%),其次为盐制品(50.33%);水溶性浸出物以烫制品中含量最高(71.35%),盐制品排第二(69.92%);醇溶性浸出物以煨制品中含量最高(60.0%),盐制品排第二(59.67%)。该研究结果可为考察不同炮制方法对金樱子质量的影响提供依据。

以总黄酮、总皂苷、总酚酸、鞣质含量为评价指标,以紫外分光光度法为测定方法,分析金樱子不同炮制品的化学成分差异。结果表明,金樱子不同炮制品的化学成分含量差异较大,在蜜制品、砂制品、麸制品、酒制品、清炒品、盐制品、生品中,总黄酮含量以麸制品最高(6.51%),其次为盐制品(5.98%);总酚酸含量以麸制品最高(0.83%),盐制品排第三(0.71%);总皂苷含量以蜜制品最高(40.52%),盐制品排第三(34.48%);鞣质含量以麸制品最高(2.05%),盐制品排第四(1.62%)[5]。

吴家红等[6]采用硫酸 - 苯酚法显色后再用分光光度计测定金樱子含糖量;试验表明,不同炮制方法炮制成的金樱子中的总糖含量有较大差异,其中总糖含量从高到低依次为蜜制(62.36%)、麸制(53.56%)、砂炒(52.94%)、清炒(48.50%)、盐制(47.94%)、生品(47.35%);与生品相比较,蜜制、麸制、砂炒中的总糖含量变化最大,其中蜜制的总糖含量最高,但其总糖含量的增加是否与加入的蜂蜜有关,有待于进一步深入研究;虽然清炒和盐制品中的总糖含量变化并不明显,但从总的趋势来看,金樱子经过炮制后,其总糖含量呈增加趋势,因此可知,金樱子经过炮制后,其总糖含量增加。再以芦丁为对照品,三氯化铝为显色剂,使黄酮类化合物与铝盐形成稳定的络合物,用紫外分光光度法对金樱子总黄酮含量进行测定。结果:总黄酮含量(从高到低)依次为砂炒(0.286 5%)>清炒(0.276 0%)>生品(0.271 4%)>麸制(0.264 5%)>盐制(0.258 3%)>蜜制(0.251 5%)[7]。

2. 药效研究　药理研究表明,金樱子的药理作用主要有抗氧化、抑菌、抗炎、提高机体免疫力、改善肾功能、降血脂、降血糖、抗肿瘤等[1,8-14]。

王晓静等[9]研究发现,金樱子多糖具有优良的抗氧化活性,且其抗氧化活性与多糖质量浓度呈良好的剂量相关效应。金樱子多糖具有增强小鼠非特异性免疫、体液免疫和细胞免疫作用,还有免疫调节作用,以及增强体外免疫作用[10,11]。黄俞龙等[12]研究发现,金樱子提取物中存在的两种黄酮类化合物(槲皮素和芦丁)具有一定的体外抗肿瘤活性,对体外培养的人类肝癌细胞 BEL-7402 的增殖效应具有一定抑制作用,但对体外培养的正常人类肝细胞 HL-7702 的毒性较低。苏上贵等[13]研究发现,金樱子水提取物成分能够显著增加 IgA 肾病大鼠血清尿素氮(BUN)和血清肌酐(Cr)的清除,使其肾脏组织蛋白质的表达改变,从而达到治疗 IgA 肾病、保护肾脏的作用。边晨等[14]研究发现,在 2,4,6- 三硝基苯磺酸诱导的小鼠克罗恩病模型中,金樱子果实提取物可以降低小鼠结肠重量与长度比值,改善结肠炎症水肿程度,降低结肠组织中 TNF-α 和 IFN-γ 的含量。

3. 炮制工艺研究　张凌等[15]以金樱子多糖、总黄酮含量及水溶性浸出物的综合作用为评价指标,采用正交试验设计综合评分法优选金樱子盐制品最佳工艺。结果表明,加盐量(与药材量比)对指标成分有显著影响(P<0.05),干燥温度几乎没有影响。综合各种因素,盐制金樱子最佳炮制工艺为:加盐量为 2.5%,蒸制 2.5 小时,60℃干燥 6 小时。

 参考文献

[1] 陈倩,李娜,张雨林,等 . 金樱子的研究进展[J]. 中医药导报,2018,24(19):106-110.

［2］冯阳,陈玉梅,辛华. 金樱子黄酮类成分的 UPLC-Q-TOF-MS 分析［J］. 中国实验方剂学杂志,2017,23（12）:71-76.

［3］李林,张超,卢一,等. 金樱子炮制沿革及其现代研究［J］. 中药与临床,2018,9（4）:36-40.

［4］陈胜璜,汤艳红,周日宝,等. 不同炮制方法对金樱子质量的影响［J］. 中药材,2006,29（12）:1288-1289.

［5］江迎春,邓翀,李景丽. 金樱子不同炮制品化学成分差异分析［J］. 现代中医药,2015,35（6）:95-96.

［6］吴家红,王庭科. 金樱子生品及不同炮制品中总糖含量的测定［J］. 辽宁中医药大学学报,2006,8（5）:133-134.

［7］吴家红,彭小冰,席希晔. 金樱子不同炮制品中总黄酮含量的测定［J］. 贵阳中医学院学报,2006,28（5）:60-62.

［8］庄彦,何英姿,王彪,等. 金樱子三萜类化学成分及其活性的研究进展［J］. 中药材,2012,35（1）:162-164.

［9］王晓静,张丽,陈莉华,等. 湘西野生金樱子多糖的抗氧化活性分析［J］. 药物分析杂志,2016,36（3）:438-443.

［10］张庭廷,聂刘旺,刘爱民,等. 金樱子多糖的免疫活性研究［J］. 中国实验方剂学杂志,2005,11（4）:55-58.

［11］皮建辉,谭娟,胡朝暾. 金樱子多糖的体外免疫活性研究［J］. 华西药学杂志,2014,29（2）:149-151.

［12］黄俞龙,刘焱. 金樱子提取物中黄酮类物质的初步抗肿瘤活性研究［J］. 基因组学与应用生物学,2017,36（10）:4007-4011.

［13］苏上贵,韦玉兰,黄艳明,等. 金樱子对 IgA 肾病大鼠肾脏组织蛋白质表达和肾脏功能的影响［J］. 中华中医药杂志,2008,23（11）:973-976.

［14］边晨,刘新,张扬,等. 金樱子提取物对小鼠结肠炎肠黏膜的保护作用［J］. 新疆医科大学学报,2018,41（5）:597-601.

［15］张凌,黄媛媛,曹兰兰,等. 正交实验优选金樱子盐制品最佳炮制工艺条件［J］. 时珍国医国药,2012,23（1）:186-187.

◆ 盐桑椹（酒桑椹） ◆

桑椹为桑科植物桑 *Morus alba* L. 的干燥果穗。盐桑椹、酒桑椹分别为桑椹的盐蒸、酒蒸炮制加工品。

一、炮制历史沿革

桑椹蒸制始载于清代。清代《本草新编》记载:"四月采桑椹数斗,饭锅蒸熟,晒干即可为末。"清代《得配本草》记载:"桑椹……清小肠之热,生用。通关节,酒蒸晒。补肾阴,熟地汁拌蒸晒。"

二、炮制规范与文献

粤帮桑椹采取盐蒸炮制法。《广东省中药炮制规范》(1984 年版)记载盐桑椹:"取净桑椹,用盐水拌匀,稍闷,待盐被吸尽后,蒸 2~3 小时,取出干燥。每 100kg 桑椹,用盐 2kg。"盐桑椹为粤帮特色炮制品种。

此外,江西地区为酒蒸桑椹。《江西省中药饮片炮制规范》(2008 年版)记载:"酒桑椹:取净桑椹,用酒喷洒拌匀,稍润,用武火蒸 30 分钟至转黑褐色,取出,干燥。每 100kg 桑椹,用酒 20kg。"

三、炮制作用

桑椹味甘、酸,性寒,归心、肝、肾经,具有滋阴补血、生津润燥的功效,用于肝肾阴虚、眩晕耳鸣、心悸失眠、须发早白、津伤口渴、内热消渴、肠燥便秘。盐蒸能增强其养血作用。酒蒸能增强其通关节作用。

四、现代研究

1. **化学成分研究** 桑椹是药食同源品种之一,含有酚类化合物(矢车菊素 -3- 葡萄糖苷、矢车菊素 -3- 芸香糖苷)、生物碱化合物(1- 脱氧野尻霉素、荞麦碱)、挥发油、多糖化合物,同时含有丰富的氨基酸、维生素、矿物质、微量元素等营养成分。目前已有 150 多种化合物从桑椹中分离出来,其中主要活性物质为花色苷类化合物、白藜芦醇、多糖等[1-3]。

采用反相高效液相色谱法[RP-HPLC,色谱柱为 Accusil C_{18} 柱(250mm × 4.6mm,10μm),流动相为乙腈 - 水(20 : 80,V/V),检测波长为 305nm,流速 1ml/min,柱温 30℃,进样量 20μl]测定桑椹中白藜芦醇和白藜芦醇苷的含量,结果显示,不同的桑椹果实中白藜芦醇和白藜芦醇苷的含量——青果(未成熟)分别为 0.03% 和 0.062%,红果(成熟)分别为 0.002 7% 和 0.078%,紫果(熟透)分别为 0.001 7% 和 0.051%。白藜芦醇和白藜芦醇苷同时存在于桑椹果实中,可能有白藜芦醇向白藜芦醇苷转化迹象,因为白藜芦醇苷的水解产物即为白藜芦醇;桑椹应以果实颜色刚由青转红时为最佳采摘期,而紫红果实的主要成分含量则下降[4]。

采用分光光度法测定江西、四川、广东等 8 个不同产地桑椹药材中总黄酮含量,并进行分析比较;以芦丁为对照品,亚硝酸钠 - 硝酸铝 - 氢氧化钠为显色剂,测定波长为 501nm;结果表明,桑椹总黄酮含量范围为 0.653~2.074mg/g[5]。采用超声提取技术提取,应用苯酚 - 硫酸法测定的桑椹多糖含量约 9.42%[6]。

2. **药效研究** 桑椹作为一种药食两用的中药,具有滋阴补血、生津润燥的功效,并表现出预防老年痴呆、解酒、抑菌、治疗皮肤色素沉淀性疾病、调节免疫、抗氧化、抗衰老、抗疲劳以及降糖降脂等方面的药理作用。

滕亚然等[7]取 ICR 雄性小鼠,随机分为桑椹水提物高、中、低剂量组和空白对照组,每天按体重灌胃给药 3 周后测定指标,采用游泳法观察药物的抗疲劳作用。结果显示,高剂量组明显增加了小鼠体内 SOD 和过氧化氢酶(CAT)的活力,降低了 MDA、BUN 和全血乳酸(Lactic Acid LD)水平,而低、中、高剂量组均使肝糖原水平显著升高且负重游泳时间明显加长,说明桑椹水提物具有较好的抗氧化和抗疲劳作用。

游元元等[8]研究了桑椹对小鼠免疫功能的影响。通过二硝基氟苯(DNFB)诱导的迟发型超敏反应(DTH)研究药材对小鼠细胞免疫功能的影响;通过溶血素生成试验研究药材对小鼠体液免疫功能的影响。结果表明,桑椹乙醇提取物对 DTH 小鼠的耳肿胀有显著抑制作用,对小鼠血清溶血素水平有显著增强作用。桑椹乙醇提取物能抑制细胞免疫反应,而增强体液免疫能力。

丁乐等[9]研究发现,以桑椹果为原料,经冷冻干燥、乙醇超声提取、离心得到桑椹花色苷粗提物,然后进行药理实验,连续给药(10g/kg、5g/kg、2.5g/kg)7天后,检查相应指标。结果发现,桑椹花色苷粗提物高、中剂量组对小鼠常压缺氧和心肌缺血具有保护作用。

江岩[10]利用黑腹果蝇研究桑椹的抗衰老作用,结果表明,桑椹花青素可增强果蝇体内的抗氧化酶活性,抑制脂质过氧化反应(可能是果蝇寿命延长的原因之一)。

田春雨等[11]以链脲佐菌素(STZ)和高能饲料诱发的2型糖尿病(T2DM)模型大鼠为研究对象,探索桑椹多糖对血糖、血脂的影响。实验结果表明,桑椹多糖能有效降低2型糖尿病(T2DM)模型大鼠的血糖水平,平衡血脂。

参考文献

[1] 孙乐,张小东,郭迎迎.桑葚的化学成分和药理作用研究进展[J].人参研究,2016,28(2):49-54.

[2] 陈诚,李洪波,杨欣,等.中药桑椹活性物质的研究进展[J].中药材,2010,33(10):1660-1663.

[3] 赵秀玲,范道春.桑椹的生理活性成分、提取检测及药理作用研究进展[J].药物分析杂志,2017,37(3):378-385.

[4] 陈诚.反相高效液相色谱法测定桑葚中白藜芦醇和白藜芦醇苷含量[J].中国药业,2006,15(8):25-26.

[5] 周庆颂,孙若飞,宴丽芳,等.不同产地桑葚中总黄酮含量的测定[J].湖北农业科学,2014,53(22):5526-5528.

[6] 刘玉玲,纪国力.桑葚中多糖的提取及含量测定[J].中国医药科学,2012,2(18):109-110.

[7] 滕亚然,赵乐凤,张喆,等.桑葚的抗氧化和抗疲劳活性研究[J].人参研究,2016,28(6):29-31.

[8] 游元元,万德光,杨文宇,等.四种桑类药材对小鼠免疫功能的影响[J].中药药理与临床,2008,24(3):83~84.

[9] 丁乐,杨人泽,温庆明,等.桑葚花色苷抗氧化药理作用研究[J].时珍国医国药,2016,27(1):67-69.

[10] 江岩.新疆药桑葚花青素延缓衰老作用的研究[J].卫生研究,2010,39(4):451-453.

[11] 田春雨,薄海美,李继安.桑椹多糖对实验性2型糖尿病大鼠血糖及血脂的影响[J].中国实验方剂学杂志,2011,17(10):158-160.

◆ 盐覆盆子 ◆

覆盆子为蔷薇科植物华东覆盆子 *Rubus chingii* Hu 的干燥果实。盐覆盆子为覆盆子的盐蒸炮制加工品。

一、炮制历史沿革

覆盆子蒸制起源于南北朝刘宋时期的酒拌蒸法。南北朝刘宋时代《雷公炮炙论》记载:"凡使,用东流水淘去黄叶并皮蒂,取子以酒拌蒸一宿,以东流水淘两遍,又晒干。"明代《本草纲目》记载:"采得,捣作薄饼,晒干密贮,临时以酒拌蒸尤妙。"清代《本草述钩元》记载:"去皮及心,用细子乌赤色味甘者,水洗,晒干后,酒拌蒸一炷香,研末入丸。"清代《本草备要》记载:"去蒂,淘净,捣饼,用时酒拌蒸。"清代《傅青主女科》记载:"酒浸蒸。"关于覆盆子的蒸制,古代主要是酒蒸,但现代酒蒸应用较少,主要为盐蒸。

二、炮制规范与文献

粤帮覆盆子炮制方法为盐蒸。《广东省中药炮制规范》(1984 年版)记载盐覆盆子:"取净覆盆子,用盐水拌匀,闷润,待盐被吸尽后,蒸 2~3 小时,取出,晒干。每 100kg 覆盆子,用盐 2kg。"

此外,盐蒸覆盆子在全国炮制规范和湖北、陕西、四川、河南、重庆 5 个省市的炮制规范中也有收载,炮制方法基本一致,均为盐水拌浸,闷润蒸透心,干燥。详细炮制工艺见表 3-2-4。

表 3-2-4 覆盆子炮制工艺

炮制规范	炮制工艺
《全国中药炮制规范》(1988 年版)	**盐覆盆子** 取净覆盆子,加盐水拌匀,闷润至盐水被吸尽后,置笼屉内蒸透,取出,干燥。每 100kg 覆盆子,用食盐 2kg
《湖北省中药饮片炮制规范》(2009 年版)	**盐覆盆子** 取净覆盆子,加盐水拌匀,闷润至盐水被吸尽后,置笼屉内蒸透,取出,干燥。每 100kg 覆盆子,用食盐 2kg
《陕西省中药饮片标准》(第一册)(2008 年版)	**盐覆盆子** 取饮片覆盆子,照盐蒸法(附录Ⅰ)蒸透
《重庆市中药饮片炮制规范及标准》(2006 年版)	**盐覆盆子** 取净覆盆子,用盐水拌浸,闷润,待吸尽盐水后,置容器中蒸透心,取出,干燥。每 100kg 覆盆子,用盐 2kg
《河南省中药饮片炮制规范》(2005 年版)	**盐覆盆子** 取净覆盆子,照盐蒸法(炮制通则)蒸透,晒干。每 100kg 覆盆子,用食盐 1.8kg
《四川省中药饮片炮制规范》(2002 年版)	**盐覆盆子** 取净覆盆子,用盐水拌浸,闷润,待吸尽盐水后,置容器中蒸透心,取出,干燥。每 100kg 覆盆子,用盐 2kg

三、炮制作用

覆盆子味甘、酸,性温,归肝、肾、膀胱经,具有益肾固精缩尿、养肝明目的功效,用于遗精滑精、遗尿尿频、阳痿早泄、目暗昏花。盐覆盆子补肝肾、固精缩尿的功效更强。

四、现代研究

1. **化学成分研究** 据现有文献报道,覆盆子中的主要化学成分有二萜类(goshonosidies F_1、goshonosidies F_2)、三萜类(Fupenzic acid、oleanic acid、ursolic acid)、黄酮类(tiliroside、kaempferol-7-O-α-L-rhamnoside)、甾体(β-谷甾醇、胡萝卜苷、豆甾-4-烯-3β,6α-二醇)、生物碱(4-hydroxy-2-oxo-1,2,3,4-terahydroquinoline-4-carboxylic acid、methyl 1-oxo-1,2-dihydroisoquinoline-4-carboxylate)、香豆素(七叶内酯、欧前胡内酯)、挥发油、甾醇、酚酸、长链脂肪族、有机酸类等[1~5]。

毛菊华等[4]采用高效液相色谱法(HPLC)测出覆盆子药材中含有山柰酚-3-O-芸香糖苷(0.028%~0.065%)和椴树苷(0.029%~0.062%);此外,还有一定量的没食子酸和鞣花酸。郭宣宣等[6]以齐墩果酸为对照品,以香草醛-冰醋酸-高氯酸为显色体系,采用可见分光光度法在 480nm 处测定覆盆子中总三萜的含量,结果表明,浙江覆盆子中总三萜含量均值为 4.53%,安徽覆盆子中总三萜含量均值为 5.54%。张玲等[1]采用 HPLC 同时测定覆盆子中鞣花酸和 5 种黄酮成分(芦丁、金丝桃苷、异槲皮苷、山柰酚 -3-*O*- 芸香糖苷和椴树苷)的含量,结果显示,浙江覆盆子中 5 种黄酮类成分总含量的均值为 0.079%,安徽为 0.092%,江西为 0.070%,湖南为 0.066%;浙江覆盆子中鞣花酸含量为 0.185%,安徽为 0.102%,江西为 0.155%,湖南为 0.139%。

2. 药效研究 现代药理研究发现,覆盆子具有显著的抗肿瘤、抗氧化、降低血糖血脂、抗衰老和抗炎、抑菌、利尿、抗血栓、预防动脉粥样硬化等药理作用。

覆盆子提取物能减轻尼古丁戒断时大鼠表现出的焦虑样行为,其抗焦虑的作用机制可能与降低大鼠脑内海马组织中去甲肾上腺素含量有关[7]。覆盆子的氯仿萃取部位和乙酸乙酯萃取部位能改善肾阳虚型老年性痴呆大鼠的学习记忆力[8]。此外,尚有学者研究发现,覆盆子中的覆盆子素 A、覆盆子素 B、山柰酚、槲皮素 4 种成分具有抗骨质疏松的作用[9]。

薛均来[10]研究发现,覆盆子中含有对 MMP-13 有抑制作用的先导化合物,故其治疗肿瘤的作用机制可能与抑制基质金属蛋白酶有关。胡云龙[11]以人肝癌 SMMC-7721 细胞为研究对象,运用 MTT 比色法、台盼蓝拒染法、细胞形态学观察法检测覆盆子提取物对人肝癌 SMMC-7721 细胞的增殖抑制作用,结果表明覆盆子提取物对人肝癌 SMMC-7721 细胞的增殖具有抑制作用。

王蘇音、朱会霞等[12,13]研究发现,覆盆子多酚和黄酮有较好的体外抗氧化能力。覆盆子乙醇提取物能明显抑制促炎因子活性,并增加抗炎因子活性,表现出抗炎活性[14]。覆盆子果提取物对铜绿假单胞菌和蜡状芽孢杆菌的抗菌活性最强,培养基中出现了最大的无菌区域,并可以抑制大肠杆菌生长,而覆盆子果渣则对金黄色酿脓葡萄球菌和腐生葡萄球菌有很强的抑制作用,可见覆盆子果和果渣提取物均有很强的抗菌活性[15]。覆盆子甲醇提取物能显著提高小鼠的排尿量,且尿液中钾含量降低[16]。Suh 等[17]研究表明,适量饮用覆盆子汁可以降低早期动脉粥样硬化的风险,这可能是因为覆盆子汁能改善机体抗氧化能力、血脂含量。

参考文献

[1] 张玲,邱晓霞,岳婧怡 .HPLC 法同时测定覆盆子中鞣花酸和 5 种黄酮成分的含量[J].中药材,2017,40 (11):2625-2628.

[2] 杜龙飞,李洁,杨龙,等 . 覆盆子的化学成分研究[J].天然产物研究与开发,2014,26(12):1957-1960.

[3] 程丹,李洁,周斌,等 . 覆盆子化学成分与药理作用研究进展[J].中药材,2012,35(11):1873-1876.

[4] 毛菊华,刘敏,吴查青,等 . 华东覆盆子不同药用部位化学成分的含量分析[J].中国药师,2018,21(4): 626-630.

[5] 郭卿 . 覆盆子化学成分及质量标准研究[D].南昌:江西中医药大学,2015.

[6] 郭宣宣,邱晓霞,张玲,等 . 可见分光光度法测定覆盆子中总三萜含量[J].安徽中医药大学学报,2017, 36(5):85-87.

[7] 邢宇双,梁启超,金贲临,等 . 覆盆子对尼古丁戒断焦虑征大鼠的影响[J].实验动物科学,2018,35(5): 67-70.

[8] 黄丽萍,熊玉洁,赵梦岚,等.覆盆子对肾阳虚型 AD 大鼠学习记忆的影响[J].中药药理与临床,2013,29(4):111-113.

[9] 龚剑秋,梁文清.覆盆子抗骨质疏松化学组成及抗骨质疏松活性成分研究[J].中华中医药学刊,2016,34(3):657-659.

[10] 薛均来.覆盆子抑制基质金属蛋白酶活性与抗肿瘤机理的实验研究[D].长春:吉林大学,2010.

[11] 胡云龙.覆盆子提取物对人肝癌 SMMC-7721 细胞抑制作用的研究[D].济南:山东中医药大学,2014.

[12] 王苏音,金清.覆盆子多酚的提取工艺及体外抗氧化活性研究[J].吉林医药学院学报,2018,39(3):174-177.

[13] 朱会霞.覆盆子黄酮抗氧化活性研究[J].现代食品科技,2012,28(10):1302-1305.

[14] Xiao F,Zhu J,Zhao L,et al.Involvement of pro-inflammatory and anti-inflammatory cytokines in the anti-inflammatory activity of *Rubus idaeus* L.on LPS-treated RAW 264.7 cells[J].J Chin Pharm Sci,2010,19(19):201-208.

[15] Veličanski AS,Cvetković DD,Markov SL.Screening of antibacterial activity of raspberry(*Rubus idaeus* L.)fruit and pomace extracts[J].Acta Periodica Technologica,2012,43(43):305-313.

[16] Zhang Y,Zhang Z,Yang Y,et al.Diuretic activity of *Rubus idaeus* L(Rosaceae)in rats[J].Tropical Journal of Pharmaceutical Research,2011,10(3):243-248.

[17] Suh JH,Romain C,González-Barrio R,et al.Raspberry juice consumption,oxidative stress and reduction of atherosclerosis risk factors in hypercholesterolemic golden Syrian hamsters[J].Food Funct,2011,2(7):400-405.

◆ 盐 菟 丝 子 ◆

菟丝子为旋花科植物南方菟丝子 Cuscuta australis R. Br. 或菟丝子 Cuscuta chinensis Lam. 的干燥成熟种子。盐菟丝子为菟丝子的盐蒸炮制加工品。

一、炮制历史沿革

菟丝子的蒸制方法始于宋代。宋代《太平惠民和剂局方》载:"凡使,先以水洗,澄汰去沙土了,却以好酒浸一昼夜,漉出,蒸过,乘热杵为粗末,焙干。然后入药同捣,捣之不尽者,更以酒渍,经三五日乃出,更晒微干,捣之,须臾悉尽,热即易碎。"明代《医学入门》曰:"酒浸二三日,蒸出芽,捣烂如膏为丸。"明代《本草纲目》载:"酒浸四五日,蒸曝四五次,研作饼,焙干,再研末。"明代《证治准绳》载:"半斤,酒浸一宿,洗去砂土,晒干,蒸三次,晒三次。"又,清代《得配本草》载:"米泔水淘洗,酒浸四五日,蒸晒四五次,研作饼,焙干用。"清代《本草汇》载:"酒浸一二宿,蒸晒焙干。"

二、炮制规范与文献

粤帮菟丝子采用盐蒸法。《广东省中药炮制规范》(1984 年版)记载:"取净菟丝子,用盐水拌匀,稍闷,待盐水被吸尽后,蒸约 4 小时至棕黑色,取出,摊晾。每100kg 菟丝子,用盐2kg。"历版《中国药典》及其他省(自治区、直辖市)炮制规范均采用盐炙法,故盐菟丝子为粤帮特色炮制品种。

三、炮制作用

菟丝子味甘、辛,性平,归肝、肾、脾经,具有补益肝肾、固精缩尿、安胎、明目、止泻的功效,外用消风祛斑。其生品偏温,补阳胜于补阴,长于养肝明目,用于目昏耳鸣,外治白癜风。盐菟丝子不温不寒,平补阴阳,补肾固精安胎作用有所增强,可用于肝肾不足,腰膝酸软,阳痿遗精,遗尿尿频,肾虚胎漏,胎动不安,脾肾虚泻。

四、现代研究

1. 化学成分研究　菟丝子中的化学成分主要包括黄酮类(槲皮素、山柰酚)、糖苷(吡喃糖、葡萄糖、鼠李糖)、氨基酸及微量元素,还有胆甾醇、芸苔甾醇、谷甾醇、豆甾醇及三萜酸类、生物碱、香豆素、鞣酸等[1,2]。

季晓红等[3]将菟丝子按量粉碎成粗粉,分别采用盐制、酒制、清炒、水煮等不同方法炮制,并采用索氏提取法对炮制后脂肪油含量进行测定,对比分析不同方法炮制的中药菟丝子中脂肪油含量的差异;结果显示,盐制品脂肪油的含量最高达 7.13%,其余依次为酒制品的6.76%、清炒品的 5.25%,水煮品脂肪油的含量最低、仅为 4.82%,两两比较差异具有统计学意义($P<0.05$),表明不同炮制方法下菟丝子的脂肪油含量各异。张宇[4]采用紫外分光光度法测定菟丝子生品、酒炙品、盐制品、清炒品中总黄酮的含量,测定结果为盐制品 2.22%、酒炙品 2.19%、生品 2.15%、清炒品 1.59%,表明不同炮制方法会影响菟丝子中的总黄酮含量,其中以盐制品中的总黄酮含量最高。朱玉梅等[5]采用微波消解法处理菟丝子及其 3 种炮制品样品后,运用电感耦合等离子体原子发射光谱法(ICP-AES)和原子荧光光谱法(AFS)测定菟丝子及其不同炮制品中的微量元素;结果显示,菟丝子及其不同炮制品所含 K、Ca、Mg、Cu、Zn、Fe、Al 等微量元素的含量各有不同,不同炮制品均以 K、Ca、Mg、Fe、P 的含量较高,而盐制菟丝子中微量元素的加和量远远高于其他炮制品,说明炮制和辅料不仅能改变元素含量,而且能与有效成分协同发挥治疗疾病的效果。

肖岚等[6]采用高效液相色谱法[色谱条件:Kromasil ODS-1 色谱柱(250mm×4.6mm,5μm),甲醇(A)-0.4% 磷酸溶液(B)为流动相进行梯度洗脱,流速 1.0ml/min,柱温 30℃,检测波长 328nm]建立菟丝子药材及其炮制品的指纹图谱,在研究中发现菟丝子与其炮制品之间在化学成分含量上存在较大差异,而通过比较生品与盐制品、酒炙品的指纹图谱发现,经盐或酒制后,特征峰的峰面积均较生品增高,各炮制品有效成分含量上升较快,其中绿原酸在盐制品中的含量最高。

2. 药效研究　药理实验表明,菟丝子在保胎、抗氧化、抗衰老等方面有显著作用。

徐何方等[7]发现,菟丝子乙醇提取物能显著改善肾阳虚大鼠的免疫功能,具有很好的免疫调节作用。景晓平等[8]研究发现,菟丝子黄酮能保护雷公藤多苷对雄性幼鼠的生殖损伤。马红霞等[9]研究发现,菟丝子总黄酮通过调节母胎界面内分泌 - 免疫网络平衡而起到维持早孕的作用,还可降低溴隐亭致 SD 孕鼠流产模型的流产率和通过调节滋养细胞的增殖与凋亡而起到保胎作用。王天晶等[10]研究发现,菟丝子水提物可以作用于斑马鱼胚胎黑色素细胞的酪氨酸酶,抑制黑色素合成。何志坚等[11,12]研究发现,菟丝子水提取物能明显改善衰老模型小鼠的学习记忆能力,提高胸腺及脾指数,显著增强肝和脑组织中 SOD 和 GSH-Px 的活性,降低血清 MDA 含量,延缓衰老进程。宋敏等[13]研究发现,菟丝子黄酮和水煎剂对小鼠慢性肝损伤有保护作用,且保护效果为大剂量菟丝子黄酮＞小剂量菟丝子黄酮＞水煎剂。徐先祥等[14]研究发现,菟丝子多糖对链脲霉素致糖尿病模型大鼠有明显治疗作用,能降低大鼠空腹血糖,改善糖尿病大鼠的体重减低等,降低糖化血清蛋白含量,改善血脂异常。黄长盛等[15]研究发现,菟丝子联合胰岛素可改善患者糖脂代谢,缩短血糖达标时间,减少胰岛素用量,改善母儿结局,具有较高临床价值,值得临床推广应用。

3. 炮制工艺研究 张颖等[16]基于多指标成分考察食盐和加热两个因素对菟丝子盐制方法的影响,以总黄酮(UV 测定,λ =511nm)、总多糖(UV 测定,λ =483nm)、金丝桃苷(HPLC测定)、槲皮素(HPLC 测定)为指标,比较菟丝子不同炮制品中的含量变化;结果显示,菟丝子 5 种炮制品间各化学成分含量均有显著差异,菟丝子加入食盐或加热后总黄酮、总多糖、槲皮素含量明显升高。

参考文献

[1] 李建平,王静,张跃文,等.菟丝子的研究进展[J].中国医药导报,2009,6(23):5-6.

[2] 阎超,胡歌红,买尔旦·马合木提.菟丝子的化学成分及药理作用研究概况[J].中国药物与临床,2005,5(9):683-684.

[3] 季晓红.不同方法炮制中药菟丝子对脂肪油含量的影响研究[J].中医药学报,2015,43(5):79-80.

[4] 张宇.不同炮制方法对菟丝子总黄酮含量的影响[J].海峡药学,2017,29(2):31-32.

[5] 朱玉梅,许静,张学良,等.菟丝子及其 3 种炮制品的微量元素分析[J].中国实验方剂学杂志,2014,20(6):74-77.

[6] 肖岚,刘塔斯,杨梓懿,等.菟丝子及炮制品高效液相色谱指纹图谱研究[J].时珍国医国药,2014,25(8):1858-1860.

[7] 徐何方,杨颂,李莎莎,等.菟丝子醇提物对肾阳虚证模型大鼠免疫功能的影响[J].中药材,2015,38(10):2163-2165.

[8] 景晓平,崔瑞琴,程伟伟,等.菟丝子黄酮干预雷公藤多苷所致雄性幼鼠生殖损伤[J].中国实验方剂学杂志,2016,22(10):113-117.

[9] 马红霞,尤昭玲,王若光.菟丝子总黄酮对大鼠流产模型血清 P、PR、Th1/Th2 细胞因子表达的影响[J].中药材,2008,31(8):1201-1204.

[10] 王天晶,罗光浦,刘子君,等.菟丝子水提物对黑色素合成的影响[J].皮肤科学通报,2017,34(6):679-683.

[11] 何志坚,施旻,刘海云.菟丝子提取物对 D- 半乳糖所致衰老小鼠的抗衰老作用[J].中国老年学杂志,2015,35(19):5444-5446.

[12] 刘海云,吴欢欢,何志坚.菟丝子提取物对亚急性衰老小鼠的抗衰老作用研究[J].江西中医学院学报,2013,25(6):72-74.

[13] 宋敏,李世朋,柴连琴.菟丝子黄酮及其水煎剂的保肝作用研究[J].江苏农业科学,2010(3):280-282.

[14] 徐先祥,李道中,彭代银,等.菟丝子多糖改善糖尿病大鼠糖脂代谢作用[J].中国实验方剂学杂志,2011,17(18):232-234.

[15] 黄长盛,谭婷婷,邢聘婷.菟丝子对妊娠期糖尿病患者糖脂代谢影响的临床研究[J].现代中西医结合杂志,2016,25(20):2199-2201.

[16] 张颖,徐何方,许舒娅,等.基于多指标成分探究菟丝子盐炙方法的影响因素[J].中华中医药杂志,2018,33(3):1110-1113.

◆ 盐 锁 阳 ◆

锁阳为锁阳科植物锁阳 *Cynomorium songaricum* Rupr. 的干燥肉质茎。盐锁阳为锁阳的盐蒸炮制加工品。

一、炮制历史沿革

锁阳蒸制在古代文献中较少记载,如明代《景岳全书》载"酒拌蒸"。

二、炮制规范与文献

粤帮锁阳采用蒸法炮制,其中广东是盐蒸、广西是酒蒸。《广东省中药炮制规范》(1984年版)记载盐锁阳:"取净锁阳,用盐水拌匀,待盐水被吸尽后,稍闷,蒸至透心,取出,切片,晒干。每100kg锁阳,用盐2kg。"《广西壮族自治区中药饮片炮制规范》(2007年版)记载酒锁阳:"取锁阳置适宜容器内,加酒拌匀,蒸或炖至透心,取出,切厚片,干燥,筛去灰屑。每100kg锁阳,用酒 20~30kg。"

此外,四川、江西、甘肃等地的炮制规范也收载锁阳蒸制炮制品,详细炮制工艺见表3-2-5。酒锁阳在甘肃、江西、广西三地的炮制规范中有收载,其中甘肃为酒盐密闭炖,江西为酒蒸,广西为酒蒸或酒炖。盐蒸锁阳仅见于四川、广东。

表 3-2-5　锁阳炮制工艺

炮制规范	炮制工艺
《四川省中药饮片炮制规范》(2015年版)	**盐锁阳**　取锁阳,用盐水拌匀,待盐水被吸尽后,稍闷,蒸至透心,取出,切片,干燥。每100kg锁阳,用食盐2kg
《甘肃省中药炮制规范》(2009年版)	**制锁阳**　取净锁阳,加黄酒与食盐拌匀,置炖药罐内,密闭,隔水加热,蒸至酒被吸尽,取出,放凉。每500kg净锁阳,用黄酒15kg、食盐6kg
《江西省中药饮片炮制规范》(2008年版)	**酒锁阳**　除去杂质,大小分开,抢水洗净,用黄酒喷洒拌匀,蒸1~2小时,取出,摊晾,切薄片,干燥。每100kg锁阳,用黄酒20kg

三、炮制作用

锁阳味甘,性温,归肝、肾、大肠经,具有补肾阳、益精血、润肠通便的功效,用于肾阳不足、精血亏虚、腰膝酸软、阳痿滑精、肠燥便秘。盐制可增强锁阳的补肾作用。

四、现代研究

1. 化学成分研究　锁阳中的化学成分主要有黄酮类(芸香苷、表儿茶素、顺式 -5- 脱氧戊糖酸 -γ- 内酯)、三萜类(熊果酸、乌苏烷 -12- 烯 -28- 酸 -3β- 丙二酸单酯、乙酰熊果酸)、糖和糖苷类(锁阳多糖)、氨基酸类(天门冬氨酸)、多酚类(儿茶素、没食子酸、原儿茶酸)、香豆素类、核苷类、鞣质以及无机元素,还有有机酸类、甾体类、淀粉、花色苷、生物碱、蛋白质、原儿茶酸甲酯等[1-6]。锁阳中的有效成分目前认为是鞣质、多糖、熊果酸、儿茶素等[7]。关于其盐制前后的成分变化未见报道。

张思巨等[8]采用高效液相色谱法测定了20个不同产地和购置地的锁阳药材和饮片中儿茶素的含量,发现药材中儿茶素的含量为0.086%~2.10%,饮片中儿茶素的含量为0.02%~0.30%。李旺等[9]采用HPLC-DAD技术建立的HPLC指纹图谱,对锁阳中儿茶素、根皮苷的含量进行测定,发现其含量均值分别为0.320mg/g、0.057mg/g。朱芸等[10]用紫外分光光度法测定锁阳中的熊果酸,发现其含量为0.21%~1.83%;王学军等[11]用高效液相色谱法(HPLC)测定出不同产地锁阳中熊果酸的含量为0.038%~0.445%。刘宏炳、罗光宏等[12,13]测定出新疆锁阳多糖的平均含量为2.39%,甘肃河西沙区不同地区锁阳多糖的含量为37.05%~68.50%。刘晓风等[14]用苯酚-硫酸法测定不同来源锁阳样品中的多糖含量,发现锁阳多糖的含量为3.35%~5.90%。上述锁阳多糖含量结果表明,不同地区的锁阳多糖含量差别很大,这可能与生长环境的土壤营养、水分、气候等因素有关。常艳旭等[15]用高锰酸钾法和络合滴定法测定出不同生长期野生与人工种植锁阳的鞣质含量为1.13%~5.75%,且呈现规律性变化,以出土期含量较高。符波等[16]报道从锁阳中共鉴定出17种氨基酸,总含量为1.25%,其中天门冬氨酸和谷氨酸含量较高,尤其是天门冬氨酸含量占氨基酸总量的61.61%。董雪[17]采用HPLC测定没食子酸含量,结果显示其含量为0.006 8%~0.031 5%,且多数低于0.02%。

2. 药效研究 现代药理研究表明,锁阳具有性激素样、抗氧化、抗缺氧、抗糖尿病、抗癫痫、提高免疫力、抗疲劳、保肝护肝、润肠通便、神经保护、抗衰老和预防痴呆等作用。

陶蕊等[18]研究发现,锁阳可抑制大鼠前列腺增生,其作用机制可能与细胞增殖等通路以及调节细胞周期素D1(CCND1)与磷脂酰基醇(PIK3CA)等蛋白表达相关。郑云霞等[19]研究表明,锁阳对阳虚小鼠及正常小鼠细胞免疫功能无明显影响,对体液免疫有明显促进作用。锁阳能改善小脑Purkinje细胞线粒体的损失性变化,进一步提高细胞整体能量代谢水平,防止运动性疲劳过早出现[20]。李丽华等[21]的研究结果显示,锁阳对衰老模型小鼠肝线粒体有保护作用。张百舜[22]研究发现,参照《中国药典》规定的用法用量,锁阳具有润肠通便的功能,不会导致便秘。锁阳所含无机离子部分能显著增强肠蠕动,缩短小鼠通便时间,是锁阳润肠通便的有效组分[23]。

邱桐等[24]发现,盐锁阳水提物可使正常和阳虚模型小鼠睾丸曲细精管初级精母细胞分裂活跃、间质细胞及其胞核体积明显增大,附睾管扩张、管腔增大,包皮腺成熟细胞数量增多,说明盐锁阳水提物对睾丸、附睾及包皮腺的功能有显著促进作用,而锁阳水提物则有一定抑制作用,可见作用相反。锁阳水提物Part Ⅲ能够增强CTX免疫抑制小鼠的非特异性和特异性免疫功能,对免疫失衡机体具有一定保护作用[25]。熊正英等[26]研究发现,锁阳多糖能够减轻大鼠氧化损伤程度,维护线粒体膜、骨骼肌、心脏、肝脏和肾脏细胞的正常结构及生理功能,进而提高大鼠运动能力。锁阳多糖具有抗炎效应,可降低糖尿病大鼠血管TNF-α水平[27]。罗军德等[28]研究发现,锁阳成分中的甾体、糖、苷类均能不同程度地延长小鼠在正常环境下的耐缺氧能力,其中锁阳水提物的大孔树脂95%乙醇洗脱物的抗缺氧效果优于锁阳醇提物。石刚刚等[29]认为,锁阳醇提物对机体非特异性免疫及细胞免疫具有调节作用,对体液免疫也具有增强作用。此外,锁阳80%乙醇提取物对去卵巢致大鼠骨质疏松有明显预防作用[30]。

此外,锁阳氯仿和正丁醇提取物是新型神经递质转运调制器,是DAT和NET的活化剂,是GAT1、SERT的抑制剂[31]。锁阳乙酸乙酯萃取部位具有改善痴呆所致认知功能障碍的作用[32-34]。

参考文献

[1] 田硕,苗明三.锁阳的化学、药理与临床应用特点[J].中医学报,2014,29(2):249-251.

[2] Meng HC,Wang S,Li Y,et al.Chemical constituents and pharmacologic actions of *Cynomorium* plants[J]. Chin J Nat Med,2013,11(4):321-329.

[3] 程丹,畅洪昇,王旭,等.超高压液相色谱/线性离子阱-静电场轨道阱高分辨质谱法鉴定锁阳有效部位的化学成分[J].世界中医药,2019,14(2):306-310.

[4] 王晓梅,张倩,热娜·卡斯木,等.锁阳全草化学成分的研究[J].中草药,2011,42(3):458-460.

[5] 慕桂娟,曹俊彦,郑玲艳,等.锁阳的研究现状及应用前景[J].中国医药导报,2016,13(22):32-35.

[6] 高乃群,曹玉华,陶冠军.锁阳原花青素的HPLC-MS分析[J].现代化工,2010,30(10):91-93.

[7] 常艳旭,苏格尔.锁阳的有效成分及指标性成分的探讨[J].现代中药研究与实践,2005,19(3):55-60.

[8] 张思巨,刘丽,于江泳.高效液相色谱法测定锁阳中儿茶素的含量[J].中国药学杂志,2003,38(8):578-580.

[9] 李旺,马建霞,俞晓英.不同产地锁阳药材HPLC指纹图谱研究及2种黄酮成分含量测定[J].中国现代应用药学,2018,35(7):1025-1030.

[10] 朱芸,范晓红,赵文彬,等.分光光度法测定不同产地锁阳中熊果酸的含量[J].安徽医药,2009,13(11):1335-1336.

[11] 王学军,江振,刘雄,等.高效液相色谱法测定不同产地锁阳中熊果酸的含量[J].中国医院药学杂志,2010,30(16):1414-1415.

[12] 刘宏炳,郭卉,燕雪花,等.新疆锁阳多糖的提取及含量测定[J].光谱实验室,2011,28(2):556-558.

[13] 罗光宏,王勤,祖廷勋,等.甘肃河西沙区锁阳多糖提取工艺优化及含量测定[J].食品科学,2011,32(10):79-83.

[14] 刘晓风,林鹏,钱娇玲,等.锁阳多糖超声提取工艺及含量测定研究[J].食品工业科技,2013,34(19):239-243.

[15] 常艳旭,苏格尔,尹诚国,等.锁阳不同生长期鞣质含量的动态研究[J].中药材,2005,28(8):643-645.

[16] 符波,乔晶,堵年生.中药锁阳的微量元素与氨基酸分析[J].新疆医学院学报,1997,20(2):127-128.

[17] 董雪.锁阳化学成分及质量标准研究[D].沈阳:辽宁中医药大学,2009.

[18] 陶蕊,王富江,苗琳,等.锁阳抑制良性前列腺增生的作用机制研究[J].中国临床药理学杂志,2018,34(24):2847-2850.

[19] 郑云霞,孙启祥,延自强.锁阳对小鼠免疫功能的影响[J].甘肃中医学院学报,1991,8(4):28-30.

[20] 赵永青,汤晓琴,李广宇,等.锁阳对耐力训练大鼠小脑Purkinje氏细胞线粒结构的影响[J].中国运动医学杂志,2001,20(4):373-374,391.

[21] 李丽华,张涛.锁阳水提液对衰老模型小鼠肝线粒体能量代谢的影响[J].中国老年学杂志,2010,30

（12）:1713-1714.

[22] 张百舜.锁阳对肠功能的影响[J].西北药学杂志,1989,4(1):6-7.

[23] 张百舜,鲁学书,张润珍,等.锁阳通便有效组分的研究[J].中药材,1990,13(10):36-38.

[24] 邱桐,延自强,李萍,等.盐锁阳与锁阳对小鼠睾丸、附睾和包皮腺组织学的比较研究[J].中药药理与临床,1994(5):22-25.

[25] 张汝学,贾正平,李茂星,等.锁阳 Part Ⅲ 对环磷酰胺致免疫抑制小鼠免疫功能的影响[J].中药材,2008,31(3):407-409.

[26] 熊正英,刘海波,池爱平,等.锁阳多糖对运动训练大鼠血清酶活性与尿蛋白含量的影响[J].陕西师范大学学报:自然科学版,2012,40(1):100-103.

[27] 王友华,田振军.有氧运动和锁阳多糖干预对糖尿病大鼠主动脉舒张功能的影响及其机制研究[J].陕西师范大学学报:自然科学版,2017,45(5):117-124.

[28] 罗军德,张汝学,贾正平,等.锁阳抗缺氧活性部位的药理作用及机制研究[J].中药新药与临床药理,2007,18(4):275-279.

[29] 石刚刚,屠国瑞,王金华,等.锁阳对小鼠免疫机能及大鼠血浆睾酮水平的影响[J].中国医药学报,1989,4(3):27-28.

[30] 张霞,徐力生,许晓雪,等.锁阳 80% 乙醇提取物对去卵巢大鼠骨质疏松防治作用研究[J].中药药理与临床,2017,33(3):101-104.

[31] Gang Zhao,Jie Wang,Guo-Wei Qin,et al. *Cynomorium songaricum* extracts functionally modulate transporters of gamma-aminobutyric acid and monoamine[J].Neurochem Res,2010,35(4):666-676.

[32] 田方泽,畅洪昇,周静洋,等.锁阳乙酸乙酯部位对去卵巢痴呆大鼠学习记忆功能和海马神经元形态的影响[J].北京中医药大学学报,2014,37(11):763-766.

[33] 马素亚,郑俊超,畅洪昇,等.锁阳乙酸乙酯提取物改善慢性应激小鼠认知功能障碍的神经保护机制[J].天然产物研究与开发,2017,29(8):1302-1306.

[34] 马素亚,畅洪昇,郑俊超,等.锁阳乙酸乙酯提取物改善慢性应激认知功能障碍神经电生理长时程增强表现[J].中华中医药杂志,2017,32(10):4608-4610.

◆ 盐 杜 仲 ◆

杜仲为杜仲科植物杜仲 *Eucommia ulmoides* Oliv. 的干燥树皮。盐杜仲为杜仲的盐蒸炮制加工品。

一、炮制历史沿革

关于杜仲蒸制,在古代文献中未发现。

二、炮制规范与文献

粤帮杜仲常采用盐蒸法。蒸制杜仲见于广东、广西、湖南三地。

据《广东省中药炮制规范》(1984 年版)记载,盐杜仲的炮制方法为:"取净杜仲,与盐水拌匀,润透,蒸 2~3 小时,取出,干燥。"

《广西壮族自治区中药饮片炮制规范》(2007 年版)亦收载盐杜仲:"取杜仲块或丝,用盐水拌匀,润透,置蒸笼蒸 1 小时,取出,放凉,切丝,干燥。每 100kg 杜仲块或丝,用食盐 2kg。"

此外,盐杜仲在《湖南省中药饮片炮制规范》(2010 年版)中记载为:"取杜仲块,照蒸法 (附录Ⅰ)置蒸笼蒸 1 小时。每 100kg 杜仲块或丝,用食盐 2kg。"

三、炮制作用

杜仲味甘,性温,归肝、肾经,具有补肝肾、强筋骨、安胎的功效,用于肝肾不足、腰膝酸痛、筋骨无力、头晕目眩、妊娠漏血、胎动不安等。盐制能引药入肾,增强杜仲补肝肾、强筋骨的功效;加热可破坏杜仲的非有效成分杜仲胶,有利于杜仲有效成分的煎出。

四、现代研究

1. 化学成分研究　杜仲的主要有效成分为木脂素(松脂素二糖苷)、环烯醚萜类(京尼平苷)、黄酮类等[1~3]。

邓翀等[1]采用紫外分光光度结合 HPLC-UV 法比较盐制杜仲前后饮片中总氨基酸、总黄酮、总多糖以及京尼平苷、京尼平苷酸、绿原酸、松脂醇二葡萄糖苷的含量差异[色谱条件为 Thermo-C$_{18}$ 色谱柱(200mm × 4.6mm,5μm);流动相为乙腈(A)-0.1% 磷酸溶液(B),梯度洗脱(0~7 分钟,7%A;7~45 分钟,14%A;45~50 分钟,15%A);检测波长 235nm;柱温 30℃],结果显示,与生品相比,盐制杜仲中总氨基酸的含量增加了 24.23%,总多糖的含量增加了 78.16%,总黄酮的含量降低了 16.12%,而京尼平苷、京尼平苷酸、绿原酸、松脂醇二葡萄糖苷的含量分别降低了 50.66%、21.92%、18.41%、32.92%,推测盐制杜仲的机制可能是增加总氨基酸和总多糖的溶出。

狄留庆等[2]采用 HPLC 对杜仲盐制前后松脂醇二葡萄糖苷的含量、醇溶性浸出物以及指纹图谱的变化进行比较研究[色谱分析条件:色谱柱为 Lichrospher C$_{18}$(4.6mm × 250mm,5μm);流动相为甲醇 - 水(25:75);流速 1.0ml/min;柱温为室温;进样量 4μl;检测波长 226nm],结果显示,杜仲盐制后松脂醇二葡萄糖苷的含量下降,醇溶性浸出物也发生改变,HPLC 指纹图谱中指纹峰减少,且大部分成分含量下降。

刘可鑫等[3]采用硅胶柱色谱及制备 HPLC 色谱对杜仲炮制前后含量增加的化学成分进行了提取[色谱条件:色谱柱 Kromasil-C$_{18}$(4.6mm × 250mm,5μm);以乙腈为流动相 A,以 0.1% 磷酸溶液为流动相 B,梯度洗脱(0 分钟,8:92;10 分钟,15:95;25 分钟,15:85;35 分钟,17:83;50 分钟,23:77;70 分钟,33:67),流速 1.0ml/min;检测波长 230nm;进样量 10μl,柱温 25℃],并通过波谱技术进行鉴定,最终分离鉴定了杜仲盐制后含量增加的成分为阿魏醛、松脂素、表松脂素、中脂素和(-)- 甲氧基松脂醇。

2. 药效研究　现代药理实验表明,杜仲中的木脂素、环烯醚萜类及黄酮类成分具有补肝肾、强筋骨、降血压、抗肿瘤、安胎等诸多功效。

董媛媛等[4]以抗坏血酸为阳性对照,以清除率差异为评价方法,考察杜仲盐制前后清除 1,1- 二苯基 -2- 苦基肼(DPPH)自由基的能力差异;结果显示,盐制杜仲清除 DPPH 自由基的活性高于生品,而且杜仲盐制后抗氧化活性增强。

王宇华等[5]采用小鼠碳粒廓清试验和抗疲劳试验,比较生杜仲和盐杜仲不同提取部位(水煎液、醇煎液)在增强小鼠单核巨噬细胞吞噬功能和增强小鼠抗疲劳方面的作用,结果显示,生杜仲和盐杜仲均可提高小鼠非特异性免疫功能和抗疲劳能力,且作用以生杜仲和盐杜仲的醇煎液更显著。

翁泽斌等[6]研究了杜仲及其盐制品对去卵巢大鼠骨质疏松症的治疗作用,发现杜仲生品及盐制品能有效抑制去卵巢所致大鼠体重增加,升高血清钙、雌二醇含量,降低血磷、碱性磷酸酶和骨钙素含量;增加大鼠股骨骨密度,改善股骨骨小梁微体系结构,增加股骨骨小梁成骨细胞数量,且长期用药对子宫无明显刺激作用;由此可见,杜仲生品及盐制品对大鼠去卵巢所致骨质疏松症有良好治疗作用,且盐制品效果优于生品。

3. 质量标准研究 吕志阳等[7]按照《中国药典》2005 年版一部附录Ⅸ H 水分测定法、附录Ⅸ K 灰分测定法、附录Ⅹ A 浸出物测定法,建立盐杜仲饮片质量标准为:水分≤13.0%,总灰分≤10.0%,浸出物≥12.0%。

参考文献

[1] 邓翀,韩磊,张亚强,等.杜仲盐制前后化学成分的变化[J].中成药,2015,37(11):2464-2468.

[2] 狄留庆,刘圣金,赵晓莉,等.杜仲盐制前后质量变化的比较研究[J].中药材,2007,30(5):525-529.

[3] 刘可鑫,周翎,刘攀峰,等.盐制对杜仲化学成分含量变化的影响[J].中成药,2011,33(2):280-284.

[4] 董媛媛,石智华,邓翀,等.从抗氧化角度评价杜仲"盐制入肾"的炮制机理[J].现代中医药,2013,33(1):77-79.

[5] 王宇华,许惠琴,狄留庆,等.生杜仲和盐杜仲对小鼠免疫功能的影响和抗疲劳作用研究[J].中药药理与临床,2008,24(2):49-50.

[6] 翁泽斌,颜翠萍,吴育,等.盐制对杜仲治疗去卵巢大鼠骨质疏松症影响的研究[J].中国骨质疏松杂志,2014,20(12):1457-1463.

[7] 吕志阳,狄留庆,赵晓莉,等.盐杜仲饮片质量标准研究[J].中药材,2010,33(1):30-33.

第三节 酒 蒸 法

◆ 鹿 茸 片 ◆

鹿茸为鹿科动物梅花鹿 *Cervus nippon* Temminck 或马鹿 *Cervus elaphus* Linnaeus 的雄鹿未骨化密生茸毛的幼角。鹿茸片为鹿茸的酒蒸炮制加工品。

一、炮制历史沿革

鹿茸蒸制的炮制方法始载于宋代。宋代《济生方》有"醋蒸,焙"及"燎去毛,酒蒸,焙"的记载。宋代《类编朱氏集验医方》有"火燎去毛,酒浸三宿,蒸熟,焙干"的记载。元代《世医得效方》有"酒蒸"的记载。清代《本草述钩元》载:"鹿茸收时,阴干易臭,惟破之火干,大好。先以酥匀涂茸上毛,烈焰中灼之(不则火焰伤茸)候尽,再以酥涂微炙,或酒炙及酒蒸焙用。"

二、炮制规范与文献

　　粤帮鹿茸片采用酒润及包扎蒸制的炮制工艺。《广东省中药饮片炮制规范》(2011年版)记载:"鹿茸片:将鹿茸用火燎净茸毛,再用刀刮净残留茸毛;将分档的鹿茸用30°米酒洗净,稍润。在容器内用湿毛巾垫底,将鹿茸锯口朝下竖放在容器内,用湿毛巾覆盖,使鹿茸保持湿润,让米酒慢慢渗入鹿茸至软化,然后用棉布将鹿茸包好,用绳扎紧,放入蒸锅内蒸约50分钟,取出,摊晾,解去绳子,略用木槌打软。取蒸后的鹿茸用小刀根据形状纵向剖开,将色泽相近的鹿茸拼接,然后用鹿茸皮包扎成大小均匀的长条状;过于粗大的鹿茸则纵切成2~3份,如外表的茸皮不够时,可补少量已泡软的鹿皮,再分别用布绳扎实,再蒸约30分钟。经反复多次的扎、蒸至鹿茸呈结实的圆柱长条状,用指掐软硬适度为止。取出刨切成0.1mm以下的圆形薄片。将切制后的鹿茸片及时用吸水纸压平,阴干或低温干燥。"《广东省中药炮制规范》(1984年版)记载:"鹿茸片:取鹿茸,燎或刮净茸毛,锯断,用酒润透,或酒润后蒸热,切薄片,压平,阴干或低温干燥。"

　　此外,历版《中国药典》、全国炮制规范和其他省(自治区、直辖市)炮制规范收载鹿茸片酒炖润法及酒蒸法,详见表3-3-1。全国及其他省(自治区、直辖市)的炮制规范中,辽宁、宁夏只收载酒蒸法;北京、安徽、福建、四川、河南、湖南、贵州、广西、天津、重庆、内蒙古、湖北收载酒润法、酒蒸法;全国、山东、浙江、黑龙江、上海收载酒蒸法、酒润法并用;山西收载酒浸法和酒蒸法;江西收载酒润法、酒蒸法和蒸汽蒸(清蒸)法。历版《中国药典》、全国炮制规范及其他省(自治区、直辖市)炮制规范中鹿茸片的工艺和粤帮不同,首先粤帮鹿茸片工艺复杂;其次所用辅料不同,《中国药典》及其他炮制规范用的为白酒,广东为米酒;另外,饮片规格也不同,粤帮为鹿茸极薄片,《中国药典》及其他炮制规范为鹿茸薄片。鹿茸极薄片为粤帮特色炮制品,已被纳入"岭南中药文化遗产保护名录",在岭南鹿茸市场占主导地位。

表3-3-1　鹿茸片炮制工艺

《中国药典》及炮制规范	炮制工艺
《中国药典》1977年版、1985年版、1990年版、1995年版、2000年版、2005年版、2010年版、2015年版	**鹿茸片**　取鹿茸,燎去茸毛,刮净,以布带缠绕茸体,自锯口面小孔灌入热白酒,并不断添酒,至润透或灌酒稍蒸,横切薄片,压平,干燥
《全国中药炮制规范》(1988年版)	**鹿茸片**　取原药材,燎去茸毛,刮净,以布带缠绕茸体,自锯口面小孔不断灌入热白酒,至灌满,浸润至透,稍蒸,横切薄片,压平,干燥
《北京市中药饮片炮制规范》(2008年版)	**鹿茸片**　取鹿茸,燎去茸毛,刮净,以布带缠绕茸体,自锯口面小孔灌入热白酒,并不断添酒,至润透,或灌酒稍蒸,切薄片,压平,干燥
《山东省中药饮片炮制规范》(2012年版下册)	**鹿茸片**　取鹿茸,燎去茸毛,刮净,以布带紧缠茸体,自锯口面小孔灌入热白酒,灌满至润透,稍蒸,趁热横切薄片,压平,阴干或低温烘干
《安徽省中药饮片炮制规范》(2005年版)	**鹿茸片**　取原药材,在酒精灯上燎去茸毛,刮净;用布带缠绕茸体,在锯口处灌入热白酒,并不断添酒,润透或烘软,或稍蒸,横切薄片,压平,干燥
《浙江省中药炮制规范》(2005年版)	**鹿茸**　取原药,燎去茸毛,刮净,以布带紧缠茸体,自锯口面小孔灌入酒,待润透,略蒸,解去布带,趁热横切薄片,压平,干燥

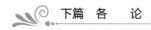

续表

《中国药典》及炮制规范	炮制工艺
《江西省中药饮片炮制规范》 （2008 年版）	**鹿茸片** （1）取原药，燎去茸毛，刮净，以布带缠绕茸体，自锯口面小孔灌入热白酒，并不断添酒，至润透，或灌酒稍蒸，横切薄片，压平，干燥 （2）用瓷片刮去毛，再用火焰燎去毛，以布擦净，用湿布包润 1~2 天至略软，置鹿茸加工壶口边或小蒸笼内用蒸汽蒸软，横切薄片，压平，用小火烘干
《福建省中药炮制规范》 （1988 年版）	**鹿茸片** 取鹿茸，燎去茸毛，刮净，以布带缠绕茸体，自锯口面小孔灌入热白酒或热黄酒，至润透，或灌酒稍蒸或烘软，横切薄片，压平，干燥
《四川省中药饮片炮制规范》 （2002 年版）	**鹿茸片** 取鹿茸，燎去茸毛，刮净，以布带缠绕茸体，自锯口面小孔灌入热白酒，并不断添酒，至润透，或灌酒稍蒸，横切薄片，压平，干燥
《河南省中药饮片炮制规范》 （2005 年版）	**鹿茸片** 取鹿茸，燎去茸毛，刮净，以布带缠绕茸体，自锯口面小孔灌入热白酒，并不断添酒，至润透，或灌酒稍蒸，横切薄片，压平，干燥
《湖南省中药饮片炮制规范》 （2010 年版）	**鹿茸片** 取鹿茸，燎去茸毛，刮净，以布带缠绕茸体，自锯口面小孔灌入热白酒，并不断添酒，至润透，或灌酒稍蒸，横切薄片，压平，干燥
《贵州省中药饮片炮制规范》 （2005 年版）	**鹿茸片** 取鹿茸，燎去茸毛，刮净，以布带缠绕茸体，自锯口面小孔灌入热白酒，并不断添酒，至润透，或灌酒稍蒸，横切薄片，压平，干燥。用时研粉
《广西壮族自治区中药饮片 炮制规范》（2007 年版）	**鹿茸片** 取鹿茸，燎去茸毛，刮净，以布带缠绕茸体，自锯口面小孔灌入热白酒，并不断添酒，至润透，或灌酒稍蒸，横切薄片，压平，干燥
《江苏省中药饮片炮制规范》 （2002 年版）	**鹿茸片** （1）取原药材，燎去茸毛，刮净，以布带缠绕茸体，自锯口面小孔灌入热白酒，并不断添酒，润透，稍蒸，横切薄片，压平，晾干 （2）取原药材，置钢丝刷上擦净茸毛，大枝在分岔处锯断，自锯口骨孔处不断灌入白酒，闷润，夏秋 3~4 天，冬春 5~7 天，至茸体微软，横切薄片，压平，晾干
《天津市中药饮片炮制规范》 （2012 年版）	**鹿茸片** 取鹿茸，燎去茸毛，刮净，以布带缠绕茸体，自锯口面小孔灌入热白酒，并不断添酒，至润透，或灌酒稍蒸，横切薄片，压平，干燥
《重庆市中药饮片炮制规范 及标准》（2006 年版）	**鹿茸片** 取鹿茸，燎去茸毛，刮净，以布带缠绕茸体，自锯口面小孔灌入热白酒，并不断添酒，至润透，或灌酒稍蒸，横切薄片，压平，干燥
《宁夏中药炮制规范》（1997 年版）	**鹿茸片** 取原药材，燎去茸毛，刮净，以布带缠绕茸体，自锯口面小孔不断灌入热白酒，至灌满，浸润至透，稍蒸，横切薄片，压平，干燥
《山西中药炮制规范》（1984 年版）	**鹿茸（酒浸）** 将鹿茸燎去毛茸，用玻璃片刮净，以布带包绕用热白酒自底部孔内灌入，至浸透为度，切 1~2mm 薄片，晒干。每 100kg 鹿茸片，用白酒 30kg **鹿茸（酒蒸）** 将鹿茸燎去毛茸，先用玻璃片刮净，再用白酒洒湿至润透，置笼内稍蒸，取出，略晾，切 1~2mm 薄片，晒干。每 100kg 鹿茸片，用白酒 25kg
《内蒙古自治区中药饮片切 制规范》（1977 年版）	**鹿茸** 取鹿茸，用酒精灯火燎去毛，用玻璃片刮净毛根，用清洁布条缠紧，用热白酒自底部灌入，至酒润透，或上笼屉蒸透，切成薄片，烘干
《辽宁省中药炮制规范》 （1986 年版）	**鹿茸** 取原药材，用酒精灯燎去茸毛，刷净后，用绳缠好，自底部切断处注入热白酒，至润透为度，用流通蒸汽蒸至茸皮柔软，取出、切片、干燥

续表

《中国药典》及炮制规范	炮制工艺
《黑龙江省中药饮片炮制规范及标准》(2002 年版)	**鹿茸饮片**　取原药材,用布带缠绕茸体,自锯口面灌注黄酒的稀释液(黄酒加等量蒸馏水),至灌满,浸润至透,稍蒸,解去布带,切片,压平,晾干即得
《上海市中药饮片炮制规范》(2008 年版)	**鹿茸**　将原药燎去茸毛,刮净,用布带紧绕茸体,置黄酒内略浸,润透,蒸热,除去布带,趁热切片,压平,晾干。蜜蜡色者称"血片",粉白色者称"粉片"
《湖北省中药饮片炮制规范》(2009 年版)	**鹿茸片**　燎去茸毛,刮净,以布带缠绕茸体,自锯口面小孔灌入热白酒,并不断添酒,至润透,或灌酒稍蒸,横切薄片,压平,干燥

三、炮制作用

鹿茸味甘、咸,性温,归肾、肝经,具有壮肾阳、益精血、强筋骨、调冲任、托疮毒的功效,用于肾阳不足、精血亏虚、阳痿滑精、宫冷不孕、羸瘦、神疲、畏寒、眩晕、耳鸣、耳聋、腰脊冷痛、筋骨痿软、崩漏带下、阴疽不敛等的治疗。蒸制能提高鹿茸有效成分的溶出率,增强疗效。

四、现代研究

1. **化学成分研究**　鹿茸含有蛋白质、多肽、氨基酸、磷脂、脂肪酸、胆固醇、含氮化合物、甾体类化合物、糖类,以及 Ca、Na、K、P、Mg 等微量元素。

叶志龙[1]采用紫外可见分光光度法对鹿茸极薄片(粤帮特色饮片)和鹿茸片(《中国药典》)中的总游离氨基酸、总多糖、水溶性总蛋白及总磷脂的含量进行测定,发现与鹿茸片(《中国药典》)相比,除了总游离氨基酸之外,水溶性总蛋白、总磷脂、总多糖的含量均以鹿茸的粤帮特色饮片为较高,进而说明与鹿茸片(《中国药典》)相比,经反复蒸制包扎炮制后的鹿茸极薄片物质成分具有一定差别;此外,采用 HPLC 指纹图谱技术对鹿茸极薄片以及鹿茸片(《中国药典》)进行研究,结果显示,两者存在高度不一致的峰,提示不同购买地、不同规格的鹿茸片存在一定差异,但其成分基本一致,仅部分成分含量存在差异。

王燕华等[2]以多糖、粗蛋白、氨基酸、脂肪酸、矿质元素、生物胺、核苷类成分为评价指标,研究"鹿茸粉"和"鹿茸片"中化学成分的差异。结果表明,与鹿茸粉相比,40% 乙醇炮制的鹿茸片中粗蛋白、氨基酸、生物胺、核苷类成分依次减少 5.01%、4.35%、5.90%、27.62%;50% 乙醇炮制的鹿茸片中多糖、核苷类成分分别减少 24.53%、21.07%;60% 乙醇炮制的鹿茸片中粗蛋白、核苷类成分各减少 1.65%、20.52%。3 种方式炮制而成的鹿茸片中,脂肪酸、矿质元素的含量未见减少。鹿茸片中的多糖、粗蛋白、氨基酸、核苷类成分的含量比鹿茸粉有所减少,尤以多糖、核苷类成分最为显著;根据主成分综合评分,50% 乙醇炮制的鹿茸片所测有效成分减少量最小。

2. **炮制工艺研究**　鹿茸的加工都要经过水煮、烘烤和风干 3 个基本步骤,然高温易使鹿茸中的氨基酸等热敏性成分或活性物质变质、失活,降低鹿茸的药用和保健价值,而低温或常温干燥却能避免这一问题[3]。陈琼英[4]对鹿茸烘干温度进行研究,发现 70℃高温易使鹿茸片焦化,干燥温度需尽量保持在60℃以下。

叶志龙[1]基于对鹿茸片软化及干燥工艺的研究,优化的软化最佳工艺为:在容器内用湿毛巾垫底,将米酒润制适中的鹿茸切口朝下竖放在容器内,用湿毛巾覆盖,使鹿茸保持湿润,闷润2天,让米酒慢慢渗入鹿茸至软化。然后用棉布将酒润适中的鹿茸包好,用绳扎紧,放入蒸锅内蒸2~3小时,取出,摊晾,解去绳子,略用木槌打软。取蒸后的鹿茸,用小刀根据形状纵向剖开,将色泽相近的鹿茸拼接,然后用鹿茸皮包扎成大小均匀的长条状;过于粗大的鹿茸则纵切成2~3份,如外表的鹿皮不够时,可补少量已泡软的鹿皮,再分别用布绳扎实,再蒸约10分钟。重复1次包扎,蒸制10分钟,令鹿茸呈结实的圆柱长条状,用指掐软硬适度为止。以干燥温度、干燥时间、干燥物料密度为考察因素,以乙醇浸出物、总游离氨基酸含量及饮片性状外观为指标,优化的鹿茸片最佳干燥工艺为:35℃干燥4小时,干燥时鹿茸片每层吸水纸的物料密度为9g。

罗伟雄[5]认为,鹿茸炮制应忌火,使用锑锅"搭气法"避免直火加热,改进其炮制工艺为:刮尽茸毛(不燎或略燎),小孔注入白酒,润药12小时,热蒸汽冲入孔内10分钟,切极薄片。温锦青等[6]以性状外观、醇溶性浸出物及总游离氨基酸含量的综合评分为指标(应用紫外-可见分光光度法对指标含量进行测定),采用正交试验,选出鹿茸极薄片的新型常温干燥工艺为:35℃干燥4小时,物料密度9g。

3. 质量标准研究 叶志龙[1]参照《中国药典》2010年版对鹿茸片的质量标准进行研究,对其质量标准规定为:水分不得过13.0%,浸出物不得少于5.0%,总游离氨基酸不得少于0.65%。宋佳[7]对鹿茸中的鹿茸多糖进行含量测定,发现其均值为19.19mg/g,可用于鹿茸饮片的质量控制标准。

参考文献

[1] 叶志龙.鹿茸岭南特色饮片(极薄片)的炮制工艺及质量研究[D].广州:广州中医药大学,2014.

[2] 王燕华,孙印石,张磊,等.鹿茸不同炮制品化学成分的对比分析[J].中国中药杂志,2018,43(6):1145-1155.

[3] 刘军,张世伟.鹿茸的冻干新工艺及性质[J].真空科学与技术学报,2011,31(2):229-233.

[4] 陈琼英.鹿茸炮制中烘干过程的温度控制[J].福建中医药,1997,28(5):30.

[5] 罗伟雄.改进鹿茸的炮制方法[J].中国中药杂志,1989,14(9):24.

[6] 温锦青,黄玉梅,麦敏芯,等.鹿茸极薄片新型常温干燥工艺分析[J].中国实验方剂学杂志,2015,21(11):36-38.

[7] 宋佳.鹿茸多糖的提取工艺及质量标准研究[D].沈阳:辽宁中医药大学,2019.

◆ 酒狗脊(蒸狗脊、盐狗脊) ◆

狗脊为蚌壳蕨科植物金毛狗脊 Cibotium barometz (L.) J. Sm. 的干燥根茎。秋、冬二季采挖,除去泥沙,干燥;或去硬根、叶柄及金黄色绒毛,切厚片,干燥,为"生狗脊片";蒸后晒至六七成干,切厚片,干燥,为"熟狗脊片"。酒(盐)狗脊为狗脊的酒蒸(盐蒸)炮制加工品,蒸(制)狗脊为狗脊的清蒸炮制加工品。

一、炮制历史沿革

狗脊蒸法始载于南北朝《雷公炮炙论》:"凡修事,细锉了,酒拌蒸,从巳至申,出,晒干用。"此外,宋代《太平惠民和剂局方》记载:"凡使,先以猛火燎去毛令净,以酒浸一宿,蒸过,焙干用。"可看出,狗脊蒸制在古代为酒蒸。

二、炮制规范与文献

粤帮狗脊炮制方法为盐蒸和酒蒸。《广东省中药炮制规范》(1984年版)记载:"盐狗脊:取净狗脊,用盐水拌匀,待盐水被吸尽后,蒸3小时,取出,晒干。每100kg狗脊片,用盐2kg。酒狗脊:取净狗脊,用黄酒拌匀,待黄酒被吸尽后,蒸3小时,取出,晒干。每100kg狗脊片,用酒20kg。"

此外,全国炮制规范以及湖北、湖南、河南的炮制规范也收载酒狗脊(蒸制),其中湖南称制狗脊;广西、贵州的炮制规范收载熟狗脊;蒸狗脊即清蒸狗脊,在江苏、福建、上海、湖北和全国的炮制规范中有收载,其中福建、湖北和上海的炮制规范中称制狗脊,湖北、上海为清蒸,福建为清蒸或黑豆汁煮(表3-3-2)。盐狗脊主要是广东的炮制规范收载,且广东的炮制规范同时收载盐蒸狗脊和酒蒸狗脊,为粤帮中药特色饮片。

表 3-3-2 狗脊炮制工艺

炮制规范	炮制工艺
《全国中药炮制规范》(1988年版)	**酒狗脊** 取净狗脊片,加黄酒拌匀,润透后置蒸笼内,用武火加热蒸4~6小时,停火,闷6~8小时,取出干燥。每100kg狗脊片,用黄酒15kg **蒸狗脊** 取净狗脊片,置蒸笼内,用武火加热,蒸4~6小时,停火,闷6~8小时,取出干燥
《湖北省中药饮片炮制规范》(2009年版)	**酒制狗脊** 取净狗脊片,加酒拌匀,吸尽后置笼内,以武火蒸4~6小时,停火,闷6~8小时,取出,干燥。每100kg狗脊,用酒6kg **制狗脊** 取净狗脊片,置笼内以武火蒸4~6小时,停火,闷6~8小时,取出,干燥
《河南省中药饮片炮制规范》(2005年版)	**酒狗脊** (1)取净狗脊片,加黄酒拌匀,润透后置蒸笼内,用武火加热蒸4~6小时,停火,闷6~8小时,取出,干燥。每100kg狗脊片,用黄酒15kg (2)取净狗脊片,水泡1天后,与黄酒拌匀,闷润至酒尽时,置笼内蒸6小时,闷1天,取出,晒至半干,将锅内余汁拌入狗脊内再蒸,反复3次,蒸至内外呈黑色为度,取出,干燥。每100kg狗脊片,用黄酒18kg
《广西壮族自治区中药饮片炮制规范》(2007年版)	**熟狗脊** (1)除去杂质及绒毛,蒸后晒至六七成干,切厚片,干燥 (2)将狗脊刮净毛,放入锅内,加盐水拌匀,煮熟至无白心,取出,晒至五六成干,闷软,切薄片,晒干。每100kg狗脊,用食盐3kg
《贵州省中药饮片炮制规范》(2005年版)	**熟狗脊** 取原药材,洗净,蒸透,晒至六七成干,切厚片,干燥
《湖南省中药饮片炮制规范》(2010年版)	**制狗脊** 取净狗脊片,加酒拌匀,照蒸法(附录Ⅰ)蒸4~6小时,闷6~8小时,取出,干燥。每100kg狗脊,用黄酒15kg

续表

炮制规范	炮制工艺
《上海市中药饮片炮制规范》(2008年版)	**制狗脊** 将原药除去残留绒毛等杂质,浸6~12小时,洗净,润透,置蒸具内,蒸至外黑内棕褐色,晒或晾至外干内润,切厚片,干燥,筛去灰屑
《江苏省中药饮片炮制规范》(2002年版)	**蒸狗脊** 取净狗脊片,置蒸笼内,用武火加热,蒸4~6小时,闷6~8小时,将蒸时所得的原汁拌入,吸尽,再蒸至黑,取出,干燥
《福建省中药饮片炮制规范》(2012年版)	**制狗脊** 取原药材,除去杂质;未切片者,洗净,润透,切厚片,干燥,蒸或与黑豆汁煮至内外呈黑色,干燥

三、炮制作用

狗脊味苦、甘,性温,归肝、肾经,具有祛风湿、补肝肾、强腰膝的功效,用于风湿痹痛、腰膝酸软、下肢无力的治疗。狗脊蒸后苦燥之性减弱,长于补肝肾。酒蒸行气止痛,长于散寒止痛、通利关节。盐蒸引药入肝肾,长于益肝肾、强腰膝。

四、现代研究

1. 化学成分研究 狗脊主要含有萜类(金粉蕨素、金粉蕨苷等)、挥发油类(香草醛、丁香醛、对羟基苯甲醛、香荚兰乙酮等)、糖苷类和氨基酸类等成分。

贾天柱、赵敏杰等[1,2]采用硫酸苯酚法比较了狗脊炮制前后总糖量的变化,发现狗脊中总糖量由高到低的规律是生品>单蒸>酒蒸>砂烫>盐制;采用紫外可见分光光度法,分别测定生狗脊及砂烫狗脊、酒狗脊、盐狗脊、蒸狗脊等4种不同炮制品水煎液中水溶性总蛋白、总酚酸、总多糖的含量,结果表明不同的炮制方法对狗脊中3种成分的含量均有一定影响,其中水溶性总蛋白的含量在炮制后均呈现一定程度降低,总酚酸和总多糖的含量在炮制后均呈现一定程度升高。

谢艳等[3]采用高效液相色谱法测定狗脊不同炮制品中5-羟甲基糠醛、原儿茶酸和原儿茶醛的含量,结果表明,与生品比较,不同炮制品中5-羟甲基糠醛、原儿茶酸和原儿茶醛的含量均有不同程度升高,且其含量变化的程度为砂炒品>酒蒸品>单蒸品>生品。砂炒品中3种指标的含量均高于其他炮制品,其中5-羟甲基糠醛的含量为21.895mg/g,为生品的9.2倍;原儿茶酸的含量为0.731mg/g,为生品的4倍;原儿茶醛的含量为0.352mg/g,为生品的4.1倍。单蒸品和酒蒸品中3种指标的含量均高于生品,而低于砂炒品。

2. 药效研究 狗脊具有多种药理作用,包括防治骨质疏松、抑制血小板聚集、止血与镇痛、抑菌、抗炎、抗风湿、保肝、抗氧化、抗癌等。

赵敏杰、徐钢等[4-6]以脂多糖(LPS)刺激单核巨噬细胞RAW264.7为体外模型,通过比较细胞上清液中炎性细胞因子白介素-1β(IL-1β)、白介素-6(IL-6)、肿瘤坏死因子-α(TNF-α)以及炎性介质一氧化氮(NO)和前列腺素(PGE$_2$)的水平和总评分,评价狗脊不同炮制品的抗炎作用;结果表明,与空白组相比,狗脊不同炮制品对各细胞因子和炎性介质均有一定影响,综合评分(由高到低)依次为生狗脊>烫狗脊>酒狗脊>盐狗脊>蒸狗脊,进而说明生狗脊和烫狗脊的抗炎效果较好,而酒狗脊、盐狗脊、蒸狗脊的作用次之。此外,以砂烫骨碎补水煎液为阳性组,比较了不同狗脊炮制品灌胃水煎液对维甲酸致骨质疏松雄性大鼠血清抗酒石酸酸性磷酸酶(s-TRAP)水平和作用机制指标血清护骨因子(OPG)、血 Ca 和 P、IL-6、TNF-α 和 IL-1 水平及总评分的影响;结果表明,酒狗脊和砂烫狗脊效果较好,而蒸狗脊、盐狗脊以及生狗脊作用次之。再次,采用胰酶-Ⅱ型胶原酶消化法进行成骨细胞原代培养并接种、传代,碱性磷酸酶染液鉴定,制备狗脊不同炮制品正丁醇提取部位及原儿茶酸、原儿茶醛、曲酸三者混合对照药液与上述成骨细胞共同培养,以 CCK-8 法对其进行增殖检测,结果表明各炮制品正丁醇提取部位对成骨细胞的增殖作用显著,且酒狗脊 > 烫狗脊 > 盐狗脊 > 砂烫酒制狗脊 > 醇制狗脊 > 蒸狗脊 > 生狗脊。索天娇等[7]研究表明,狗脊生品的正丁醇提取物组和醋酸乙酯提取物组明显抑制二甲苯所致小鼠耳肿胀,炮制品正丁醇组和醋酸乙酯组的作用不明显;狗脊生品的醋酸乙酯提取物组明显抑制大鼠肉芽组织增生,生品正丁醇提取物组、炮制品正丁醇组和醋酸乙酯组的作用不明显。Li 等[8]研究了狗脊及其不同炮制品对凝血酶诱导的兔血小板聚集作用的影响,结果表明各炮制品均有抑制血小板聚集作用,且抗血小板聚集作用(从高到低)依次为砂烫品 > 盐制品 > 酒蒸品 > 单蒸品 > 生品。

3. 炮制工艺研究 徐钢等[9]以原儿茶酸、原儿茶醛含量为综合评价指标,采用高效液相色谱法对其含量进行测定,选择黄酒比例、浸润时间、蒸制时间、闷润时间为考察因素,采用正交试验优选酒制狗脊的炮制工艺,最终优选的最佳工艺为每 100kg 狗脊加 15kg 黄酒,室温闷润 2 小时,武火蒸制 4 小时后停火闷 4 小时。经过验证,此工艺节时、节能、合理可行。赵敏杰等[10]以原儿茶酸、原儿茶醛含量的综合评分为指标,采用高效液相色谱法[色谱柱:Agilent TC-C$_{18}$(4.6mm × 250mm,5μm);流动相:甲醇 -1% 冰乙酸溶液(5∶95);检测波长 280nm;流速 1.0ml/min;柱温 30℃;进样量 10μl]对其含量进行测定,通过正交试验考察浸润时间、蒸制时间、闷润时间对狗脊鲜片烘干润蒸工艺的影响结果,进而优选出蒸狗脊的工艺为(鲜狗脊切片烘干后润蒸):室温浸润 1 小时,武火蒸制 4 小时,停火闷润 4 小时。

4. 质量标准研究 步显坤等[11]采用高效液相色谱法(HPLC)对不同产地烫狗脊中原儿茶酸的含量进行测定,发现其平均值为 0.37mg/g,可作为烫狗脊的质量控制标准。刘铎等[12]参照《中国药典》2010 年版对不同厂家盐狗脊的水分、总灰分、浸出物进行测定,发现其平均含量分别为 8.1%、2.9%、29.6%;采用 HPLC 对原儿茶酸含量进行测定,得出原儿茶酸不得少于 0.020% 的结论,此可作为盐狗脊的质量控制标准。

参考文献

[1] 贾天柱,周鹤,解世全,等. 中药狗脊及其炮制品中氨基酸和总糖的比较分析[J]. 中成药,2000,22(10):700-701.

[2] 赵敏杰,鞠成国,林桂梅,等. 炮制方法对中药狗脊 3 种成分的影响[J]. 中国药房,2015,26(19):2692-2694.

[3] 谢艳,罗锐,何智建. 狗脊炮制工艺的研究[J]. 临床医学工程,2011,18(7):1096-1098.

[4] 赵敏杰,鞠成国,林桂梅,等. 狗脊不同炮制品的抗炎作用及其机制研究[J]. 中成药,2015,37(9):1990-1993.

[5] 徐钢,孙娜,赵敏杰,等. 狗脊不同炮制品水煎液抗维甲酸致雄性大鼠骨质疏松症研究[J]. 中国中药杂志,2014,39(6):1011-1015.

[6] 徐钢,裴启洋,鞠成国,等. CCK-8 法检测狗脊不同炮制品对成骨细胞的影响[J]. 中国中药杂志,2013,

38（24）:4319-4323.

［7］索天娇,韩蕾,贾天柱.狗脊生、制品不同提取部位抗炎药效学实验研究[J].中华中医药学刊,2012,30
（12）:2754-2756.

［8］Li J,Jia TJ,Du GL,et al.Studies on the basic principles for the processing of Rhizoma Cibotii Part Ⅰ.Influence
of Rhizoma Cibotii and its processed samples on thrombin induced rabbit platelet aggregation[J].Chin Tradit
Drug,2000,31（9）:678-680.

［9］徐钢,鞠成国,周远征,等.正交试验优选酒制狗脊的炮制工艺[J].中国实验方剂学杂志,2013,19（6）:
15-18.

［10］赵敏杰,徐钢,鞠成国,等.狗脊蒸后切与切后蒸工艺的比较[J].中国实验方剂学杂志,2014,20（19）:
8-11.

［11］步显坤,许枞,袁野,等.烫狗脊的质量标准研究[J].中成药,2010,32（7）:1266-1268.

［12］刘铎,鲁建美,张吉仲,等.盐狗脊的质量标准研究[J].中药与临床,2016,7（2）:25-27.

◆ 酒山茱萸（蒸山茱萸、盐山茱萸、醋山茱萸） ◆

山茱萸为山茱萸科植物山茱萸 Cornus officinalis Sieb. et Zucc. 的干燥成熟果肉。酒（盐、醋）山茱萸为山茱萸的酒蒸（盐蒸、醋蒸）炮制加工品。制（蒸）山茱萸为山茱萸的清蒸炮制加工品。

一、炮制历史沿革

山茱萸蒸法始载于元代《活幼心书》:"酒浸润,蒸透,去核取皮为用。"明代《证治准绳》载:"蒸,去核。"其后的清代《傅青主女科》《增广验方新编》中也有相同记载。明代《奇效良方》载:"酒浸,蒸透,去核取皮。"明代《鲁府禁方》载:"酒蒸,去核。"明代《宋氏女科秘书》载:"酒蒸。"明代《炮炙大法》载:"酒拌,砂锅上蒸,去核了,一斤,取肉皮用……凡蒸药,用柳木甑,去水八九寸,水不泛上。"明代《一草亭目科全书》载:"去核……洗蒸,晒,慢火炒""去核,净……酒洗,蒸过,晒干,焙"。明代《寿世保元》载:"酒蒸,去核取肉。"明代《万病回春》载:"酒洗,蒸熟。"清代对酒蒸法亦有记载,如《本草述钩元》载:"酒拌润,去核取皮,酒蒸一炷香用。"《良朋汇集》载:"酒浸一夜,蒸,焙干。"古代文献中,酒蒸山茱萸记载较多,盐水蒸和醋蒸山茱萸记载较少。

二、炮制规范与文献

粤帮山茱萸采用盐蒸法。《广东省中药炮制规范》(1984 年版)记载:"盐山茱萸:取净山茱萸,用盐水拌匀,闷润,待盐水被吸尽后蒸 2~4 小时,取出,晒干。每 100kg 山茱萸,用盐2kg。"

此外,历版《中国药典》均收载山茱萸酒炖法或酒蒸法(表 3-3-3)。全国炮制规范和浙江的炮制规范收载酒蒸、清蒸;北京、安徽、江西、湖南、天津、湖北、宁夏、内蒙古、江苏、陕西、甘肃、四川、贵州和重庆的炮制规范收载酒蒸;山东、上海、福建的炮制规范收载清蒸;河南的炮制规范收载清蒸、酒蒸、醋蒸;广东的炮制规范收载盐蒸。广东盐蒸法为粤帮中药饮片的特色炮制方法。

表 3-3-3　山茱萸炮制工艺

《中国药典》及炮制规范	炮制工艺
《中国药典》1963 年版	**酒山萸**　取净山萸肉,用黄酒拌匀,装罐或适宜容器内,密封,坐水锅中,隔水加热,炖至酒吸尽,取出,晾干即得
《中国药典》1977 年版	**制山茱萸**　取山萸肉,照蒸法(附录 18 页)蒸 4~6 小时,闷 6~8 小时,使颜色紫黑
《中国药典》1985 年版	**酒萸肉**　取山萸肉,照酒炖法或酒蒸法(附录 15 页)炖或蒸至酒吸尽
《中国药典》1990 年版	**酒萸肉**　取山萸肉,照酒炖法或酒蒸法(附录 7 页)炖或蒸至酒吸尽
《中国药典》1995 年版、2000 年版、2005 年版、2010 年版	**酒萸肉**　取净山萸肉,照酒炖法或酒蒸法(附录Ⅱ)炖或蒸至酒吸尽
《中国药典》2015 年版	**酒萸肉**　取净山萸肉,照酒炖法或酒蒸法(通则 0213)炖或蒸至酒吸尽
《全国中药炮制规范》(1988 年版)	**酒山萸肉**　取净山萸肉,用黄酒拌匀,待酒被吸尽,装罐内或适宜蒸器内,密闭,放水锅内,用武火加热,隔水炖或笼屉蒸,至色变黑润,取出干燥。每 100kg 山萸肉,用黄酒 20kg **蒸山萸肉**　取山萸肉,置笼屉或适宜的蒸器内,先用武火,待"圆气"后改用文火蒸至外表呈紫黑色,熄火后闷一夜,取出干燥
《北京市中药饮片炮制规范》(2008 年版)	**酒萸肉**　取原药材,除去杂质及残留果核,加黄酒拌匀,闷润 3~4 小时,置适宜容器内,加水适量,密封,蒸 18~24 小时,至紫黑色有油亮光泽时,取出,晾干。每 100kg 净山茱萸,用黄酒 30kg
《山东省中药炮制规范》(1990 年版)	**山萸肉**　取净山萸肉,置蒸制容器内,先用武火加热,待圆气后,改用文火,蒸至紫黑色时,取出,摊晾至外皮微干,再将原汁拌入,吸尽,干燥
《上海市中药饮片炮制规范》(2008 年版)	**山茱萸**　将原药除去残留果核等杂质,洗净,沥干,置蒸具内蒸约 6 小时,闷过夜,至呈黑润,干燥,筛去灰屑
《安徽省中药饮片炮制规范》(2005 年版)	**酒蒸山茱萸**　取净山茱萸,照蒸法(附录Ⅰ)用黄酒拌蒸至山茱萸变紫黑、色润。每 100kg 山茱萸,用黄酒 20kg
《浙江省中药炮制规范》(2005 年版)	**酒萸肉**　取原药,除去果柄、果核等杂质,与酒拌匀,稍闷,置适宜容器内,蒸 8~10 小时,闷 10~12 小时,至表面黑色时,取出,干燥。每 100kg 山茱萸,用酒 20kg **蒸萸肉**　取原药,除去果柄、果核等杂质,置适宜容器内,蒸 8~10 小时,闷 10~12 小时,至表面黑色时,取出,干燥
《江西省中药饮片炮制规范》(2008 年版)	**酒萸肉** (1)取净山萸肉,照酒炖法或酒蒸法(附录二)炖或蒸至酒吸尽 (2)取净山萸肉,用黄酒拌匀,吸尽后,蒸至色转黑,取出,干燥。每 100kg 山萸肉,用黄酒 20kg
《福建省中药饮片炮制规范》(2012 年版)	**蒸萸肉**　取山茱萸,除去杂质和残留果核。将净山茱萸肉置笼屉内,先用武火加热,待"圆气"后,改用文火,蒸至呈紫黑色时,取出,摊晾至外皮微干,另将蒸液拌入,吸尽,干燥

续表

《中国药典》及炮制规范	炮制工艺
《四川省中药饮片炮制规范》(2002 年版)	**酒山茱萸肉** 取净山茱萸肉,照酒炖法或酒蒸法炖或蒸至酒吸尽
《重庆市中药饮片炮制规范及标准》(2006 年版)	**酒山茱萸肉** 取净山茱萸肉,照酒炖法或酒蒸法炖或蒸至酒吸尽
《河南省中药饮片炮制规范》(2005 年版)	**酒萸肉** 取净山萸肉,照酒炖法或酒蒸法(炮制通则)炖或蒸至酒吸尽 **醋萸肉** 取净山萸肉,照醋蒸法(炮制通则)蒸至醋尽并呈紫黑色。每 100kg 山茱萸,用醋 24kg **蒸萸肉** 取净山萸肉,照清蒸法(炮制通则)蒸至外表呈紫黑色
《湖南省中药饮片炮制规范》(2010 年版)	**制山茱萸** 取净山茱萸,加酒拌匀,闷润,待酒被吸尽,置密闭容器内,蒸约 2 小时,至山茱萸呈紫红色,取出,干燥。每 100kg 净药材,用黄酒量 10kg
《贵州省中药饮片炮制规范》(2005 年版)	**酒萸肉** 取净山茱萸肉,照酒蒸法(附录一炮制通则)蒸或炖至紫黑色、色润、低温干燥
《江苏省中药饮片炮制规范》(2002 年版)	**酒萸肉** 取净山萸肉,用黄酒喷洒拌匀,待酒吸尽,移至适宜的容器内,密闭,隔水炖或笼屉蒸,至萸肉变紫黑、色润,取出,低温干燥。每 100kg 山萸肉,用黄酒 20kg
《天津市中药饮片炮制规范》(2012 年版)	**酒山茱萸** 取山茱萸加黄酒拌匀,蒸至酒尽,取出,干燥。每 100kg 净山茱萸,用黄酒 20kg
《湖北省中药饮片炮制规范》(2009 年版)	**酒山茱萸** 取净山茱萸,照蒸法(附录Ⅰ)用黄酒拌匀,置笼中蒸至山茱萸变成紫黑色、油润。每 100kg 山茱萸,用黄酒 20kg
《陕西省中药饮片标准》(2008 年版第一册)	**酒山茱萸** 取饮片山萸肉,照酒炖或酒蒸法(附录Ⅰ)炖或蒸至酒吸尽,色变黑润
《甘肃省中药炮制规范》(2009 年版)	**酒山萸肉** 取净山萸肉,用黄酒拌匀,待酒吸尽,装罐或置适宜容器内,密闭,放笼屉内,先用武火加热,待"圆气"后改用文火加热,蒸 8~10 小时,闷 10~12 小时,蒸至呈紫黑色,出锅,放凉。每 100kg 净山萸肉,用黄酒 20kg
《宁夏中药炮制规范》(1997 年版)	**酒山萸肉** 取净山萸肉,用黄酒拌匀,稍闷,置蒸笼内,蒸 4~6 小时,闷 6~8 小时,至色变黑润,取出干燥。每 100kg 山萸肉,用黄酒 20kg
《内蒙古自治区中药饮片切制规范》(1977 年版)	**制萸肉** 取净萸肉,用黄酒拌匀,闷润,待酒吸尽,置适宜容器内,密封,隔水加热,蒸 6 小时,闷 6 小时,使之颜色变黑,取出,晾干。每 50kg 净山茱萸,用黄酒 10kg

三、炮制作用

山茱萸味酸、涩,性微温,归肝、肾经,具有补益肝肾、涩精固脱的功效,用于眩晕耳鸣、腰膝酸痛、阳痿遗精、遗尿尿频、崩漏带下、大汗虚脱、内热消渴的治疗。盐、酒蒸能增强山茱萸的补肾作用。

四、现代研究

1. 化学成分研究　山茱萸主要含有环烯醚萜及其苷类成分(马钱素、山茱萸新苷、当药苷)、有机酸类成分(没食子酸、齐墩果酸、熊果酸)、鞣质类成分(山茱萸鞣质、丁子香鞣质、喜树鞣质 A、喜树鞣质 B 等)、多糖、挥发油及多种微量和稀土元素等[1]。

常增荣等[2]采用 HPLC 对 15 份山萸肉和 10 份酒萸肉样品中的 6 种化学成分进行含量测定,结果显示,山萸肉和酒萸肉样品中,没食子酸、5-HMF(5-羟甲基糠醛)、莫诺苷、马钱苷、山茱萸新苷含量均有显著差异,酒萸肉中没食子酸、5-HMF 含量高于山萸肉,但莫诺苷、马钱苷、山茱萸新苷含量低于山萸肉;进一步分析结果表明,莫诺苷和 5-HMF 呈现相反的变化趋势,莫诺苷含量越低,则 5-HMF 含量越高。郭富礼等[3]运用薄层扫描法,考察不同炮制方法对山茱萸中熊果酸含量的影响,结果显示,生品、酒炖品、酒蒸品、清蒸品、酒浸品的含量分别为 0.153 7%、0.192 6%、0.196 1%、0.147 0%、0.169 4%,表明酒浸、酒蒸、酒炖等加酒炮制的样品中熊果酸含量均高于生品,并且其升高与样品中水分含量无明显关系。应帮智等[4]采用薄层扫描法研究炮制对山茱萸中齐墩果酸含量的影响,结果显示生品、酒浸品、清蒸品、酒蒸品、酒炖品的含量分别为 1.19mg/g、2.02mg/g、1.25mg/g、2.20mg/g、1.77mg/g。梁小娟等[5]采用苯酚-硫酸法测定山茱萸生品与酒制品(酒蒸法)多糖的含量,结果显示山茱萸经酒蒸后,多糖得率由生品的 10.12% 降至 5.91%。

2. 药效研究　山茱萸在降血糖、降血脂、抗炎、抗氧化等方面均表现出较好的活性,经酒蒸后药性和临床疗效发生了很大的变化。

王明艳、杜伟锋等[6,7]根据中医补肝肾理论和现代抗衰老理论,对山茱萸炮制增效活性部位及其成分进行抗衰老研究,以山茱萸酒蒸品作为实验样品,进行了小鼠骨髓细胞微核(MN)实验;研究发现,每组观察 5 000 个细胞,老年组与青年组相比,微核率明显升高,4 个用药组与老年组相比,石油醚萃取部位和水煎液组微核率显著下降,说明山茱萸制品水煎液及山茱萸制品石油醚萃取部位对老年小鼠骨髓细胞 DNA 有一定保护作用;另外,通过腹腔注射环磷酰胺制备免疫低下小鼠模型的方法,以碳粒廓清法测定非特异性免疫功能,血清溶血素测定法测定体液免疫功能,脾淋巴细胞增殖试验测定细胞免疫功能,结果表明,山茱萸生品多糖和制品多糖对免疫低下小鼠的非特异性免疫、体液免疫以及细胞免疫功能均有明显促进作用,且山茱萸经酒蒸制后,多糖的药效显著增强。余宗亮等[8]从山茱萸炮制前后对肾阴虚小鼠负重游泳时间、耐缺氧时间以及血清中 SOD 活力、MDA 含量等方面影响的对照试验中发现,山茱萸炮制品高剂量组小鼠负重游泳时间、耐缺氧时间明显增加,SOD 活力增强、MDA 含量降低。由此可知,山茱萸经酒蒸制后滋阴补肾作用增强,且对肾阴虚模型小鼠有抗衰老作用(这可能与山茱萸经酒蒸制后补肝肾作用增强有关)。

3. 炮制工艺研究　王晓明等[9]采用正交设计法,对炮制工艺中的加酒量、闷润时间、蒸制时间 3 个因素进行优选,以马钱苷的含量为考察指标,采用 HPLC 测定,比较炮制前后及不同工艺对山茱萸中马钱苷含量的影响,从而优化饮片加工工艺,建立质量控制方法;结果显示,最佳炮制工艺为黄酒用量 20%,闷润时间 2 小时,蒸制时间 3 小时。许甜甜等[10]以山茱萸中马钱苷、莫诺苷、熊果酸、齐墩果酸的质量分数为评价指标,用高效液相色谱法对其含量进行测定,采用正交设计法考察加酒量、闷润时间、蒸制时间和蒸制温度对炮制工艺的影响,优选的山茱萸加压酒制最佳工艺:加酒量为药材量的 25%,闷润时间为 30 分钟,蒸制时间为 60 分钟,蒸制温度为 115℃。丁霞等[11]以莫诺苷、马钱素的总量为酒炖工艺的优化指标,优化了酒炖山茱萸的最佳炮制工艺:加 20% 黄酒,闷润 1 小时,隔水加热炖 6 小时。段国锋等[12]采用分光光度法,以多糖含量为指标,考察了山茱萸酒蒸及其他 4 种炮制方法,检测出在山茱萸不同的炮制品中,多糖得率:酒蒸品 > 醋蒸品 > 清蒸品 > 生品 > 盐蒸品;多糖中各成分的含量经检测,总糖含量:清蒸品 > 酒蒸品 > 醋蒸品 > 生品 > 盐蒸品,糖醛酸含量:盐蒸品 > 酒蒸品 > 清蒸品 > 生品 > 醋蒸品,蛋白质含量:醋蒸品 > 酒蒸品 > 清蒸品 > 生品 > 盐蒸品;山茱萸多糖得率,酒蒸品最高,蒸制品(盐蒸除外)均比生品高,各炮制品所得多糖中:总糖含量是清蒸品最高、盐蒸品最低,糖醛酸含量是盐蒸品最高、醋蒸品最低,蛋白质含量是醋蒸品最高、盐蒸品最低。张玉玲等[13]从美拉德反应的角度出发,结合 HPLC 及红外光谱技术,在炮制过程中的不同时间点分别测定 pH 以指示酸碱变化,用紫外分光光度法检测炮制过程中的褐变程度,用 HPLC 检测美拉德反应产物 5- 羟甲基糠醛(5-HMF)的含量变化;研究表明,不同炮制时间的酒蒸山茱萸样品具有相似的红外光谱特征峰,并判断 24 小时为最佳炮制时间。鞠成国等[14]用星点设计 - 效应面法,以蒸制时间、加酒量、烘干温度为考查因素,以 5- 羟甲基糠醛、莫诺苷、当药苷、马钱苷、山茱萸新苷Ⅰ的含量以及浸出物含量为指标进行综合加权评分,采用高效液相色谱法对以上指标含量进行测定,计算总评 OD 值,采用 DesignExpert 进行二次项回归拟合,优选最佳工艺,建立酒萸肉的最佳蒸制工艺为每 100kg 净山萸肉加黄酒 20~25kg,拌匀,闷润 1 小时,蒸制 8~8.5 小时,55~65℃烘至干燥。

4. 质量标准研究　寿旦[15]采用高效液相色谱法(HPLC)对 10 个不同批次山茱萸药材的熊果酸和马钱素进行含量测定,从而对其质量标准进行探究,结果为:熊果酸含量不得低于 0.25%,马钱素含量不得低于 0.70%。戴衍朋等[16]参照《中国药典》2010 年版,采用 HPLC 对蒸山茱萸饮片质量标准进行研究,结果为:水分含量不得过 16.0%,总灰分不得过 6.0%,浸出物量不得少于 50.0%,建议蒸山茱萸马钱苷含量应不低于 0.50%。

参考文献

[1] 张程荣,曹岗,张云,等. 山茱萸的化学、药理与炮制研究进展[J]. 中华中医药学刊,2011,29(9):2002-2005.

[2] 常增荣,李姣,郝博,等. 中药山茱萸炮制前后特征化学成分的分析[J]. 药物分析杂志,2015,35(2):338-343.

[3] 郭富礼,张振凌,王洪波. 不同山茱萸炮制品中熊果酸含量的比较[J]. 时珍国医国药,2002,13(7):404-405.

[4] 应帮智,张振凌,朱新成,等. 山茱萸不同炮制品中齐墩果酸含量的比较[J]. 中草药,2004,35(2):159-160.

[5] 梁小娟,杜伟锋,蔡宝昌,等. 山茱萸炮制前后多糖的含量变化研究[J]. 中药新药与临床药理,2009,20(5):460-462.

[6] 王明艳,江励华,赵凤鸣,等. 山茱萸炮制增效活性部位对老年小鼠骨髓细胞 MN 影响的研究[J]. 亚太传统医药,2009,5(6):7-8.

[7] 杜伟锋,王明艳,蔡宝昌. 山茱萸炮制前后多糖对小鼠免疫功能的影响[J]. 中药材,2008,31(5):715-717.

［8］余宗亮,丁霞,蔡宝昌,等.山茱萸炮制前后对肾阴虚模型小鼠的药效学研究［J］.中药药理与临床, 2007,23（6）:50-51

［9］王晓明,刘华亮,袁珂.酒制山茱萸炮制工艺优选［J］.中药材,2009,32（5）:682-684.

［10］许甜甜,聂松柳,沈炳香,等.正交试验优选加压酒制山茱萸炮制工艺［J］.中草药,2014,45（16）: 2339-2343.

［11］丁霞,余宗亮,谢东浩,等.正交法优选山茱萸酒炖工艺［J］.中药材,2006,29（7）:658-660.

［12］段国峰,陈文,李宝军.不同的炮制方法对山茱萸多糖的含量影响［J］.海峡药学,2008,20（9）:66-68.

［13］张玉玲,李伟东,杨光明,等.山茱萸炮制过程中美拉德反应的理化参数变化［J］.中国实验方剂学杂志,2015,21（21）:28-32.

［14］鞠成国,高陆,姜文月,等.星点设计-效应面法优选酒萸肉蒸制工艺［J］.化学工程师,2019,33（2）: 13-17.

［15］寿旦.山茱萸药材及山茱萸片的质量标准研究［D］.杭州:浙江大学,2004.

［16］戴衍朋,孙立立.蒸山茱萸饮片质量标准研究［C］//中华中医药学会中药炮制分会.中华中医药学会中药炮制分会2011年学术年会论文集.贵阳:中华中医药学会中药炮制分会,2011:398-403.

◆ 酒女贞子（盐女贞子）◆

女贞子为木犀科植物女贞 *Ligustrum lucidum* Ait. 的干燥成熟果实。酒（盐）女贞子为女贞子的酒蒸（盐蒸）炮制加工品。

一、炮制历史沿革

女贞子蒸法始载于宋代。宋代《疮疡经验全书》载:"饭上蒸。"明代《先醒斋医学广笔记》载:"酒拌,九蒸九晒。"又有:"用马料黑豆……同蒸透,九蒸九晒。"明代《本草通玄》载:"酒浸,蒸晒。"明代《本草纲目》《神农本草经疏》均引《简便方》:"用时以酒浸一日,蒸透,晒干。"明代《炮炙大法》载:"酒拌黑豆,同蒸九次。"清代记载酒蒸的著作较多。如《握灵本草》载:"九蒸九晒。"《本草汇》载:"酒浸一宿……蒸透。"《本草必用》载:"叶长子黑者良,酒浸蒸。"《医方集解》载:"蜜酒拌蒸。"《药笼小品》载:"揉去粗皮,蜜酒拌蒸。"《本草述钩元》载:"女贞子一斗,如法去皮,老酒浸一宿,每斗用马料黑豆一斗,淘净晒干,同蒸透。九蒸九晒,各为末。"

二、炮制规范与文献

粤帮女贞子炮制方法主要是酒蒸和盐蒸。《广东省中药炮制规范》(1984年版)记载:"酒女贞子:取净女贞子,用酒拌匀,闷润,待酒被吸尽后,蒸2~4小时,取出,晒干。每100kg女贞子,用酒15~20kg。盐女贞子:取净女贞子,用盐水拌匀,闷润,待盐水被吸尽后,蒸2~4小时,取出,晒干。每100kg女贞子,用盐2kg。"《广东省中药饮片炮制规范》(2011年版)仅收载盐女贞子,同1984年版《广东省中药炮制规范》。

此外,历版《中国药典》、全国炮制规范和其他省（自治区、直辖市）炮制规范也收载女贞子酒制炮制方法,详见表3-3-4。除《中国药典》1963年版和1977年版只收载酒炖法外,其余各版《中国药典》均收载酒蒸法和酒炖法。全国及其他省（自治区、直辖市）炮制规范中,北京、安徽、浙江、天津、山西、内蒙古、辽宁、甘肃、宁夏收载酒蒸法;全国、山东、江西、福建、四川、重庆、贵州、广西、江苏、吉林、湖北、陕西收载酒蒸法及酒炖法。盐蒸法仅广东的炮制规范收载,故女贞子盐蒸法为粤帮特色炮制方法。

表 3-3-4 女贞子炮制工艺

《中国药典》及炮制规范	炮制工艺
《中国药典》1963 年版	**酒女贞子** 取净女贞子,加黄酒拌匀,置罐内或适宜容器内,密闭,坐水锅中,隔水蒸至酒吸尽,取出,干燥即得
《中国药典》1977 年版	**酒女贞子** 取净女贞子,照酒炖法(附录 18 页)用黄酒炖至酒吸尽
《中国药典》1985 年版、1990 年版	**酒女贞子** 取净女贞子,照酒炖或酒蒸法(附录 7 页)炖至酒吸尽或蒸透
《中国药典》1995 年版、2000 年版、2005 年版、2010 年版	**酒女贞子** 取净女贞子,照酒炖或酒蒸法(附录Ⅱ)炖至酒吸尽或蒸透
《中国药典》2015 年版	**酒女贞子** 取净女贞子,照酒炖法或酒蒸法(通则 0213)炖至酒吸尽或蒸透
《全国中药炮制规范》(1988 年版)	**酒女贞子** 取净女贞子,用黄酒拌匀,稍闷后置罐内密封隔水炖或置适宜容器内蒸,至酒被吸尽,色泽黑润时,取出干燥。每 100kg 女贞子,用黄酒 20kg
《北京市中药饮片炮制规范》(2008 年版)	**蒸女贞子** 取原药材,除去杂质,洗净,加黄酒拌匀,闷润 2~4 小时,置适宜容器内,加水适量,密封,蒸 15~24 小时,至色泽黑润时,取出,晾干。每 100kg 净女贞子,用黄酒 20kg
《山东省中药炮制规范》(1990 年版)	**酒女贞子** (1)将净女贞子用黄酒拌匀,闷润至吸尽,放笼屉内,先用武火加热,待圆气后改用文火,蒸至色泽黑润时(约 4 小时),取出,摊晾至外皮微干,再将原汁拌入,吸尽,干燥 (2)将净女贞子与黄酒装入蒸罐或蒸锅内,拌和均匀,密封,隔水加热,炖至色泽黑润时,取出,摊晾至外皮微干,再将余汁拌入,吸尽,干燥。每 100kg 女贞子,用黄酒 20kg
《上海市中药饮片炮制规范》(2008 年版)	**制女贞子** 将原药除去杂质,淘净,置蒸具内,上气后蒸 4 小时,闷过夜,至色泽乌黑,干燥,筛去灰屑
《安徽省中药饮片炮制规范》(2005 年版)	**酒蒸女贞子** 取净女贞子,照蒸法(附录Ⅰ),用黄酒拌蒸至色泽黑润。每 100kg 女贞子,用酒 20kg
《浙江省中药炮制规范》(2005 年版)	**女贞子** 取原药,除去果柄等杂质,洗净,干燥,与酒拌匀,稍闷,置适宜容器内,蒸 2~4 小时,闷过夜至表面色泽黑润时,取出,干燥。每 100kg 女贞子,用酒 20kg
《江西省中药饮片炮制规范》(2008 年版)	**制女贞子** (1)取净女贞子,照酒炖法或酒蒸法(附录二)炖至酒吸尽或蒸透 (2)取净女贞子,用酒喷洒拌匀,过夜至酒吸尽后,蒸透至转黑色,取出,干燥。每 100kg 女贞子,用酒 20kg

续表

《中国药典》及炮制规范	炮制工艺
《福建省中药炮制规范》(1988年版)	**制女贞子** 取净女贞子,照酒炖法或酒蒸法炖至酒吸尽或蒸透,干燥
《四川省中药饮片炮制规范》(2002年版)	**蒸女贞子** 取净女贞子,照酒炖法或酒蒸法炖至酒吸尽或蒸透。用时捣碎。每100kg女贞子,用黄酒10kg
《重庆市中药饮片炮制规范及标准》(2006年版)	**蒸女贞子** 取净女贞子,照酒炖法或酒蒸法炖至酒吸尽或蒸透。用时捣碎。每100kg女贞子,用黄酒10kg
《贵州省中药饮片炮制规范》(2005年版)	**酒女贞子** 取净女贞子,照酒蒸法(附录一炮制通则)炖至酒吸尽或蒸至色泽黑润
《广西壮族自治区中药饮片炮制规范》(2007年版)	**蒸女贞子** 取净女贞子,加酒拌匀,闷润,待酒被吸尽,置适宜容器内,蒸(或炖)至黑色,取出,干燥。每100kg女贞子,用酒20kg
《江苏省中药饮片炮制规范》(2002年版)	**蒸女贞子** 取净女贞子,加黄酒拌匀,稍闷后置蒸罐内,密闭,隔水炖或置适宜容器内蒸,待酒吸尽,色泽黑润时,取出,干燥;或取净女贞子,蒸6小时,加黄酒拌匀,闷12小时,至色泽黑润时,取出,干燥。每100kg女贞子,用黄酒20kg
《天津市中药饮片炮制规范》(2012年版)	**蒸女贞子** 取女贞子,用黄酒拌匀,蒸至酒尽,取出,摊开,干燥。每100kg净女贞子,用黄酒20kg
《山西中药炮制规范》(1984年版)	**蒸女贞子** 取净女贞子加黄酒,置适宜容器内,密闭隔水加热或用蒸汽加热,至酒完全吸尽时,取出,干燥。每100kg女贞子,用黄酒20~30kg
《内蒙古自治区中药饮片切制规范》(1977年版)	**蒸女贞子** 取女贞子,用黄酒拌匀,装罐封严,隔水加热6小时,闷6小时,出罐,晒干。每50kg净女贞子,用黄酒5kg
《辽宁省中药炮制规范》(1986年版)	**蒸女贞子** 取净女贞子,加黄酒拌匀,约蒸4小时,至酒吸尽或蒸透,取出,干燥。每100kg女贞子,用黄酒20kg
《吉林省中药炮制标准》(1986年版)	**蒸女贞子** 取净女贞子,置适宜容器内,倒入黄酒,密闭,放锅中,隔水炖至黄酒被吸尽或蒸透,停火,取出,晒干。用时捣碎。每100kg女贞子,用黄酒20kg
《湖北省中药饮片炮制规范》(2009年版)	**蒸女贞子** 取净女贞子,用黄酒拌匀,稍闷后置蒸罐内密封,隔水炖,或置适宜容器内,直接通入蒸汽蒸,至酒被吸尽,女贞子色泽黑润时,取出,干燥。每100kg女贞子,用黄酒20kg
《陕西省中药饮片标准》(2008年版第一册)	**蒸女贞子** 取饮片女贞子,照酒炖法(附录Ⅰ)炖至酒吸尽,或照酒蒸法(附录Ⅰ)蒸透
《甘肃省中药炮制规范》(2009年版)	**蒸女贞子** 取净女贞子,用黄酒拌匀,稍闷润,待酒吸尽,置蒸笼内蒸2~4小时,闷2~4小时,出锅,放凉。每100kg净女贞子,用黄酒20kg
《宁夏中药炮制规范》(1997年版)	**蒸女贞子** 取净女贞子,加黄酒拌匀,闷至酒吸尽,置笼内,蒸4~6小时至黑色,取出,干燥。每100kg女贞子,用黄酒20kg

三、炮制作用

女贞子味甘、苦,性凉,归肝、肾经,具有滋补肝肾、明目乌发的功效,常用于肝肾阴虚、眩晕耳鸣、腰膝酸软、须发早白、目暗不明、内热消渴、骨蒸潮热等。女贞子以清肝明目、滋阴润燥为主,多用于肝热目眩、阴虚肠燥便秘。酒蒸能提高女贞子所含有机酸在水中的溶解度,并使糖分含量增高,补益功效增强。盐蒸入肾,可增强女贞子的补肾作用。

四、现代研究

生女贞子具有寒凉之性,酒制能缓和其寒凉之性,增强其滋补肝肾的作用;蒸制改变了植物细胞壁的通透性,能使女贞子中的有效成分较好地从药材组织内溶解扩散出来。目前,临床应用的多为酒蒸制品。

1. 化学成分研究 女贞子主要含有三萜类(齐墩果酸、熊果酸)、酚苷类(对羟基苯乙醇、对羟基苯乙醇-β-D-葡萄糖苷、洋丁香酚苷)、多糖类、苯乙醇苷、挥发油、脂肪酸、氨基酸和微量元素等化学成分。

李显奇、王书梅等[1,2]采用高效液相色谱法(HPLC)测定了女贞子不同炮制品中齐墩果酸的含量,结果表明,经不同方法炮制后,齐墩果酸的提取量均有不同程度增加,其中黄酒蒸制品增加率最高(32.5%),其次是清蒸制品和醋蒸制品,盐蒸品增加率最低(6.11%)。殷玉生等[3]采用薄层扫描法测定了女贞子生品及不同炮制品中齐墩果酸的含量,结果显示齐墩果酸的含量顺序为酒蒸品(1.898%)>清蒸品(1.229%)>生品(1.066%)。郭娜等[4]采用超高效液相色谱法测定女贞子生品和各炮制品(蒸制品、盐制品、酒炖品和醋制品)中女贞苷的含量,结果表明,女贞子生品及各炮制品中女贞苷的含量在1.07%~1.20%,炮制方法对其含量有影响但变化不大。李曼玲等[5,6]采用碘量法对女贞子生品、单蒸品、盐蒸品、醋蒸品、黄酒蒸品、白酒蒸品中甘露醇的含量进行测定,结果表明,女贞子不同炮制品的甘露醇含量为3.712%~3.816%,不同炮制方法对甘露醇含量有一定影响,但变化不大;又对女贞子中氨基酸的含量进行测定,结果显示,炮制后水解氨基酸的总量均有不同程度增加,生品女贞子水解氨基酸的总量为8.063 4mg/100mg,其他炮制品均比生品高,其中以黄酒制品及醋制品中水解氨基酸增加较多。曹延杰等[7]采用HPLC测定女贞子生品及炮制品中5-HMF的含量,结果显示,女贞子生品未检测到5-HMF,炮制后产生5-HMF,不同炮制品中的含量依次为酒炖品>清蒸品>酒蒸品,且随蒸制时间延长而含量增加。怀务平[8]采用电感耦合离子体原子发射光谱仪对女贞子及其不同炮制品的微量元素进行测定,比较女贞子4种常规炮制品(酒蒸、清蒸、醋制和盐制)中微量元素(Cu、Zn、Fe、Mn)与水溶出物的含量,发现醋制、盐制女贞子中微量元素和水溶出物的含量均偏高,酒蒸、清蒸均偏低。

肖薇等[9]采用反相高效液相色谱法对女贞子生品、酒制女贞子、醋制女贞子和盐制女贞子中的特女贞苷和齐墩果酸进行含量测定,结果显示,女贞子生品及3种不同炮制品中特女贞苷含量依次为盐制女贞子(1.997 5%)>女贞子生品(1.600 7%)>酒制女贞子(1.144 6%)>醋制女贞子(0.894 6%),女贞子生品及3种不同炮制品中齐墩果酸含量依次为酒制女贞子(1.120 2%)>盐制女贞子(0.924 6%)>醋制女贞子(0.913 2%)>女贞子生品(0.899 8%)。赵资堂等[10]采用高效液相色谱法对女贞子生品、清蒸品、酒蒸品及不同加热时间酒炖品中的齐墩果酸、熊果酸和低分子糖含量进行测定,结果显示,女贞子经不同方法炮制后齐墩果酸和熊果酸含量无明显变化,而水溶性低分子糖含量增加,且随着炖制时间的延长,炮制品中低分子糖含量逐渐增加。徐娟华等[11]采用薄层扫描法和苯酚-硫酸法对女贞子生品及6种不同炮制品(清蒸、盐蒸、醋蒸、黄酒蒸、白酒蒸、酒炙)中的酪醇和多糖含量进行了测定,结果显示,白酒蒸品、酒炙品中的酪醇含量分别较生品增加了24.85%和26.90%,其他炮制品的酪醇含量与生品比较均呈下降趋势;女贞子经不同方法炮制后多糖含量均有所降低。霍雨佳等[12]采用高效液相色谱法(HPLC)分析酒制对女贞子饮片中主要化学成分含量的影响,结果表明,酒女贞子饮片中特女贞苷和橄榄苦苷的含量均明显降低,红景天苷、酪醇和羟基酪醇的含量有不同程度升高,其中红景天苷、酪醇及羟基酪醇的质量分数分别升高了200%、5%、40%以上。

2. 药效研究　药理研究表明,女贞子具有保肝、免疫调节、强心、抗炎抑菌及抗肿瘤的作用,还具有降血糖、降血脂、抗氧化、抗动脉硬化的作用[13,14]。

周爱香等[15]研究表明,女贞子酒蒸品在升白、增强非特异性免疫、抗炎方面均优于其他炮制品。女贞子生品对小鼠肠道推进功能有明显促进作用,而酒蒸品对小鼠正常肠道推进功能无明显影响。范秦鹤等[16,17]比较了女贞子不同炮制品对小鼠免疫功能的影响,结果显示,女贞子酒蒸品水提物在增加胸腺质量和脾质量、促进植物凝集素(PHA)诱导的淋巴细胞转化率、提高血清溶血素含量、抑制网状内皮系统活性等方面均较生品显著增强;清蒸品具有与酒蒸品相似的增强和调节免疫功能作用,作用强弱顺序为酒蒸品>清蒸品>生品;此外,采用常压耐缺氧试验、环磷酰胺白细胞低下模型、LD_{50}值测定的方法,对女贞子酒蒸品、清蒸品、生品的耐缺氧能力、升高白细胞作用及毒性的大小进行实验比较,结果表明,酒蒸品的抗缺氧、升白作用优于清蒸品和生品,而对于灌胃LD_{50}值,酒蒸品介于清蒸品和生品之间。

毛春芹等[18]研究表明,女贞子生品及炮制品(清蒸品、酒蒸品、醋蒸品、盐蒸品)对巴豆油引起的小鼠耳郭肿胀均有抑制作用,以酒蒸品为最佳,抑菌作用也以酒蒸品最强。殷玉生等[3]对女贞子不同炮制品的护肝作用进行研究,结果显示酒蒸品中齐墩果酸的含量最高,且降谷丙转氨酶作用最佳。邹韵等[19]通过测定女贞子生品、清蒸品、盐蒸品、醋蒸品、白酒蒸品、黄酒蒸品的不同提取液对大鼠离体肝脂质过氧化产物丙二醛(MDA)的抑制情况,发现炮制品的抗脂质过氧化作用强于生品,且在不同炮制品中以盐蒸品、醋蒸品较好,尤以盐蒸品的抑制作用最强。

3. 炮制工艺研究　熊赣平等[20]采用正交试验法,以蒸制时间、酒的种类、酒的用量、蒸制温度为考察因素,以齐墩果酸含量为指标,采用紫外可见分光光度法对其含量进行测定,从而优选女贞子的酒蒸工艺,结果以黄酒、加酒量为20%、110℃下蒸制4小时为佳。刘艳红等[21]采用响应曲面法,选用黄酒用量、闷润时间和蒸制时间作为考察因素,以齐墩果酸含量为响应值,优选最佳炮制工艺;结果显示,最佳炮制工艺为黄酒用量25.19%,闷润时间3.06小时,蒸制时间5.16小时。徐维统等[22]采用$L_9(3^4)$正交试验设计,以齐墩果酸、特女贞苷为含量(采用高效液相色谱法对其含量进行测定)指标进行综合评判,研究女贞子酒蒸工艺的3个关键因素即蒸前润制时间、黄酒用量和蒸制时间对成品质量的影响,从而优选女贞子酒蒸工艺的技术参数;结果显示,女贞子酒蒸最佳炮制工艺为:取净女贞子,加入相当于其重量的20%的黄酒拌匀,润制或不润,蒸或炖8小时,取出,干燥。

王新功等[23]研究了不同酒蒸制时间(2小时、3小时、4小时、8小时、3天)对女贞子中齐墩果酸含量和外观质量的影响,结果显示,蒸制4小时、8小时时,色泽黑润,有较多白色粉霜;女贞子酒蒸后,齐墩果酸的煎出率显著提高,以蒸 4 小时和 8 小时为优,但二者之间无显著差异;研究认为,女贞子酒蒸时间以 4 小时为宜。周卫东[24]采用高效液相色谱法测定齐墩果酸的含量,以齐墩果酸含量为指标,通过正交试验优选酒蒸女贞子的炮制工艺条件;结果提示,女贞子的最佳炮制工艺方案为浸泡 8 小时,蒸制 7 小时,干燥温度 60℃。马兴田等[25]以酒女贞子中齐墩果酸的含量为指标,采用高效液相色谱法(HPLC)对其含量进行测定,考察黄酒稀释倍数、闷润时间、蒸制压力、温度及时间对酒女贞子质量的影响;结果表明,取药物质量 20% 的黄酒,用黄酒质量 50% 的水进行稀释搅匀,闷润 2 小时,在压力 80 kPa、温度 105℃条件下,蒸制 2.5 小时(大档)或 2 小时(小档),效果最佳。

4. 质量标准研究 胡魁伟[26]参照《中国药典》2005 年版对酒女贞子中的杂质、水分、总灰分、酸不溶性灰分等进行测定,结果显示,酒女贞子的质量标准为:杂质不得过 3.0%,水分不得过 8.0%,总灰分不得 5.0%,酸不溶性灰分不得过 0.5%,浸出物不得低于 25%,齐墩果酸和熊果酸的总量不得少于 1.0%,特女贞苷不得少于 0.40%。

参考文献

[1] 李显奇,何新荣,李晓蒙.HPLC 测定女贞子不同炮制品中齐墩果酸的含量[J].广东药学院学报,1998,14(4):256-258.

[2] 王书梅,王灿岭,孙洪涛.高效液相色谱法测定不同炮制法的女贞子中齐墩果酸的含量[J].中国医院药学杂志,2005,25(8):781-782.

[3] 殷玉生,于传树.女贞子炮制品化学成分和护肝作用的实验研究[J].中成药,1993,15(9):18-19.

[4] 郭娜,马芳,范斌,等.超高效液相色谱法测定女贞子不同炮制品中女贞苷含量[J].中国中医基础医学杂志,2010,16(12):1171-1172.

[5] 李曼玲,刘美兰.女贞子不同炮制品中甘露醇的含量测定[J].中药材,1995,18(5):246-247.

[6] 李曼玲,刘美兰.女贞子及其炮制品中游离及水解氨基酸的分离测定[J].中药材,1995,18(1):28-30.

[7] 曹延杰,李飞,谭鹏,等.女贞子炮制前后 5- 羟甲基糠醛的含量变化[J].时珍国医国药,2009,20(12):2929-2930.

[8] 怀务平.女贞子不同炮制品微量元素与水溶出物含量比较[J].山东中医杂志,1997,16(6):278-279.

[9] 肖薇,黄健,陈志峰,等.不同炮制方法对女贞子化学成分的影响[J].中国中医药信息杂志,2015,27(7):82-85.

[10] 赵资堂,张学兰,李慧芬,等.女贞子炮制过程中 2 种三萜类成分及水溶性低分子糖含量变化规律研究[J].辽宁中医杂志,2012,39(12):2454-2457.

[11] 徐娟华,谢迎光,嵇洪亮,等.不同炮制法对女贞子中酪醇和多糖含量的影响[J].浙江大学学报:医学版,1999,28(5):206-208.

[12] 霍雨佳,岳琳,刘颖,等.酒制对女贞子饮片主要化学成分含量的影响[J].中国实验方剂学杂志,2018,24(1):26-30.

[13] 刘亭亭,王萌.女贞子化学成分与药理作用研究进展[J].中国实验方剂学杂志,2014,20(14):228-234.

[14] 李建芬.中药女贞子研究进展[J].内蒙古中医药,2012,31(16):45-46.

[15] 周爱香,富杭育,沈鸿,等.女贞子不同炮制品药理作用的比较[J].中药材,1993,16(8):25-29.

[16] 范秦鹤,朱爱华,吕兰熏,等.女贞子不同炮制品免疫作用的比较[J].陕西中医学院学报,1999,22(2):34-35.

[17] 范秦鹤,侯雅玲,朱爱华,等.女贞子不同炮制品升高白细胞耐缺氧作用及毒性比较[J].西北药学杂志,2004,19(1):20-22.

[18] 毛春芹,陆兔林,高士英.女贞子不同炮制品抗炎抑菌作用研究[J].中成药,1996,18(7):17-18.

[19] 邹韵,徐娟华,蒋惠娣,等.女贞子不同炮制品的抗脂质过氧化作用研究[J].浙江中医杂志,1998,11(11):522-523.

[20] 熊赣平,王艳伟,杨中林.女贞子的蒸制工艺探讨[J].江苏药学与临床研究,2006,14(1):35-37.

[21] 刘艳红,杨欣澜.女贞子酒制工艺响应曲面法的优化[J].世界中医药,2018,13(1):211-215.

[22] 徐维统,徐华玲.正交试验法优选酒蒸女贞子最佳炮制工艺[J].辽宁中医杂志,2011,38(7):1412-1414.

[23] 王新功,吕华瑛,李菁.不同蒸制时间对女贞子中齐墩果酸含量的影响[J].山东医药工业,2002,21(4):53-54.

[24] 周卫东.酒制女贞子炮制工艺的研究[J].江西中医药,2012,43(12):61-63.

[25] 马兴田,薄雯映,向飞军,等.女贞子黄酒蒸制炮制工艺研究[J].中草药,2011,42(4):716-718.

[26] 胡魁伟.女贞子炮制工艺及质量标准的研究[D].北京:中国中医科学院,2006.

✦ 酒川芎（制川芎、蒸川芎）✦

本品为伞形科植物川芎 *Ligusticum chuanxiong* Hort. 的干燥根茎。酒川芎（制川芎）为川芎的酒蒸炮制加工品。蒸川芎为川芎的清蒸炮制加工品。

一、炮制历史沿革

川芎蒸制的记载始于明代。明代《医学入门》记载:"川产形块重实色白者良。水洗,略炒或蒸。"《本草纲目》记载:"蜀地少寒,人多栽莳,深秋茎叶亦不萎也。清明后宿根生苗,分其枝横埋之,则节节生根。八月根下始结芎䓖,乃可掘取,蒸暴货之。"清代《得配本草》记载:"白芷同蒸,焙干去芷用。"

二、炮制规范与文献

粤帮川芎炮制方法为酒蒸法。《广东省中药炮制规范》(1984 年版)记载:"制川芎:取净川芎,用水浸 2~4 小时,捞起,沥干水,用硫黄熏至透心,取出,用酒拌匀,待酒被吸进后,蒸 3~4 小时至透心,取出,放冷,切薄片,干燥。每 100kg 川芎,用酒 10kg。"《广东省中药饮片炮制规范》(2011 年版)记载为酒川芎:"酒蒸法:取净川芎个,加水浸润至内无干心,捞起沥干,加黄酒拌匀,闷润至黄酒被吸尽,上蒸锅蒸制 3 小时,取出,切薄片,干燥,筛去灰屑。每 100kg 川芎,用黄酒 10kg。"

此外,广西的炮制规范所载制川芎采用酒煮法,福建的炮制规范所载蒸川芎采用清蒸法,详见表 3-3-5。川芎酒蒸法为粤帮中药饮片的特色炮制方法。

表 3-3-5 制川芎炮制工艺

炮制规范	炮制工艺
《福建省中药饮片炮制规范》(2012 年版)	**蒸川芎** 取川芎,除去杂质,分开大小,洗净,润透切片后蒸透,或蒸透后切片,干燥
《广西壮族自治区中药饮片炮制规范》(2007 年版)	**制川芎** 取生川芎加适量水浸泡,再将川芎连水或适量酒一同倒入锅内,煮至川芎吸尽原汁透心后,取出晒至八九成干,然后放入缸内密闭闷软,切中片或薄片,干燥。每 100kg 川芎,用酒 25kg

三、炮制作用

川芎味辛性温,归肝、胆、心包经,具有活血行气、祛风止痛功效,常用于胸痹心痛、胸胁刺痛、跌仆肿痛、月经不调、经闭痛经、癥瘕腹痛、头痛、风湿痹痛的治疗。酒蒸能增强川芎祛风和行气的作用。

四、现代研究

1. **化学成分研究** 川芎主要含有苯酞类化合物(Z-藁本内酯、Z-丁烯基苯酞、3-丁烯基-7-羟基苯酞、新蛇床内酯等)、有机酚酸类化合物(油酸、十七烷酸、十八碳二烯酸、阿魏酸等)、生物碱类化合物(川芎嗪、腺嘌呤、尿嘧啶、胆碱等)、神经酰胺和脑苷脂类化合物、多糖类化合物等化学成分。

夏荃等[1]采用高效液相色谱法测定川芎及其不同炮制品的阿魏酸含量,结果表明,炮制加工可以引起川芎中阿魏酸含量的变化:酒炙川芎>广东制川芎>生川芎;总阿魏酸的含量:酒炙川芎>生川芎>广东制川芎;川芎生品及不同炮制品水煎液中阿魏酸的含量:酒炙川芎>生川芎>广东制川芎。

2. **质量标准研究** 王娣等[2]采用高效液相色谱法(HPLC)测定川芎药材及饮片中丁苯酞和藁本内酯的含量,对其进行质量标准提升研究,结果显示:川芎药材含丁苯酞不得低于0.030%,藁本内酯不得低于 0.80%;川芎饮片含丁苯酞不得低于 0.025%,藁本内酯不得低于0.60%。

参考文献

[1] 夏荃,文惠玲,李土光,等.高效液相色谱法测定川芎不同炮制品中游离阿魏酸和总阿魏酸的含量[J].广州中医药大学学报,2009,26(4):384-387.

[2] 王娣,刘玉红,刘云华,等.川芎药材及饮片质量标准提升研究[J].亚太传统医药,2017,13(5):34-38.

◆ 熟 大 黄 ◆

大黄为蓼科植物掌叶大黄 *Rheum palmatum* L.、唐古特大黄 *Rheum tanguticum* Maxim. ex Balf. 或药用大黄 *Rheum officinale* Baill. 的干燥根和根茎。熟大黄为大黄的酒蒸炮制加工品。

一、炮制历史沿革

大黄蒸制始载于汉代《金匮要略》,如"大黄十分,蒸"。南北朝《雷公炮炙论》记载:"细切……蒸,从巳至未,晒干。又酒腊水蒸,从未至亥,如此蒸七度,晒干。却酒薄蜜水,再蒸一伏时,其大黄擘如乌膏样,于日中晒干。"该记载在《本草汇》中也被提及。唐代《银海精微》记载:"虚者酒蒸。"《千金翼方》记载:"凡大黄皆薄切,五升米下蒸之暴干。""破大黄如棋子,冷水渍一宿,蒸暴干。"《备急千金要方》记载:"大黄,蒸三斗米下。""凡方中用大黄,薄切,五升米下蒸熟,暴干。"宋代《太平圣惠方》记载:"饭下蒸一炊时,取出曝干。"《太平惠民和剂局方》记载:"大黄,蒸,焙。""大黄,去皮,蒸,切。""大黄,蒸。""大黄,蒸,切,焙。"《小儿药证直诀》记载:"酒洗过,米下蒸熟,切片曝干。""酒浸切片,以巴豆去皮一百个,贴在大黄上,纸裹饭上蒸三次,切,炒令黄焦,去巴豆不用。"《女科百问》记载:"酒浸蒸熟,到。"《圣济总录》记载:"九蒸九曝。"《普济本事方》记载:"以湿纸裹,甑上蒸。"《鸡峰普济方》记载:"湿纸裹,三斗米下蒸米熟,去米、纸,焙。"金代《儒门事亲》记载:"面裹,蒸。"元代《世医得效方》记载:"蒸""酒蒸""湿纸裹蒸""米下蒸,切,焙""湿纸裹,三斗米下蒸米熟,去纸,切,焙"。《卫生宝鉴》记载:"酒蒸。"明代多沿用"九蒸九曝",如《鲁府禁方》记载:"酒拌,九蒸九晒,为末。"《寿世保元》记载:"酒蒸九次,极黑。"清代《本经逢原》记载:"酒蒸用之。"

二、炮制规范与文献

粤帮将大黄炮制为熟大黄。《广东省中药炮制规范》(1984年版)记载:"熟大黄:取净大黄,用酒拌匀,闷润,待酒被吸尽后,置适宜容器内密封,蒸4~5小时至近黑色时,取出,干燥。每100kg大黄,用酒20kg。"

此外,历版《中国药典》、全国炮制规范和其他省(自治区、直辖市)炮制规范也收载熟大黄,详细工艺见表3-3-6。其中,收载酒蒸大黄的有贵州、湖南、江西、上海、安徽和北京的炮制规范;隔水炖大黄的为广西的炮制规范;蒸或炖的为江苏、河南、四川、福建、浙江和全国的炮制规范。

表 3-3-6　熟大黄(酒蒸)炮制工艺

《中国药典》及炮制规范		炮制工艺
《中国药典》1963年版	熟大黄	取切成小块的大黄,用黄酒拌匀,置罐内或适宜容器内,密封,坐水锅中,隔水炖透,取出,晾干即得
《中国药典》1977年版	熟大黄	取大黄小块或片,照酒炖法(附录18页)用黄酒炖至内外均黑色
《中国药典》1985年版	熟大黄	取大黄块,照酒炖或酒蒸法(附录15页)炖或蒸至内外均呈黑色
《中国药典》1990年版	熟大黄	取大黄块,照酒炖法或酒蒸法(附录7页)炖或蒸至内外均呈黑色
《中国药典》1995年版、2000年版、2005年版、2010年版	熟大黄	取大黄块,照酒炖或酒蒸法(附录Ⅱ)炖或蒸至内外均呈黑色
《中国药典》2015年版	熟大黄	取净大黄块,照酒炖或酒蒸法(通则0213)炖或蒸至内外均呈黑色

续表

《中国药典》及炮制规范	炮制工艺
《全国中药炮制规范》（1988 年版）	**酒熟大黄** 取大黄片或块,用黄酒拌匀,闷约 1~2 小时至酒被吸尽,装入炖药罐或适宜容器内,盖严,隔水炖约 24~32 小时或置木甑内蒸至内外均呈黑色为度,取出晒干。每 100kg 大黄片或块,用黄酒 30kg
《北京市中药饮片炮制规范》（2008 年版）	**熟大黄** 取大黄块或片,加黄酒拌匀,闷润 1~2 小时,至黄酒被吸尽,置适宜容器内,密封,蒸 18~24 小时,至表面呈黑褐色,内部黄褐色,取出,晾干。每 100kg 大黄块(片),用黄酒 50kg
《上海市中药饮片炮制规范》（2008 年版）	**酒制大黄** 取生大黄,照酒蒸法(附录Ⅰ)蒸至内外均呈黑色,再将蒸时所得汁水拌入,使之吸尽,干燥,筛去灰屑。每 100kg 生大黄,用黄酒 20kg
《安徽省中药饮片炮制规范》（2005 年版）	**熟大黄** 取净大黄片,加黄酒拌匀,待酒吸尽后,照蒸法(附录Ⅰ)蒸至内外均呈黑色时,取出,干燥。每 100kg 大黄,用黄酒 30kg
《浙江省中药炮制规范》（2005 年版）	**制大黄** 取大黄,与酒拌匀,稍闷,吸尽,置适宜容器内,炖或蒸 8~10 小时,闷 12 小时,至内外均呈黑褐色时,取出,干燥。每 100kg 大黄,用酒 25kg
《江西省中药饮片炮制规范》（2008 年版）	**熟大黄** 取大黄块,用酒拌匀,润透,蒸 1 天至内外均呈黑色,取出,干燥。每 100kg 大黄,用酒 30kg
《福建省中药炮制规范》（1988 年版）	**熟大黄** 取大黄块,照酒炖法或酒蒸法炖或蒸至内外均呈黑色
《四川省中药饮片炮制规范》（2002 年版）	**熟大黄** 取净大黄块,照酒炖或酒蒸法炖或蒸至内外均呈黑色
《河南省中药饮片炮制规范》（2005 年版）	**熟大黄** 取净大黄块,照酒炖或酒蒸法(炮制通则)炖或蒸至内外均呈黑色
《湖南省中药饮片炮制规范》（2010 年版）	**熟大黄** 取净大黄片或块,照蒸制法(附录Ⅰ)密闭,隔水加热,反复蒸 24~32 小时,至大黄内外呈黑色。每 100kg 大黄片或块,用黄酒 30kg
《贵州省中药饮片炮制规范》（2005 年版）	**酒蒸大黄**(熟大黄) 取净大黄片,照酒蒸法(附录一炮制通则)蒸至上大气后约 4 小时,稍晾再蒸,反复 3 次,至内外均呈黑色
《广西壮族自治区中药饮片炮制规范》（2007 年版）	**熟大黄** 取生大黄片,用酒拌匀,稍闷,置适宜容器内密封,隔水炖至大黄内外均呈黑褐色时,取出,干燥。每 100kg 大黄,用酒 30kg
《江苏省中药饮片炮制规范》（2002 年版）	**熟大黄** 取大黄片或小方块,加酒拌匀,按炖法或蒸法(参见附录,553 页)炖或蒸至内外均呈黑色或黑褐色,取出,干燥。每 100kg 大黄,用黄酒 30kg

三、炮制作用

大黄味苦,性寒,归脾、胃、大肠、肝、心包经,具有泻下攻积、清热泻火、凉血解毒、逐瘀通经、利湿退黄的功效,用于实热积滞便秘、血热吐衄、目赤咽肿、痈肿疔疮、肠痈腹痛、瘀血经闭等,外治烧烫伤。生大黄苦寒沉降,气味重浊,走而不守,直达下焦,泻下作用峻烈,长于攻积导滞、泻火解毒。熟大黄泻下力缓,泻火解毒,用于火毒疮疡。蒸制后泻下力缓,减轻了腹痛的副作用,并增强了活血祛瘀的功效。

四、现代研究

1. 化学成分研究　大黄主要含有蒽衍生物类（蒽醌类如大黄酸、大黄酚、芦荟大黄素等，蒽酮类如大黄二蒽酮 A、大黄二蒽酮 B、大黄二蒽酮 C、掌叶二蒽酮 A、掌叶二蒽酮 B、掌叶二蒽酮 C 等）、二苯乙烯类 [3,4,3′,5′- 四羟基芪 -3- 葡萄糖苷、4,3′,5′- 三羟基芪 -4- 葡萄糖苷、4,3′,5′- 三羟基芪 -4(6″- 没食子酰基)- 葡萄糖苷等]、鞣质类（大黄四聚素、没食子酸和 d- 儿茶素等）、萘衍生物类（6- 甲氧基酸模素 -8-O-β-D- 吡喃葡萄糖苷、2- 甲氧基 -6- 乙酰基 -7- 甲基胡桃醌等）、色酮类衍生物、苯丁酮类（莲花掌苷、异莲花掌苷、苯丁酮葡萄糖苷等），以及挥发油、糖类（鼠李糖、阿拉伯糖、来苏糖、木糖等）、植物甾醇和有机酸（棕榈酸、亚油酸、十二酸等）等化学成分。

吴雪荣[1]采用超高效液相色谱法及比色法对大黄不同炮制品的成分含量进行对比，结果表明，熟大黄的游离蒽醌含量较生大黄升高 70.21%，结合蒽醌则下降 58.98%；在游离蒽醌含量的对比中，熟大黄最高，大黄炭最低，酒大黄则高于生大黄；在结合蒽醌含量的对比中，生大黄最高，大黄炭最低，酒大黄高于熟大黄；在鞣质含量的对比中，生大黄最高，大黄炭最低，酒大黄高于熟大黄。花似虎[2]研究发现，大黄酒蒸后，结合蒽醌含量较生大黄降低，酒蒸大约降低 1/3~1/2，分解成游离蒽醌苷元。李廷广[3]采用紫外光谱法及高效液相色谱法，对大黄不同炮制品化学成分进行测定，结果显示，大黄醋蒸后所含还原型蒽醌、游离蒽醌较其他炮制品略高，部分蒽醌成分少于其他炮制品；生大黄中的大黄蒽醌主要以结合形式存在，经炮制后，结合蒽醌可能部分转化成游离蒽醌；大黄素与大黄酚总含量以醋蒸大黄最高。卫昊等[4]采用 HPLC/PDA 测定大黄不同炮制品化学成分，结果表明，清蒸大黄与酒蒸大黄饮片中的化学成分含量变化不大；番泻苷 A 和番泻苷 B 的含量随炮制时间的增加而降低，而 (+)- 儿茶素、没食子酸、芦荟大黄素、大黄素、大黄酸、大黄酚、大黄素甲醚的含量在蒸制 0~6 小时内逐渐升高，在蒸制 6~12 小时内略有降低。梁玉红[5]采用分光光度计对大黄不同炮制品的相关化学成分进行测定，结果表明，熟大黄和酒大黄的干燥失重和浸出物均未发生显著变化，大黄炭的干燥失重和浸出物含量显著降低。

2. 药效研究　大黄具有泻下、抗炎、改善胃肠道功能、保肝利胆、降血脂、抑菌、影响血液和微循环、抑制酶活性、止血、免疫调节等药理作用。

李会芳等[6]以番泻苷 B 作为对照物质，采用小鼠致泻模型对大黄参照物质的致泻效价值进行标化，采用标定的大黄道地参照物作为对照，按照"量反应平行线法"对大黄不同炮制品进行了致泻效价的测定；结果显示，以原生大黄的生物效价为 100%，炮制后生物致泻效价明显降低，酒大黄的平均效价值为 699.05U/g，下降了 16.39%，而熟大黄的平均效价值为 459.76U/g，下降了 44.29%；结果表明，生大黄经炮制后致泻效价明显降低，酒大黄致泻活性弱于生大黄，熟大黄次之。吴晓青等[7]研究生、熟大黄对热结便秘模型小鼠泻下作用的差异，发现生大黄与熟大黄比较，泻下指数（EI）显著增高，即生大黄的泻下指数明显高于熟大黄；生大黄组与熟大黄组相比，血清胃泌素（GAS）、胃动素（MTL）、血管活性肠肽（VIP）、神经降压素（NT）、生长抑素（SS）、乙酰胆碱酯酶（AChE）、P 物质（SP）、内皮素 -1（ET-1）和结肠 GAS、MTL、VIP 的含量差异均有统计学意义，说明生大黄和熟大黄在胃肠激素和肠神经递质调控方面有明显差异。

杨涛等[8]采用腹腔注射高分子右旋糖酐制备大鼠血瘀模型,同时给予不同剂量生大黄、熟大黄和不加酒制熟大黄(2.5g/kg、5.0g/kg),连续灌胃7天后,观察大黄及其炮制品对实验动物血液流变性的影响,结果显示,熟大黄各剂量组与等剂量的生大黄组相比较,其血液流变学的各项指标均有所减少,其中熟大黄低剂量组全血黏度与生大黄低剂量组相比较有极显著差异,进而表明熟大黄活血化瘀作用明显较生大黄好;加酒熟大黄的活血化瘀作用明显优于无酒熟大黄。

张丽华[9]通过观察生、熟大黄对应激性胃溃疡模型大鼠胃黏膜糜烂性大出血的影响,发现二者均具有良好止血作用。若提前3天给药,再进行应激试验,则生、熟大黄均表现为显著的抗应激效应,对胃黏膜在应激状态下发生的病理损伤可起到较好预防作用,从而减少胃黏膜出血的发生;生大黄较熟大黄止血速度快,但熟大黄的不良反应更少。

刘亮亮等[10]研究了大黄各制品(包括生大黄、熟大黄、大黄炭)中各组分对酵母菌致热大鼠体温的影响。首先将大黄各制品分别醇提,经大孔吸附树脂不同浓度乙醇洗脱得到4个组分——组分1主要包括鞣质单体类成分,组分2主要包括结合鞣质和少量苷类,组分3主要包括苷类成分(蒽醌苷及其他苷类),组分4主要成分为游离蒽醌。各组分分别灌胃酵母菌致热大鼠,以解热为观察指标,在给药后的第1小时、第2小时、第4小时、第6小时各测体温1次,计算各时刻每只大鼠相对于其正常体温的体温变化值。结果显示,除熟大黄组分1在所有测试时间点未见明显解热作用外,其他各组在给药后不同的时间点均有一定解热作用。给药1小时后,大鼠体温开始明显下降,且有些组分一直持续到给药后6小时。从所测试时间点的总体趋势来看,给药后1小时解热作用最强,给药后2小时、4小时、6小时各时间点依次递减,表明大黄不同炮制品均具有解热作用。

3. **炮制工艺研究** 李庆华等[11]以熟大黄浸出物含量为指标,优选其最佳蒸制时间,结果表明,大黄以酒蒸10小时最为适合。崔春利等[12]以没食子酸、大黄酚-8-O-β-D-葡萄糖苷、芦荟大黄素、大黄酸、大黄素、大黄酚、大黄素甲醚7种成分的综合评分为指标,采用高效液相色谱法,将采用3因素3水平的Box-Behnken响应面试验作为优选方法,考察加酒量、闷润时间、蒸制时间等因素对熟大黄炮制工艺的影响,结果表明,每100g药材加酒35ml,闷润2小时,蒸制11小时为熟大黄的最佳炮制工艺。肖井雷等[13]以芦荟大黄素、大黄酸、大黄素、大黄酚、大黄素甲醚和总蒽醌的含量为考察指标,采用高效液相色谱法对其含量进行测定,以单因素与正交设计相结合优选出的熟大黄的最佳炮制工艺为:大黄加30%黄酒闷润3.5小时,置100℃蒸制1.5小时,且蒸制时间对大黄中总蒽醌的含量具有显著影响,而闷润时间和蒸制温度的影响无统计学意义。

4. **质量标准研究** 孙佩[14]参照《中国药典》2005年版对生大黄、酒大黄、熟大黄饮片浸出物进行测定,结果显示,三者浸出物分别不得少于34.0%、31.0%、35.0%;采用高效液相色谱法(HPLC)对三者的蒽醌苷元及番泻苷含量进行测定,结果显示,生大黄质量标准为蒽醌苷元不得少于1.7%、番泻苷不得少于0.2%,酒大黄质量标准为蒽醌苷元不得少于1.7%、番泻苷不得少于0.1%,熟大黄(不含番泻苷)质量标准为蒽醌苷元不得少于1.6%。张志[15]对煨大黄的水分、总灰分、浸出物等项目进行了研究,得出结论为:水分含量不得过15.0%,总灰分含量不得过10.0%,浸出物含量不少于25.0%,总蒽醌含量不少于1.5%,番泻苷含量不得过0.15%。

参考文献

[1] 吴雪荣.大黄不同炮制品的成分研究[J].中国处方药,2017,15(11):28-29.

[2] 花似虎.对大黄炮制品作用的探讨[J].中医药学报,1984(6):56-57.

[3] 李廷广.醋(蒸)制大黄的炮制工艺研究[J].现代中西医结合杂志,2012,21(21):2356-2357.

[4] 卫昊,冯改利,郑洁,等.清蒸和酒蒸对大黄中9种化学成分的影响分析[J].中成药,2013,35(4):777-780.

[5] 梁玉红.中药大黄饮片炮制前后物质基础变化规律研究[J].中西医结合心血管病电子杂志,2016,4(20):196-197.

[6] 李会芳,王伽伯,曲毅,等.大黄炮制前后致泻效价的比较[J].中国中药杂志,2012,37(3):302-304.

[7] 吴晓青,胡昌江,赵玲,等.生、熟大黄泻下作用及其机制研究[J].中药材,2014,37(9):1562-1565.

[8] 杨涛,胡昌江,李文兵,等.生、熟大黄对高分子右旋糖酐所致血瘀大鼠血液流变性的比较[J].中国实验方剂学杂志,2012,18(21):248-250.

[9] 张丽华.大黄的炮制及其药理作用[J].山东医药工业,1999,18(3):28-29.

[10] 刘亮亮,隋峰.大黄炮制品各组分解热作用比较研究[J].山西中医学院学报,2017,18(5):29-31,44.

[11] 李庆华,刘鹤香,张德安.熟大黄炮制工艺的研究(摘要)[J].中成药研究,1984(10):18.

[12] 崔春利,王蓓,邓翀,等.响应面法优化熟大黄炮制工艺[J].中国中医药信息杂志,2014,21(9):98-102.

[13] 肖井雷,刘玉翠,刘媛媛,等.熟大黄炮制工艺优选及判定标准量化研究[J].中草药,2017,48(8):1571-1576.

[14] 孙佩.大黄三种饮片的质量标准研究[D].成都:成都中医药大学,2008.

[15] 张志.煨大黄炮制工艺、质量标准及对胃肠功能的影响研究[D].武汉:湖北中医药大学,2019.

◆ 熟 地 黄 ◆

地黄为玄参科植物地黄 *Rehmannia glutinosa* Libosch. 的新鲜或干燥块根。熟地黄为生地黄的清蒸或酒蒸炮制加工品。

一、炮制历史沿革

熟地黄始见于宋代《史载之方》,历史上其炮制方法有蒸法、酒蒸法、酒煮法、酒炖法、砂仁制法、煮制法、乳制法等。

蒸制法始载于东汉《金匮要略》:"咬咀,蒸之如斗米饭久,以铜器盛其汁,更绞地黄汁。"南齐《刘涓子鬼遗方》提出"蒸焙"。唐代《千金翼方》记载:"候好晴日便早蒸之……古法九遍,今但看汁尽色黑熟,蒸三五遍亦得。""亦可直切地黄,蒸之半日,数数以酒洒之使周匝,至夕出暴干。"宋代《本草衍义》载:"蒸曝之法:以细碎者洗出,研取汁,将粗地黄蒸出曝干,投汁中,浸三二时,又曝,再蒸,如此再过为胜,亦不必多。"宋代《证类本草》引《陈藏器本草》:"干地黄,《本经》不言生干及蒸干,方家所用二物别,蒸干即温补。"宋代《类编朱氏集验医方》记载:"九蒸。"宋代《证类本草》提到:"熟干地黄……今干之法,取肥地黄三二十斤,净洗,更以拣去细根及根节瘦短者亦得二三十斤,捣绞取汁,投银铜器中,下肥地黄浸漉令浃,饭上蒸三四过,时时浸滤转,蒸迄,又暴使汁尽,其地黄当光黑如漆,味甘如饴糖。"

关于酒蒸,《雷公炮炙论》提出:"瓷埚上柳木甑蒸之,摊令气歇,拌酒再蒸,又出令干。"宋代《普济本事方》曰:"酒洒九蒸九曝,焙干。"宋代《太平惠民和剂局方》曰:"凡使用:须净洗过,以酒浸一日夜,漉出,蒸三四次,焙干……只以酒洒蒸过使,不蒸亦得,不若酒浸蒸过为佳。"宋代《传信适用方》详细指出:"生者去土投水中,浮者为天黄,中者为人黄,沉者为地黄。先将地黄蒸良久,天黄、人黄捣汁,取蒸地黄投其汁中候冷,如此者三,曝干,以酒浸一宿,蒸,曝干。"宋代《集验背疽方》提到:"用好饼酒湿润,瓦器盛盖于饭甑上蒸晒,如此七次,剉,焙。"宋代《妇人大全良方》提到:"温水洗净,焙干,却以好酒发湿,却用巾子乘于甑上蒸,再用酒洒,九蒸九曝,焙燥秤。"此外,还有"酒蒸焙""酒蒸""酒浸蒸",见宋代《济生方》。元代《汤液本草》载:"《象》云:酒洒,蒸如乌金,假酒力则微温,大补,血衰者须用之……《珍》云:若治外、治上,酒制。……地黄假火力蒸九数,故能补肾中元气。"元代《世医得效方》记载:"酒洒蒸七次。"

元代《御药院方》载:"生地黄投于水中,拣沉底者于柳木甑中铺匀,瓦釜中用千里水,木甑安於釜上,桑柴火蒸,蒸得气通透,日中曝干,用生地黄自然汁洒匀,再曝干。如此蒸曝九返。"明代《普济方》提到"九蒸九焙""蒸曝九次或二十一次,如黑角色,不可经冷水"。明代《本草纲目》引《御药院方》:"柳木甑内以土盖上,蒸熟晒干,如此三次。"明代《奇效良方》载:"蒸九次,曝九次。"明代《本草蒙筌》解释了蒸的作用:"蒸干者温补,生干者平宣。"

关于酒蒸,明代《普济方》引《孟诜方》"酒蒸三次"。此外,"酒浸蒸晒,再入酒浸蒸五七次,如糖煎香美方可用,亦焙干",见明代《奇效良方》;"酒拌蒸半日",见明代《外科理例》;"酒润蒸黑,名熟地黄",见明代《本草蒙筌》;"酒浸蒸炒黑""酒拌蒸至黑色""酒拌蒸一日令极黑,晒干",见明代《寿世保元》。明代《药品化义》载:"用怀庆大生地,酒蒸三次,日晒干,铜刀切片。"明代《药性微蕴》详细描述了此法的要求:"然制炼之要,其地黄大者须蒸晒至十余次,劈开中有黑油如玉,气味甘香者方可用,勿拘九数也,亦不必用酒润过方蒸,盖酒经蒸晒,则成酸酢之味,不为佳。俟临用时,先一夜切碎如豆大,以酒润之,次早略蒸片晌,使两物匀和,酒气尚存,药气益香,动与胃合,易于营运,此雷敩炮制之微义,不可不留心也。"

除了以酒为辅料,还有其他辅料用以炮制。如明代《本草纲目》曰:"近时造法,拣取沉水肥大者,以好酒入缩砂仁末在内拌匀,柳木甑于瓦锅内蒸令气透,晾干,再以砂仁酒拌蒸、晾,如此九蒸九晾乃止"。明代《医宗必读》提到:"将生地黄酒润,用缩砂仁粗末拌蒸,盖覆极密,文武火蒸半日,取起晒极干,如前又蒸九次为度,令中心透熟纯黑乃佳。"以后清代的《药品辨义》《本草述》《本草备要》《修事指南》等书中都有用酒、砂仁拌蒸九次的记载。明代《鲁府禁方》还添加了其他辅料,提到:"用好酒拌炒,锅内蒸熟取出,再用砂仁一两、茯苓二两,二味用绢袋包,藏在地黄内,用酒浸平,慢火煮干,去砂、茯不用,竹刀切碎,晒干。"且明代《鲁府禁方》中首先提到"酒蒸,姜汁浸,焙",其后如明代《寿世保元》提到"酒洗令净,再入酒拌匀……重汤蒸半日,取出,加酒再蒸至极黑为度,再入生姜汁拌匀,慢火焙干"。

清代关于九蒸九曝的记载,如清代《成方切用》有"锅上蒸一日,晒干,再蒸再晒,九次为度"的记载。清代《医宗金鉴》记载:"九蒸为度,捣膏。"清代《本草崇原集说》载:"唐以后九蒸九晒为熟地黄,苦味尽除,入于温补肾经丸剂,颇为相宜。"

酒蒸法继续被沿用,如清代《本草汇笺》载:"若借酒蒸熟制,黑而为纯阴……生宜酒炒,熟宜姜制,入丸剂生者酒浸三日,捣烂,酒蒸三次,即为熟地也。"清代《本草择要纲目》载:"以陈酒煮小地黄汁,将地黄复入汁内,九蒸九晒,令其脂体柔润者是也。"酒与其他辅料一同炮制也有记载,如清代《外科证治全生集》载:"水煮至中心透黑,然后每斤入滚陈酒半斤、炒砂仁末一钱,再煮。煮至汁尽,沥起晒干。"清代《本草纲目拾遗》提到:"砂仁、酒、姜三味拌蒸九晒收,再以瓦焙为炭。"清代《本草备要》载:"以好酒拌砂仁末,浸蒸晒九次用(地黄性寒,得酒与火与日则温。性泥,得砂仁则利气,且能引入丹田)。"清代《本经逢原》载:"以好酒浸,入缩砂仁末拌,木甑瓦锅九蒸九晒,得太阳真火入剂方始得力。"《药义明辨》载:"用怀庆大生地,好酒浸三日,加砂仁拌匀,蒸晒九次。"清代还记载了以人乳为辅料的蒸制法,如清代《嵩崖尊生全书》《类证治裁》均提到"人乳粉、山药……拌蒸"。

二、炮制规范与文献

粤帮将地黄炮制为酒蒸地黄,即熟地黄。《广东省中药炮制规范》(1984年版)记载:"熟地黄:取净生地,洗净,润软,蒸8~12小时,停火闷12小时,用酒拌匀,待酒被吸尽后,再蒸8~12小时,取出,晒至八成干,切厚片,晾干。每100kg生地,用酒10kg。"

历版《中国药典》、全国炮制规范和其他省(自治区、直辖市)炮制规范也收载熟地黄(表3-3-7)。各版《中国药典》均收载酒炖法及清蒸法。全国及其他省(自治区、直辖市)炮制规范中,上海、浙江单独收载清蒸法;北京、江苏、广东、内蒙古、辽宁、湖南单独收载酒蒸法;吉林单独收载酒炖法;安徽、山西收载清蒸法及酒蒸法;天津、四川、重庆、陕西收载清蒸法及酒炖法;甘肃、广西、宁夏收载酒蒸法及酒炖法;全国、湖北收载清蒸、酒蒸及酒炖法;江西、贵州收载清蒸、酒炖及炆法,其中炆法以砂仁、陈皮及黄酒为辅料;云南收载蒸炙法,以蜂蜜、白酒、陈皮粉、砂仁粉为辅料;河南收载清蒸法、酒炖法、黄酒和砂仁粉拌蒸法、九蒸九晒法。

表3-3-7　熟地黄炮制工艺

《中国药典》及炮制规范	炮制工艺
《中国药典》1963年版	**酒熟地黄**　取洗净的干地黄,加黄酒拌匀,置罐内或适宜容器内,密闭,坐水锅中,隔水蒸炖至酒吸尽,取出,晒至外皮黏液稍干,置缸内贮藏即得 **蒸熟地黄**　取洗净的干地黄,置容器内加热蒸至黑润为度,取出,晒至八成干,切片,再晒干即得
《中国药典》1977年版	**熟地黄** (1)取净生地,照酒炖法(附录18页)用黄酒炖至酒吸尽,取出,晒至外皮黏液稍干时,切片,晒片。每100kg生地,用黄酒50kg (2)取净生地,照蒸法(附录18页)蒸至黑润,取出,晒至约八成干时,切片,再晒干
《中国药典》1985年版	**酒熟地黄**　取净生地黄,照酒炖法(附录15页)炖至酒吸尽,取出,晒至外皮黏液稍干时,切厚片,干燥。每100kg生地黄,用黄酒30~50kg **蒸熟地黄**　取净生地黄,照蒸法(附录15页)蒸至黑润,取出,晒至约八成干时,切厚片,干燥
《中国药典》1990年版	**酒熟地黄**　取净生地黄,照酒炖法(附录7页)炖至酒吸尽,取出,晒至外皮黏液稍干时,切厚片,干燥。每100kg生地黄,用黄酒30~50kg **蒸熟地黄**　取净生地黄,照蒸法(附录6页)蒸至黑润,取出,晒至约八成干时,切厚片,干燥

续表

《中国药典》及炮制规范	炮制工艺
《中国药典》1995年版、2000年版、2005年版、2010年版 《天津市中药饮片炮制规范》(2012年版)	**熟地黄** (1)取净生地黄,照酒炖法(附录ⅠD)炖全酒吸尽,取出,晾晒至外皮黏液稍干时,切厚片或块,干燥,即得。每100kg生地黄,用黄酒30~50kg (2)取净生地黄,照蒸法(附录ⅡD)蒸至黑润,取出,晒至约八成干时,切厚片或块,干燥,即得
《中国药典》2015年版	**熟地黄** (1)取生地黄,照酒炖法(通则0213)炖至酒吸尽,取出,晾晒至外皮黏液稍干时,切厚片或块,干燥,即得。每100kg生地黄,用黄酒30~50kg (2)取生地黄,照蒸法(通则0213)蒸至黑润,取出,晒至约八成干时,切厚片或块,干燥,即得
《全国中药炮制规范》(1988年版)	**酒熟地黄** 取净生地黄,用黄酒拌匀,置炖药罐内,密闭,隔水加热炖透,或置适宜容器内蒸透至表面黑润。至黄酒完全被吸尽,取出,晒至外皮稍干时,切厚片,干燥。每100kg生地黄,用黄酒30~50kg **蒸熟地黄** 取净生地黄,置木甑、笼屉或其他适当容器内加热蒸至黑润为度,取出,晒至八成干,切厚片,干燥
《北京市中药饮片炮制规范》(2008年版)	**熟地黄** 取整生地黄,除去杂质,洗净,稍晾干,加黄酒拌匀,闷润24~48小时,装入蒸罐内,加水适量,密封,蒸12~24小时,中间倒罐1次,至黄酒被吸尽,色泽黑润时,取出,晒至约八成干时,切厚片,干燥。每100kg净生地黄,用黄酒30~50kg
甘肃省《中药炮制规范》(1980年版)	**熟地黄** (1)将地黄洗净,捞出,润透,置笼屉内蒸24小时,候凉,出笼,晒至半干,取黄酒加蒸锅水混匀,拌入地黄内,俟全部吸尽后,置笼屉内再蒸24小时,如此再蒸1次,最后将蒸锅内所余的蒸锅水拌入,晾至八成干,切片,晾干。每100kg地黄,用黄酒50kg (2)将地黄洗净,用黄酒拌匀,装入铜罐(或适宜容器)内,密闭,隔水炖48小时,候凉,开罐,取出,晾至八成干,切片,晾干。每100kg地黄,用黄酒50kg
《安徽省中药饮片炮制规范》(2005年版)	**熟地黄** (1)取原药材,照蒸法(附录Ⅰ)蒸至表面乌黑色,取出,晒至约八成干时,切厚片或块,干燥 (2)取原药材,加黄酒拌匀,照蒸法(附录Ⅰ)蒸至酒吸尽,表面乌黑色,有光泽,取出,晒至八成干时,切厚片或块,干燥。每100kg生地黄,用黄酒30~50kg
《云南省中药饮片炮制规范》(1986年版)	**熟地黄**(蒸炙) 取原生地,洗净泥土,另以清水浸泡1~6小时,捞出晾干水分,放入甑内用武火蒸,同时将浸泡生地的水澄清,滤净泥土,在蒸时不断洒放生地水,蒸12~16小时,取出。每50kg加蜂蜜2.5kg,拌匀,再放入白酒2.5kg、陈皮细粉1kg、砂仁细粉1kg,拌匀,吸润1~2小时,取出,晒干,用时切成厚约3.3mm的平片
《江西省中药饮片炮制规范》(2008年版)	**熟地黄** (1)取生地黄,照酒炖法(附录二)炖至酒吸尽,取出,晾至外皮黏液稍干时,切厚片或块,干燥,即得。每100kg生地黄,用黄酒30~50kg

《中国药典》及炮制规范	炮制工艺
《江西省中药饮片炮制规范》（2008年版）	（2）取生地黄，照蒸法（附录二）蒸至黑润，取出，干燥至约八成干时，切厚片或块，干燥，即得 **蒸熟地** 取生地黄，洗净泥沙，浸1天，置木甑内，以文火蒸2天（每天上下翻动1次），取出，加陈皮、砂仁末拌匀，干燥。每100kg生地黄，用陈皮末2kg、砂仁末1kg **炆地黄** 取生地黄，除去杂质，大小分开，洗净，加水浸透后，放入炆药罐内，加入清水，上盖，移至围灶内，罐周围堆满干糠，点火炆2天，中途加入砂仁、陈皮末拌匀，炆至糖尽灰冷、药熟汁干时，取出干燥至半干，入容器内，用黄酒拌匀，待酒吸尽后，置木甑内，蒸4~6小时，取出，干燥至半干时，切厚片，干燥。每100kg生地黄，用砂仁、陈皮末各1.5kg，黄酒20kg
《贵州省中药饮片炮制规范》（2005年版）	**熟地黄** （1）取净生地黄个，照蒸制法（附录一炮制通则）蒸至黑润，取出，晒至约八成干时，切厚片或块，干燥 （2）取净生地黄个，照酒炖法（附录一炮制通则）隔水炖至酒吸尽，取出，晾晒至外皮黏液稍干时，切厚片或块，干燥。每10kg生地，用黄酒30~50kg （3）取净生地黄片，加入砂仁粉、陈皮粉和黄酒，拌匀，润一夜，照蒸制法（附录一炮制通则）蒸10~12小时，离火闷5~6小时。重复蒸、闷操作，直至内外显黑润，取出，干燥。每100kg净生地黄片，用黄酒10kg、砂仁粉12kg、陈皮粉12kg
《江苏省中药饮片炮制规范》（2002年版）	**熟地黄** 取未切片的净生地黄，用黄酒拌匀，置炖药罐内，密闭，隔水加热炖透，或置适宜容器内蒸透至黑润。至黄酒完全被吸尽，取出晾至外皮黏液稍干时，切厚片或块，烘干。每100kg生地黄，用黄酒30~50kg
《山西中药炮制规范》（1984年版）	**熟地黄** （1）取净生地，加黄酒拌匀，置容器内，隔水加热或用蒸汽加热，炖至酒吸尽，内外乌黑色，取出，晒至外皮黏液稍干时，切2~4mm薄片，晒干。每100kg生地，用黄酒30~50kg （2）取净生地，置适宜的蒸器内，加热蒸至内外黑润，取出，晒至约八成干时，切2~4mm厚片，晒干
《内蒙古自治区中药饮片切制规范》（1977年版）	**熟地黄** 取净生地，以开水稍闷，再用酒拌匀，置容器内用武火隔水炖24小时，取出，晾去水分。第2次加黄酒后用文火炖12小时，共炖36小时，至内外呈黑色，取出，晾去水分。净生地50kg，第1次用黄酒15kg，第2次用10kg
《辽宁省中药炮制规范》（1986年版）	**熟地黄** 取洗净的生地黄，加黄酒拌匀，稍闷，加热蒸至黑润为度，取出，晒至八成干，切厚片，晒干。每100kg生地黄，用黄酒30kg
《吉林省中药炮制标准》（1986年版）	**熟地黄** 取生地黄，除去杂质，洗净，捞出，喷淋黄酒，拌匀，置罐或适宜容器内，密闭，置水锅中，隔水炖至酒吸尽、柔润、色漆黑时，取出，晒至八成干，即得。每100kg生地，用黄酒50kg
《上海市中药饮片炮制规范》（2008年版）	**熟地黄** 将原药除去杂质，洗净，沥干，照蒸法（附录Ⅰ）清蒸至内外呈滋润黑色，晒或低温干燥至约八成干时，切厚片，将蒸时所得之汁水拌入，使之吸尽，晒或低温干燥，筛去灰屑

《中国药典》及炮制规范	炮制工艺
《浙江省中药炮制规范》（2005 年版）	**熟地黄** 取以水润软的生地黄，置适宜容器内，蒸约 6~8 小时，闷过夜，至内外均滋润黑色时，取出，晾至七八成干，干燥
《河南省中药饮片炮制规范》（2005 年版）	**怀熟地黄** （1）取净生怀地黄，照酒炖法（炮制通则）炖至酒吸尽，取出，晾晒至外皮黏液稍干时，切厚片或块，干燥，即得。每 100kg 生怀地黄，用黄酒 30~50kg （2）取净生怀地黄，照蒸法（炮制通则）蒸至黑润，取出，晒至约八成干时，切厚片或块，干燥，即得 （3）罐蒸熟怀地黄：取净生怀地黄，用黄酒、砂仁粉拌匀，装铜罐内，密闭，以武火加热，隔水蒸约 48 小时，蒸至内外漆黑、中央发黑为度，取出，晾至八成干时，切片，晒干，即得。每 100kg 生怀地黄，用黄酒 50kg、砂仁粉 0.9kg （4）笼蒸熟怀地黄：取净生怀地黄，置缸内，加黄酒适量拌匀，闷润至酒吸尽，置笼屉内以武火加热，用容器收集流出的熟地汁，蒸约 48 小时至干地黄中央发虚为度，取出，晒 1 天，拌入熟地汁和黄酒，再蒸 24 小时，取出，再晒 1 天，如此反复，蒸晒 8 次，至第 9 次将黄酒与砂仁粉一起拌入，蒸 24 小时，以蒸至内外漆黑、味甜酸无苦味为度，取出，晾至八成干时，切片，晒干，即得。此法制得的熟地称九蒸怀熟地。每 100kg 生怀地黄，用黄酒 50kg、砂仁粉 0.9kg
《湖北省中药饮片炮制规范》（2009 年版）	**熟地黄** （1）取生地黄，加酒拌匀，吸尽后以武火蒸 6~8 小时，至内面黑透时停火闷 8~12 小时，取出，晒至八成干，再将蒸时锅内所得液汁浓缩成膏，全部拌入地黄中，继续闷 8~12 小时使吸尽，取出，再按上法蒸 6~8 小时，取出晒至八成干，切厚片或块，干燥。每 100kg 生地黄，用黄酒 25kg （2）取生地黄，照酒炖法炖至酒吸尽，取出，晾晒至外皮黏液稍干时，切厚片或块，干燥。每 100kg 生地黄，用黄酒 30~50kg （3）取生地黄，照蒸法蒸至黑润，取出，晒至约八成干时，切厚片或块，干燥
《湖南省中药饮片炮制规范》（2010 年版）	**熟地黄** 取净生地黄，加入酒拌匀，照蒸法（附录Ⅰ）隔水反复蒸至酒吸尽，乌黑色，具光泽，味甜，取出，干燥至外皮黏液稍干，切中段片，干燥。每 100kg 生地黄，用黄酒 30kg
《广西壮族自治区中药饮片炮制规范》（2007 年版）	**熟地黄** （1）取生地黄，加酒拌匀，闷润，装入铜罐或瓦罐中，密闭，武火加热，炖至酒被吸尽，取出，晒至外皮黏液稍干时，切厚片，干燥。每 100kg 生地黄，用酒 30~50kg （2）取生地黄，加酒拌匀，闷润，待酒被吸尽，置蒸器内蒸 1 天，闷一夜，取出，将蒸时所得原汁拌入，晒至七八成干。如此反复蒸至黑色、油润、有光泽为度，取出晾干外皮，切厚片，干燥。每 100kg 生地黄，用酒 10kg
《重庆市中药饮片炮制规范及标准》（2006 年版）《四川省中药饮片炮制规范》（2002 年版）	**熟地黄** （1）取净生地黄，照酒炖法炖至酒吸尽，取出，晾晒至外皮黏液稍干时，切厚片或块，干燥，即得。每 100kg 生地黄，用黄酒 30~50kg （2）取净生地黄，照蒸法蒸至黑润，取出，晒至约八成干时，切厚片或块，干燥，即得

续表

《中国药典》及炮制规范	炮制工艺
《陕西省中药饮片标准》（2008年版第一册）	**熟地黄** （1）取药材生地黄，快速洗净，晾干，照酒炖法（附录Ⅰ）炖至酒吸尽，取出，晾晒至外皮黏液稍干时，切厚片或块，干燥，即得。每100kg生地黄，用黄酒30~50kg （2）取药材生地黄，快速洗净，晾干，照蒸法（附录Ⅰ）蒸至黑润，取出，晒至约八成干时，切厚片或块，干燥，即得
《宁夏中药炮制规范》（1997年版）	**熟地黄** 取生地，拣净杂质，洗净泥土，润至发软，稍晾，用黄酒浸润，置铜罐或铝罐内，加盖，四周封严，再置铁锅内，隔水炖；或放笼内用武火蒸36小时，翻倒1次，再蒸36小时，待凉，取出，晒干或晾干。每100kg生地黄，用黄酒30kg

三、炮制作用

熟地黄味甘，性微温，具有补血滋阴、益精填髓的功效，用于血虚萎黄、心悸怔忡、月经不调、崩漏下血、肝肾阴虚、腰膝酸软、骨蒸潮热、盗汗遗精、内热消渴、眩晕、耳鸣、须发早白的治疗。生地黄味甘、苦，性寒，蒸制后药性由寒转温，味由苦转甘，功能由清转补。清蒸地黄质厚味浓，滋腻碍脾，加酒蒸（炖）制后性转温，使之补而不腻。

四、现代研究

1. 化学成分研究 地黄主要含有环烯醚萜苷类（桃叶珊瑚苷、梓醇、益母草苷A、京尼平苷等）、苯乙醇苷类（地黄苷、毛蕊花糖苷、红景天苷、异毛蕊花糖苷）、糖及其苷类、氨基酸类等化学成分。

王宏洁等[1]采用高效液相色谱法对不同产地地黄炮制前后的化学成分进行测定，发现地黄在加工成熟地黄过程中，苯乙醇苷类成分毛蕊花糖苷及环烯醚萜苷类成分梓醇发生破坏，其中毛蕊花糖苷在地黄中的平均含量依次为鲜地黄（0.243%）＞生地黄（0.053 1%）＞熟地黄（0.025 7%），梓醇在地黄中的平均含量依次为鲜地黄（4.07%）＞生地黄（1.53%）＞熟地黄（0.267%），5-羟甲基糠醛（5-HMF）在地黄中的平均含量依次为熟地黄（0.034 0%）＞生地黄（0.004 2%）＞鲜地黄。钟恋[2]通过高效液相色谱法对地黄九蒸九晒过程中化学成分变化进行实验研究，发现其内在化学成分梓醇、毛蕊花糖苷、地黄苷A、地黄苷D等化学成分含量在蒸晒过程中均有明显下降，5-HMF、葡萄糖、果糖等化学成分含量均有明显增高。孟祥龙等[3]采用高效液相色谱法，通过比较清蒸法与酒蒸法对熟地黄九蒸九晒的影响，发现单糖苷如梓醇及益母草苷的含量均伴随蒸晒次数的增加而降低，三糖苷如地黄苷A及地黄苷D的含量伴随蒸晒次数的增加而略为升高，毛蕊花糖苷的含量伴随蒸晒次数的增加而降低。马灵珍等[4]采用紫外可见分光光度法，探究九蒸九制过程中熟地黄内还原糖的含量变化，发现地黄蒸制8次及以内时，次数越多，内在还原糖含量越高，最高的是第8次，最低的是第9次，分别为6.41%及4.18%。

2. 药效研究 地黄具有抗肿瘤、抗衰老、降血糖、保护胃黏膜等作用，对免疫系统、血液系统、中枢神经系统具有一定良性影响。

董静等[5]将 H22 肝癌腹水型瘤株移植于小鼠皮下（50 只实体瘤模型小鼠随机分为 5 组），采用不同剂量熟地黄多糖（RGP）灌胃给药，环磷酰胺腹腔注射给药；检测免疫器官指数、巨噬细胞功能及抑瘤率，测定各组肿瘤细胞的凋亡指数，观察形态学改变，检测瘤体 STAT3 及 Survivin 的表达情况以及 STAT3、Survivin 蛋白的表达情况，从而观察 RGP 对信号转导及转录活化因子 3（STAT3）活性的调控、对凋亡抑制基因生存素（Survivin）的影响；结果发现，RGP 可促进细胞凋亡，并有一定调节免疫的作用，其机制可能与 RGP 抑制 STAT3 信号转导通路、并进一步抑制 Survivin 等下游靶基因的表达有关。柳祚勤等[6]选取清蒸法（一蒸一晒）和传统法（九蒸九晒）炮制的熟地黄，探究不同炮制方法加工的熟地黄水煎液对雌性大鼠排卵功能的影响；以动情周期正常的雌性成年大鼠为研究对象（设空白组和清蒸组、传统组），观察这 2 种熟地黄的水煎液对雌性大鼠动情周期、卵巢组织形态及血清激素水平的影响，并建立熟地黄的 HPLC 指纹图谱，结合药效学指标研究熟地黄对雌性大鼠排卵功能影响的差异；研究表明，清蒸法炮制的熟地黄对正常雌性大鼠的排卵有一定抑制作用，传统法炮制的熟地黄在排卵功能方面有一定优势。李娴等[7]比较清蒸熟地黄和传统熟地黄引起大鼠滋腻碍胃的程度，选取熟地黄的 4 种不同炮制品制备相应水煎液，大鼠连续灌胃 14 天，禁食 24 小时，以碳末半固体糊灌胃，用酶联免疫吸附法测定血清胃泌素、血浆胃动素以及 P 物质的含量，计算胃内容物残留率；研究表明，清蒸熟地黄引起大鼠出现滋腻碍胃现象最为严重，而九蒸九晒熟地黄通过提高 GAS、MTL、SP 的含量以及降低胃内容物残留率，可以有效消除对大鼠滋腻碍胃的影响。张丽娜等[8]通过观察熟地黄中有效成分 5- 羟甲基糠醛（5-HMF）对大鼠高浓度皮质酮（CORT）致海马神经元损伤及学习记忆相关蛋白（GCR）、脑源性神经营养因子（BDNF）、血清和糖皮质激素调节蛋白激酶（SGK）蛋白表达的影响，发现 0.5mg/L 5-HMF 可以保护大鼠海马神经细胞免遭高浓度皮质酮的损伤，通过调节 GCR、BDNF、SGK 的基因表达，可能在延缓学习记忆功能退化中发挥作用。郑晓珂等[9]将熟地黄提取物作用于常规分离 Balb/c 小鼠胸腺及脾的淋巴细胞，探究熟地黄发挥免疫增强作用的活性物质及其作用机制；结果表明，熟地黄具有免疫增强作用，且发挥免疫增强作用的活性物质可能为熟地黄粗多糖，作用机制与其增强 Th1 和 Th2 细胞因子的表达有关。

3. 炮制工艺研究 张浩等[10]以毛蕊花糖苷、梓醇和浸出物含量为指标，以高效液相色谱法对其含量进行测定，采用 $L_9(3^4)$ 正交试验设计方法，优选出熟地黄先切片再蒸制的炮制工艺条件为：浸润水量 0.2 L/kg，浸润时间 2 小时，蒸制时间 7 小时。屠万倩等[11]以梓醇、地黄苷 D、毛蕊花糖苷、异毛蕊花糖苷和多糖的转移率为指标，以高效液相色谱法对其含量进行测定，以蒸制温度（压力）、蒸制时间和蒸制次数为考察因素，采用 $L_9(3^4)$ 正交试验方法，优选出熟地黄的最佳炮制工艺为：蒸制温度 125℃、蒸制压力 150kPa 下蒸制 2 次，每次 2 小时。此外，张静等[12]亦采用 $L_9(3^4)$ 正交试验设计，以高效液相色谱法测定 5- 羟甲基糠醛、毛蕊花糖苷的含量，以紫外分光光度法测定还原糖的含量，根据《中国药典》2015 年版测定水溶性浸出物含量，考察加酒量、蒸制时间、干燥方式 3 个因素对炮制工艺的影响；研究表明，熟地黄最优炮制工艺条件为加黄酒量 40%，反复 9 次蒸制、每次蒸制 6 小时，70 小时鼓风干燥。马晓嘉[13]以毛蕊花糖苷含量为指标，采用高效液相色谱法测定，对熟地黄蒸制工艺进行优选，结果表明，最佳工艺为：将生地黄药材加水浸润 1 小时，再置蒸发皿中蒸制 5~10 小时（蒸制过程中不能中断蒸汽或减少蒸汽量），蒸制结束后，将蒸发皿中收集的汁液拌在熟地黄表面，晾至表面汁液不黏手，再置于烘箱中，以 60℃烘至全干。

4. 质量标准研究　刘明等[14]采用高效液相色谱法（HPLC）测定 10 批不同产地熟地黄中的地黄苷 A 及地黄苷 D，结果显示其含量平均值分别为 1.23mg/g、0.47mg/g，可作为熟地黄质量控制标准。陈素娟等[15]采用高效液相色谱法（HPLC）对 15 批不同产地的熟地黄中的毛蕊花糖苷进行测定，结果显示质量浓度为 0.011~0.025mg/ml，可用于熟地黄的质量控制标准。

参考文献

［1］王宏洁,金亚红,李鹏跃,等.鲜、生、熟地黄药材中 3 种活性成分含量的比较［J］.中国中药杂志,2008,33（15）:1923-1925.

［2］钟恋.基于"性状"和化学成分的清蒸九制地黄过程研究［D］.成都:成都中医药大学,2015.

［3］孟祥龙,马俊楠,张朔生,等.熟地黄炮制（九蒸九晒）过程中药效化学成分量变化及炮制辅料对其影响研究［J］.中草药,2016,47（5）:752-759.

［4］马灵珍,沈嘉慧.九蒸九制熟地黄内还原糖变化规律研究［J］.辽宁中医药大学学报,2018,20（8）:59-62.

［5］董静,孙阳,吴勃岩,等.熟地黄多糖诱导肝癌细胞凋亡及对 STAT3 信号通路的影响［J］.福建医科大学学报,2017,51（6）:351-357.

［6］柳祚勤,桂蜀华,夏荃,等.不同炮制加工的熟地黄对雌性大鼠排卵功能的影响［J］.中国实验方剂学杂志,2018,24（13）:6-11.

［7］李娴,卫向龙,庄蕴丁,等.比较熟地黄不同炮制品引起大鼠滋腻碍胃现象的实验研究［J］.中国临床药理学杂志,2017,33（14）:1336-1339.

［8］张丽娜,金国琴.熟地黄有效成分 5-HMF 对皮质酮损伤型海马神经元 GCR、BDNF、SGK 表达的影响［J］.中华中医药杂志,2012,27（4）:853-857.

［9］郑晓珂,侯委位,段鹏飞,等.熟地黄提取物体外免疫调节作用实验研究［J］.中国药学杂志,2012,47（24）:1995-2000.

［10］张浩,杜伟锋,梅威威,等.熟地黄不同蒸制工艺的比较及其工艺优化研究［J］.中华中医药学刊,2014,32（11）:2636-2638.

［11］屠万倩,周志敏,张留记,等.多指标综合评分正交试验法优化熟地黄的炮制工艺［J］.中国药房,2017,28（22）:3121-3124.

［12］张静,马瑛.多指标综合平衡法 - 正交试验优化九蒸九晒地黄炮制工艺［J］.中国药房,2016,27（7）:962-965.

［13］马晓嘉.熟地黄蒸制工艺的研究［D］.兰州:兰州大学,2017.

［14］刘明,李更生,王慧森.熟地黄药材质量标准的研究［J］.药物分析杂志,2007,27（9）:1311-1313.

［15］陈素娟,聂静,张旗,等.熟地黄饮片标准汤剂的质量标准研究［J］.现代药物与临床,2018,33（9）:2173-2177.

◆ 酒黄精（蒸黄精）◆

黄精为百合科植物滇黄精 *Polygonatum kingianum* Coll. et Hemsl.、黄精 *Polygonatum sibiricum* Red. 或多花黄精 *Polygonatum cyrtonema* Hua 的干燥根茎。蒸黄精为黄精的清蒸炮制加工品,酒黄精为黄精的酒蒸炮制加工品。

一、炮制历史沿革

黄精蒸法始载于南北朝刘宋时代,《雷公炮炙论》记为:"凡采得,以溪水洗净,蒸之,从巳至子,刀薄切,暴干用。"唐代提出九蒸九晒,《千金翼方》较早地提到:"造干黄精法:九月末掘取根,拣取肥大者,去目熟蒸,微暴干又蒸,暴干,食之如蜜,可停。"唐代《食疗本草》记载:"饵黄精……可取瓷子去底,釜上安置令得,所盛黄精令满,密盖,蒸之,令气溜,即曝之。第二遍蒸之亦如此,九蒸九曝。"宋代《太平圣惠方》提到:"和蔓菁子九蒸九曝干。"宋代《证类本草》提到"服用以九蒸九暴为胜""单服九蒸九暴……入药生用"。明代沿用"九蒸九曝",增加酒蒸法和辅料蒸。《医学入门》载:"入药生用,若单服之,先用滚水绰去苦汁,九蒸九晒。"《本草蒙筌》提到:"洗净,九蒸九曝,代粮可过凶年。……入药疗病,生者亦宜。"《寿世保元》记载"黄精酒蒸"。《鲁府禁方》提到:"黄精四两,黑豆二升同煮熟,去豆,忌铁器。"《本草原始》提到:"先以溪水洗洁净,用木甑釜内安置得,所入黄精令满,密盖,蒸至气溜,暴之,如此九蒸九暴饵之;若生则刺人咽喉。"《古今医统大全》提到:"黄精鲜者,用水煮,勿动盖,直煮烂熟,滤起晒干,复蒸之,久晒。若九蒸九晒,食之可以延年,久服令人飞升。"清代《玉楸药解》载:"砂锅蒸,晒用。"

二、炮制规范与文献

粤帮炮制黄精采用清蒸法。《广东省中药炮制规范》(1984 年版)记载:"蒸黄精:除去杂质,洗净,捞起,闷润 1 天至透心,蒸 8 小时,闷 12 小时,至内呈黑色油润,取出,切厚片,干燥。"

历版《中国药典》、全国炮制规范和其他省(自治区、直辖市)炮制规范均收载蒸制黄精饮片(表 3-3-8)。各版《中国药典》中,1963 年版收载蒸黄精(清蒸法)、1977 年版收载制黄精(清蒸法和酒蒸法)、1985 年版至 2015 年版收载酒黄精。全国炮制规范以及河南、湖南、贵州、广西、江苏的炮制规范收载酒黄精和蒸黄精;福建和四川的炮制规范收载制黄精(黑豆汁蒸或煮)和酒黄精;北京的炮制规范收载酒黄精;山东和上海的炮制规范收载制黄精,但其工艺不同,上海清蒸、山东酒蒸;安徽、浙江的炮制规范收载清蒸黄精;江西的炮制规范收载清蒸黄精、酒蒸黄精、炆黄精 3 个炮制品种。

表 3-3-8　黄精炮制工艺

《中国药典》及炮制规范	炮制工艺
《中国药典》1963 年版	**蒸黄精**　取拣净的黄精,洗净,置笼屉内加热蒸透,取出,切段,晾干即得
《中国药典》1977 年版	**制黄精** (1)取净黄精,照蒸法(附录18页)反复蒸至内外呈滋润黑色,取出,稍晾,切片或段,干燥 (2)取净黄精,照酒制法(附录18页)用黄酒炖透或蒸透,取出,稍晾,切片或段,干燥

《中国药典》及炮制规范	炮制工艺
《中国药典》1985年版、1990年版、1995年版、2000年版、2005年版、2010年版、2015年版	**酒黄精**　取净黄精,照酒炖法或酒蒸法炖透或蒸透,稍晾,切厚片,干燥。每100kg黄精,用黄酒20kg
《全国中药炮制规范》（1988年版）	**酒黄精**　取净黄精,用黄酒拌匀,置炖药罐内,密闭,隔水加热或用蒸汽加热,至酒被吸尽。或置适宜容器内,蒸至内外滋润、色黑,取出,晒至外皮稍干时,切厚片,干燥。每100kg黄精,用黄酒20kg **蒸黄精**　取净黄精,洗净,蒸至色棕黑滋润时取出,切厚片,干燥
《北京市中药饮片炮制规范》（2008年版）	**酒黄精**　取原药材,除去杂质,大小分开,加黄酒拌匀,闷润4~8小时,装入蒸罐内,密封,隔水加热或用蒸汽加热,蒸24~32小时,至黄酒被吸尽,色泽黑润时,取出,稍晾,切厚片,干燥。每100kg净黄精,用黄酒20kg
《山东省中药炮制规范》（1990年版）	**制黄精**　将净黄精片用黄酒拌匀,闷润至黄酒被吸尽,放笼屉内,置锅上,武火加热,圆气后蒸约8小时,闷润4小时,至内外均呈黑褐色时,取出,摊晒至外皮微干,再将蒸时所得原汁的浓缩液拌入,吸尽,干燥
《上海市中药饮片炮制规范》（2008年版）	**制黄精**　将原药除去杂质,洗净,润透,置蒸具内,蒸至内外滋润黑色,晒或晾至外干内润,切厚片,再将蒸时所得汁水拌入,均匀吸尽,干燥,筛去灰屑
《安徽省中药饮片炮制规范》（2005年版）	**蒸黄精**　取原药材,除去杂质,洗净,照蒸法(附录Ⅰ)蒸至棕黑色、滋润时,取出,切厚片,干燥
《浙江省中药炮制规范》（2005年版）	**黄精**　取原药,除去杂质,洗净,置适宜容器内,蒸约8小时,闷过夜。如此反复蒸至内外均呈滋润黑褐色时,取出,晾至半干,切厚片,干燥;或先切厚片,再蒸至内外均呈滋润黑褐色时,取出,干燥
《江西省中药饮片炮制规范》（2008年版）	**制黄精** (1)**酒黄精**:净黄精,照酒炖法或酒蒸法(附录二)炖透或蒸透,稍晾,切厚片,干燥。每100kg黄精,用黄酒20kg (2)**蒸黄精**:净黄精,漂过夜,捞起,干燥,加入酒拌匀,待吸尽后,入甑蒸至内外黑色为度,取出,干燥至半干,横切厚片,干燥。每100kg黄精,用黄酒20kg (3)**炆黄精**:取原药,除去杂质,洗净,用清水漂约1天,取出,沥干水,放入炆药罐内,每罐装药至2/3,加入温水,上盖,移至围灶内,罐间放少量木炭,并堆放干糠,点燃后炆1天,至药熟透汁尽,取出,干燥;用酒喷洒均匀,闷润,待吸尽后,蒸4~6小时,闷一夜,至转黑色时,取出,干燥至半干,切斜厚片,干燥。每100kg黄精,用黄酒20kg
《福建省中药炮制规范》（1988年版）	**制黄精**　取净黄精,照蒸法反复蒸或用黑豆、黄酒煮至内外呈滋润黑色,取出,稍晾,切厚片或短段,干燥 **酒黄精**　取净黄精,照酒制法炖透或蒸透,取出,稍晾,切厚片或短段,干燥
《四川省中药饮片炮制规范》（2002年版）	**制黄精**　取黑豆,熬取浓汁与黄精共煮,(用黑豆汁平过药面)沸后文火煮至水尽,取出,微晾,再置容器内蒸5~8小时,或黑豆汁拌浸黄精,润透心,蒸至内外呈滋润黑色,取出,切厚片,干燥。每100kg黄精,用黑豆10kg **酒黄精**　取净黄精,照酒炖法或酒蒸法炖透或蒸透,稍晾,切厚片,干燥。每100kg黄精,用黄酒20kg

续表

《中国药典》及炮制规范	炮制工艺
《河南省中药饮片炮制规范》(2005 年版)	**酒黄精** 取净黄精,照酒炖法或酒蒸法(炮制通则)炖透或蒸透,稍晾,切厚片,干燥。每 100kg 黄精,用黄酒 20kg **蒸黄精** 取黄精,蒸至色棕黑滋润时取出,切厚片,干燥
《湖南省中药饮片炮制规范》(2010 年版)	**酒黄精** 取净黄精,照酒炖法或酒蒸法(附录Ⅰ)炖透或蒸透,稍晾,切厚片,干燥。每 100kg 黄精,用黄酒 20kg **蒸黄精** 取净黄精,照蒸法(附录Ⅰ)反复蒸至内外呈滋润黑色,取出,稍晾,切厚片,干燥
《贵州省中药饮片炮制规范》(2005 年版)	**蒸黄精** 取原药材,除去杂质,洗净,大小分开,略泡,润透,置适宜容器内蒸 8~12 小时,停火,置容器内闷润过夜,取出,切厚片,干燥 **酒黄精** 取原药材,除去杂质,洗净,略泡,润透,置适宜容器内蒸 8~12 小时,切厚片,晾至半干;加酒拌匀,闷透,照酒蒸法(附录—炮制通则)反复蒸至表面棕黑色、内部深褐色,切厚片,干燥。或取蒸黄精片,照酒蒸法(附录—炮制通则)反复蒸至表面棕黑色、内部深褐色,干燥
《广西壮族自治区中药饮片炮制规范》(2007 年版)	**蒸黄精** 除去杂质,洗净,置锅中加水煮至透心(中心出现黄色),取出晒至半干,置适宜容器内蒸 8~12 小时,取出再晒。如此反复蒸晒至内外呈滋润黑色并带有甜味为度,取出,晒至半干,切厚片,干燥 **酒黄精** 取净黄精,置适宜容器内,加入黄酒,炖透或蒸透,稍晾,切厚片,干燥。每 100kg 黄精,用黄酒 20kg
《江苏省中药饮片炮制规范》(2002 年版)	**蒸黄精** 取原药材,除去杂质,洗净,蒸至棕黑色、滋润时取出,切厚片,干燥 **酒黄精** 取原药材,除去杂质,洗净,切厚片,干燥。再用黄酒拌匀,置炖药罐内密闭,隔水加热或用蒸汽加热,至酒被吸尽,使表面呈黑色,中心呈棕褐色,取出,干燥

三、炮制作用

黄精味甘,性平,质滋润,归肾、脾、肺经,具有补脾益气、滋肾润肺的功效,用于治疗阴虚燥咳、劳嗽久咳、脾胃虚弱、肾精亏虚、腰膝酸软等。生黄精有麻舌感,且刺激咽喉。蒸制不仅增强了黄精的补脾润肺益肾功能,还可以去除麻舌感,从而避免刺激咽喉。

四、现代研究

生黄精具有麻味,服用时可使口舌麻木,刺激咽喉(其黏液具有刺激咽喉黏膜的副作用);蒸制后,黏液质被大量破坏,对咽喉的刺激性得以消除,故临床应用的多为清蒸制品和酒蒸制品[1,2]。

1. **化学成分研究** 黄精主要含多糖(半乳糖、阿拉伯糖、鼠李糖等)、皂苷(静特诺皂苷元、滇黄精苷 H、新波托皂苷元等)、黄酮(甲基麦冬黄酮 B、芹菜素、山奈酚等)、挥发油(合金欢烯、苯乙烯、石竹烯等)、苯丙素类(皮树脂醇、丁香脂素等)、生物碱(黄精碱 A、酒渣碱、黄精碱 B 等)。此外,还含有氨基酸、无机元素等多种化学成分。

徐世忱等[3]研究发现,生黄精中总多糖含量为 11.74%,制黄精中总多糖含量为 3.77%,

认为黄精多糖减少的原因可能与黄精所含黏液质在炮制过程中被大量去除有关。林开中等[4]测定了黄精炮制前后水浸出物、醇浸出物、糖类及氨基酸等组分的变化,发现黄精炮制后不仅刺激性消失,水浸出物增加29.03%(冷浸法)和24.62%(热浸法),醇浸出物增加32.54%,总糖含量减少12.84%,还原糖含量则增加82.00%,游离氨基酸组分由4个增加到10个,而且制黄精的多糖发生水解,主要生成葡萄糖和果糖等成分,其中果糖量约占50%。孙婷婷等[5]研究表明,陕西产黄精生饮片中多糖含量最高,酒蒸品次之,清蒸品最低;黄精不同炮制品中浸出物和多糖含量变化规律一致。曾林燕等[6]研究发现,多花黄精、黄精和滇黄精3个品种黄精生品中检测到的小分子糖为蔗糖和果糖,酒蒸8小时后,分别又检测到葡萄糖;3种糖的含量随炮制时间的延长而增加,16小时达到最高,为生品的4~27倍。刘绍欢等[7]研究发现,黄精经不同方法炮制后,黄精中薯蓣皂苷元的含量变化较大,不同炮制品中的薯蓣皂苷元含量不同,其中酒炖最高,蜜炙最低。钟凌云等[8]研究表明,黄精炮制前后均含有薯蓣皂苷元,但酒蒸后黄精中薯蓣皂苷元含量下降。

黄精炮制过程中,挥发性成分含量发生了变化。吴毅等[9]对黄精炮制前后的呋喃类成分进行GC-MS半定量测定,结果显示,黄精中呋喃类成分含量差异显著,炮制后各种黄精中9种呋喃类成分多有所增加(蒸制品 > 炆制品 > 生品)。王进等[10]分别对黄精炮制前后的挥发性成分进行分析,发现蒸法炮制使部分挥发油成分的含量明显降低,如正己醛、莰烯。

吴毅等[11]研究表明,炮制后各品种黄精中总氨基酸含量都相应增加,其中蒸制品 > 炆制 > 生品。常亮等[12]采用HPLC和GC-MS测定3种黄精不同炮制过程中的5-HMF的含量,结果显示,5-HMF含量均在16小时左右出现峰值,且炮制后黄精中5-HMF含量都相应增加(炆制品 > 蒸制品 > 生品)。

2. 药效研究　药理实验表明,黄精能降低肾上腺素引起的高血糖、降血压及防止动脉粥样硬化,还具有增强人体免疫力、抗疲劳和抗衰老等作用[13-16];其主要活性成分为黄精多糖及皂苷等水溶性成分,其中黄精多糖具有免疫调节、抗衰老、抗病毒及降血糖、降血脂的作用[17-19]。炮制后由于黄精多糖大量水解,使具有免疫调节作用的还原糖含量大大增加,而使药物的补益作用得以加强。黄精炮制(酒蒸)后借助黄酒的提升作用而增强其补中益气的功能。

钟凌云等[20]通过对黄精炮制前后二氯甲烷部位药效进行比较研究发现,制黄精二氯甲烷部位能显著提高小鼠碳粒廓清系数和吞噬指数,说明炮制品对小鼠网状内皮系统吞噬功能有显著增强和激活作用,能提高机体的非特异性免疫功能。杨云等[21]通过小鼠腹腔巨噬细胞吞噬试验、溶血素和溶血空斑试验发现,黄精炮制品中含量增高的小分子糖可增强机体免疫功能。

马志茹等[22]采用电化学法研究黄精不同炮制品对活性氧自由基的清除作用,发现黄精对活性氧自由基有明显抑制作用,且酒制黄精 > 蜜炙黄精。冯敬群等[23]将生黄精及清蒸品、酒蒸品的水提醇沉液按450g/(kg·24h)(相当于原生药)的剂量给小鼠灌服,发现生品组小鼠全部死亡,而炮制组小鼠均无死亡,且活动正常,显示生品具有一定的毒性。

3. 炮制工艺研究　刘超等[24]对黄精炮制法提出改进,即"润 - 蒸 - 闷"——将厚片水润透心,武火蒸2小时后,再给所有黄精均匀淋上水,再蒸2小时,熄火,闷制1夜,取出置干燥机80℃烘干。林开中等[25]改进黄精蒸制工艺为:药材去杂,水洗净再闷透,用大火蒸12小时后关火,在蒸笼内闷过夜,取出80℃烘干;如此蒸、烘1次的黄精,外观性状可达传统质量要求,并且成品率高,节省药材、燃料、工时等。吴远文[26]在比较了20%酒蒸黄精与"九蒸九晒"黄精之后,认为黄精药材加 20% 黄酒反复蒸、晒 5 次为好。朱卫平[27]研究的黄精蒸制新法为润、蒸、焖、拌汁,即将黄精洗净堆垛,再淋水润透,蒸 6 小时(中间淋 1 次水),焖1 夜,取出晾至半干,再将所剩药汁拌入,再晒,切片,干燥;此法与《江苏省中药饮片炮制规范》所载方法比较,制品光亮、呈黑褐色,味纯甜无麻味,质量较好,炮制时间缩短为规范方法的 2/3,并可防止有效成分丢失,保证了药效。张万福等[28]对黄精传统炮制工具进行了改进,即采用高压灭菌柜高压蒸制法,效率大大提高。吴建华等[29]采用正交试验设计,以蒸制时间、焖制时间、蒸制次数、黄酒用量为考察因素,优选出的酒黄精饮片最佳炮制工艺为:蒸制1 小时,焖制 1 小时,蒸制 4 次,黄酒用量为 20%。张英等[30]以黄精中多糖、醇浸出物和水浸出物为指标,采用均匀试验设计及综合评分法优选出的清蒸黄精工艺为:清蒸 6 小时,焖润12 小时,70℃干燥。

4. 质量标准研究　雷高明等[31]在《中国药典》2010 年版基础上对酒黄精标准进行完善,增加还原糖含量测定,水溶性浸出物、酸不溶性灰分和 5- 羟甲基糠醛限量检查;结果显示,还原糖不得少于 34.0%,水溶性浸出物含量不得少于 19.0%,酸不溶性灰分含量不得超过0.2%,5- 羟甲基糠醛含量不得超过 0.02%。

参考文献

[1] 甄汉深 . 黄精炮制历史沿革的研究[J]. 中成药,1989,11(7):19-20.

[2] 马兴民 . 新编中药炮制法[M]. 西安:陕西科学技术出版社,1980.

[3] 徐世忱,李淑惠,纪耀华,等 . 黄精炮制前后总多糖含量的比较分析[J]. 中国中药杂志,1993,18(10):600-601.

[4] 林开中,熊慧林 . 黄精炮制前后某些化学成分的变化[J]. 药学通报,1988,23(1):47.

[5] 孙婷婷,张红,刘建峰,等 . 陕西产黄精不同炮制品中多糖含量分析[J]. 中国药师,2016,19(2):232-234.

[6] 曾林燕,魏征,曹玉娜,等 . 3 个品种黄精炮制前后小分子糖含量变化[J]. 中国实验方剂学杂志,2012,18(11):69-72.

[7] 刘绍欢,洪迪清,王世清 . 黔产栽培黄精的薯蓣皂苷元含量测定[J]. 中国民族民间医药,2010,19(5):44-45.

[8] 钟凌云,周烨,龚千锋 . 炮制对黄精薯蓣皂苷元影响的研究[J]. 中华中医药学刊,2009,27(3):538-540.

[9] 吴毅,王栋,郭磊,等 . 三种黄精炮制前后呋喃类化学成分的变化[J]. 中药材,2015,38(6):1172-1176.

[10] 王进,岳永德,汤锋,等 . 气质联用法对黄精炮制前后挥发性成分的分析[J]. 中国中药杂志,2011,36(16):2187-2191.

[11] 吴毅,姜军华,许妍,等 . 黄精炮制前后氨基酸含量的柱前衍生化高效液相色谱法测定[J]. 时珍国医国药,2015,26(4):884-886.

[12] 常亮,陈珍珍,王栋,等 .HPLC 和 GC-MS 法测定三种黄精炮制过程中 5- 羟甲基糠醛的含量[J]. 中国药师,2015,18(3):387-390.

[13] 霍泳宁,鞠建明 . 正交试验法优选黄精水提工艺[J]. 中药研究与信息,2005,7(5):16-18.

[14] 庞玉新,赵致,袁媛,等 . 黄精的化学成分及药理作用[J]. 山地农业生物学报,2003,22(6):547-550.

[15] 陈兴荣,王成军,李龙星,等 . 滇黄精的化学成分及药理研究进展[J]. 时珍国医国药,2002,13(9):

560-561.

[16] 娄帅,李永红,韩光,等.黄精研究进展[J].中华实用中西医杂志,2005,18(10):1526-1529.

[17] 王西龙,孙志伟.黄精多糖的研究概况[J].现代医药卫生,2006,22(4):514-516.

[18] 黄瑶,石林.黄精的药理研究及其开发利用[J].华西药学杂志,2002,17(4):278-279.

[19] 石林,蒙义文,李伟.黄精及黄精多糖的药理研究[J].天然产物研究与开发,1998,11(3):67-71.

[20] 钟凌云,张莹,霍慧君,等.黄精炮制前后成分及药效变化初步研究[J].中药材,2011,34(10):1508-1511.

[21] 杨云,王爽,冯云霞,等.黄精中小分子糖对小鼠免疫功能的影响[J].中国组织工程研究与临床康复,2009,13(18):3447-3450.

[22] 马志茹,袁倬斌.电化学法研究枸杞子及黄精对活性氧自由基的清除作用[J].中国药学杂志,1999,34(10):665.

[23] 冯敬群,侯建平,吴建华,等.黄精不同炮制品的毒性以及浸出物对比研究[J].陕西中医学院学报,1991,14(4):35-36

[24] 刘超,李纪真,贾会刚,等.改进黄精炮制方法[J].时珍国医国药,2000,11(11):991.

[25] 林开中,熊慧林,陈震标.黄精炮制原理及方法的实验研究[J].中成药研究,1988(1):16-17.

[26] 吴远文.浅谈中药炮制的"不及"与"太过"[J].中药材,1992,15(8):30.

[27] 朱卫平.黄精炮制新法[J].江苏中医杂志,1987(1):22.

[28] 张万福,魏步武.中药蒸制工具改革[J].中成药研究,1985(12):36.

[29] 吴建华,崔於.酒黄精饮片炮制工艺研究[J].陕西中医,2011,32(11):1542-1543.

[30] 张英,田源红,王建科,等.均匀设计优化清蒸黄精的炮制工艺[J].中华中医药杂志,2011,26(8):1862-1864.

[31] 雷高明,冯卫生,冯云霞,等.酒黄精饮片质量标准研究[J].中药材,2011,34(9):1346-1348.

◆ 酒肉苁蓉 ◆

肉苁蓉为列当科植物肉苁蓉 *Cistanche deserticola* Y. C. Ma 或管花肉苁蓉 *Cistanche tubulosa*(Schenk)Wight 的干燥带鳞叶的肉质茎。酒肉苁蓉为肉苁蓉的酒蒸炮制加工品。

一、炮制历史沿革

肉苁蓉酒蒸法始载于南北朝《雷公炮炙论》:"凡使用,先须酒浸,并刷草了,却蒸,从午至酉,出,又用酥炙得所。"唐代《银海精微》记载:"酒蒸,焙。"宋代《圣济总录》载:"苁蓉半斤,酒浸二日了,入饭甑蒸三度,每度添酒满,再蒸,候蒸得如泥软,便入沙盆,研如泥。"明代对肉苁蓉酒蒸的记载较多。如《本草品汇精要》记载:"先以酒浸去浮甲心中白膜,复以酒蒸酥炙。"《本草蒙筌》记载:"用先酒浸,刷去身外浮甲,劈除心内膜筋,或酥炙酒蒸。"《本草纲目》提到:"敩曰:凡使先须清酒浸一宿,至明以棕刷去沙土浮甲,劈破中心,去白膜一重,如竹丝草样。有此,能隔人心前气不散,令人上气也。以甑蒸之,从午至酉取出,又用酥炙得所。"清代亦有酒蒸法的记载。如《本草汇》记载:"用清酒浸去浮甲咸味,以棕刷去沙土,劈破,去心中丝膜,蒸半日,酥炙用。"《本草述》《本草备要》《本草从新》均载:"酒浸一宿,刷去浮甲,劈破,除内筋膜,酒蒸半日,又酥炙用。"《本草述钩元》载:"酒浸一宿,刷去浮甲,劈破,去中心白膜,如竹丝草样,不尔令人上气不散,再用酒洗浸透切片,仍酒拌蒸之,从午至酉,取出焙干用。"

二、炮制规范与文献

粤帮炮制肉苁蓉采用酒蒸法。《广东省中药炮制规范》(1984年版)记载:"酒肉苁蓉:取净肉苁蓉,用酒拌匀,渍干,蒸至透心,取出低温干燥。每100kg肉苁蓉,用酒20~30kg。"

历版《中国药典》、全国炮制规范和其他省(自治区、直辖市)炮制规范也收载肉苁蓉炮制工艺(表3-3-9)。除《中国药典》1963年版、1977年版只收载酒炖法外,其余各版《中国药典》均收载酒炖法和酒蒸法。全国炮制规范收载酒炖法和酒蒸法;北京、安徽、天津、山西、辽宁、宁夏收载酒蒸法;山东、江西、四川、河南、湖南、贵州、广西、江苏、湖北、重庆收载酒炖法和酒蒸法。

表3-3-9　肉苁蓉炮制工艺

《中国药典》及炮制规范	炮制工艺
《中国药典》1963年版	**酒苁蓉** 取净肉苁蓉片,加黄酒拌匀,置罐内或适宜容器内,密闭,坐水锅中,隔水炖至酒吸尽,取出即得。每50kg肉苁蓉片,用黄酒15kg
《中国药典》1977年版	**酒苁蓉** 取肉苁蓉片,照酒炖法(附录18页)用黄酒炖至酒吸尽
《中国药典》1985年版、1990年版、1995年版、2000年版、2005年版、2010年版、2015年版	**酒苁蓉** 取肉苁蓉片,照酒炖或酒蒸法炖或蒸至酒吸尽
《全国中药炮制规范》(1988年版)	**酒苁蓉** 取肉苁蓉片,加入黄酒拌匀,置炖罐内,密闭,隔水加热炖透,或置于适容器内,蒸透,至酒完全吸尽,表面呈黑色时取出,干燥。每100kg肉苁蓉,用黄酒20kg
《北京市中药饮片炮制规范》(2008年版)	**酒苁蓉** 取原药材,除去杂质,大小分开,洗净,浸泡3~8小时,取出,闷润5~12小时,至内外湿度一致,切厚片,干燥,筛去碎屑。取肉苁蓉片,加黄酒拌匀,闷润4~8小时,装入蒸罐内,密封,蒸12~24小时,中间倒罐1次,至黄酒被吸尽,表面呈黑色时,取出,干燥。每100kg肉苁蓉片,用黄酒30kg
《山东省中药炮制规范》(1990年版)	**酒苁蓉** 将肉苁蓉片与黄酒拌和均匀,装入密闭容器内,密封,隔水加热,炖透,至黑色时,凉后取出,晒至外皮微干,再将汁拌入,吸尽,干燥,或置蒸制容器内,蒸透,至呈黑色时,取出,干燥。每100kg肉苁蓉片,用黄酒30kg
《上海市中药饮片炮制规范》(2008年版)	**肉苁蓉** 将苁蓉除去杂质,分档,润透,置蒸具内蒸热,切薄片,干燥,筛去灰屑
《安徽省中药饮片炮制规范》(2005年版)	**酒肉苁蓉** 取净肉苁蓉片,加黄酒拌匀,照蒸法(附录Ⅰ)蒸至酒被吸尽,表面显黑色或灰黄色。每100kg肉苁蓉,用黄酒30kg
《江西省中药饮片炮制规范》(2008年版)	**酒苁蓉** 取净肉苁蓉片,照酒炖或酒蒸法(附录二)炖或蒸至酒吸尽。每100kg肉苁蓉,用黄酒30kg
《四川省中药饮片炮制规范》(2002年版)	**酒苁蓉** 取净肉苁蓉片,照酒炖或酒蒸法炖或蒸至酒吸尽

续表

《中国药典》及炮制规范	炮制工艺
《河南省中药饮片炮制规范》(2005年版)	**酒苁蓉**　取净肉苁蓉片,照酒炖或酒蒸法(附录Ⅱ净)炖或蒸至酒吸尽
《湖南省中药饮片炮制规范》(2010年版)	**酒苁蓉**　取肉苁蓉片,加酒拌匀,置炖罐内,密闭,隔水加热炖透,或置于适宜容器内,蒸透,至酒完全吸进,表面呈黑色时取出,干燥。每100kg肉苁蓉,用黄酒15kg
《贵州省中药饮片炮制规范》(2005年版)	**酒苁蓉**　取净肉苁蓉片,照酒蒸法(附录一炮制通则)隔水炖或蒸至酒吸尽,干燥。每100kg净肉苁蓉,用黄酒18kg
《广西壮族自治区中药饮片炮制规范》(2007年版)	**酒苁蓉**　取生肉苁蓉,照酒炖或酒蒸法炖或蒸至酒吸尽,表面显黑色或黑棕色。每100kg肉苁蓉,用酒20~30kg
《江苏省中药饮片炮制规范》(2002年版)	**酒苁蓉**　取肉苁蓉片,加入黄酒拌匀,置炖罐内,密闭,隔水加热炖透,或置于适宜容器内,蒸透,至酒完全吸尽,表面呈黑色时取出,干燥。每100kg肉苁蓉,用黄酒20kg
《天津市中药饮片炮制规范》(2012年版)	**酒肉苁蓉**　取原药材,除去杂质,大小个分开,清水洗净,稍润,置容器内,加入黄酒搅匀,放压力罐内,蒸至酒尽,表面呈黑红色为度,取出,晾至内外软硬适宜,切厚片,干燥。每100kg净肉苁蓉,用黄酒20kg
《山西中药炮制规范》(1984年版)	**酒苁蓉**　取肉苁蓉片,加黄酒搅匀,装入蒸桶内,上盖密闭,隔水加热或用蒸汽加热,炖透,至黄酒吸尽,变黑红色为度,置晾货盘内,晾至内外软硬适宜,表面呈黑红色,质柔软,味甜。每100kg苁蓉,用黄酒20kg
《辽宁省中药炮制规范》(1986年版)	**制肉苁蓉**　除去杂质,洗净(如为盐大芸,漂去盐分),以黄酒加水适量拌匀,闷润至酒被吸尽,于蒸笼内蒸透,取出,稍晾,切片,干燥。每100kg肉苁蓉,用黄酒20kg
《湖北省中药饮片炮制规范》(2009年版)	**酒苁蓉**　取净肉苁蓉片,照酒炖或酒蒸法(附录Ⅰ)炖或蒸至酒吸尽。每100kg肉苁蓉,用黄酒20kg
《重庆市中药饮片炮制规范及标准》(2006年版)	**酒苁蓉**　取净肉苁蓉片,照酒炖或酒蒸法炖或蒸至酒吸尽,表面呈黑色或灰黄色
《宁夏中药炮制规范》(1997年版)	**酒苁蓉**　取净肉苁蓉片,加黄酒拌匀,置罐内或适宜容器内,密闭,蒸3~4小时,至酒被吸尽,表面呈黑色时取出,晒干。每100kg肉苁蓉,用黄酒30kg

三、炮制作用

　　肉苁蓉味甘、咸,性温,归肾、大肠经,具有补肾阳、益精血、润肠通便的功效,用于肾阳不足、精血亏虚、阳痿不孕、腰膝酸软、筋骨无力、肠燥便秘。肉苁蓉生品补肾止浊、滑肠通便力强,多用于便秘、白浊;酒蒸品行筋脉,增强了补肾阳、益精血的作用,多用于阳痿、腰痛、不孕。

四、现代研究

　　1. 化学成分研究　肉苁蓉主要含有苯乙醇苷类(盐生肉苁蓉苷E、顺式管花苷B、顺式肉苁蓉苷 K 等)、环烯醚萜类及其苷类(8- 表番木鳖酸、8- 表脱氧马钱酸、京尼平苷酸等)、木脂素类及其苷类[右旋松脂酚双葡萄糖苷、(+)- 丁香树脂酚 -4-O-β-D- 葡萄糖苷、鹅掌楸苷等 14 个木脂素苷等]、生物碱(甜菜碱等)、挥发性成分(邻苯二甲酸二丁酯、癸二酸二丁酯和邻苯二甲酸二异辛酯等)、甾醇(β- 谷甾醇等)等化合物。

马志国等[1]采用高效液相色谱法(HPLC)对酒蒸不同时间肉苁蓉中 6 种苯乙醇苷类成分进行测定,发现从 0~20 小时随着酒蒸时间的延长,肉苁蓉中肉苁蓉苷 A 的含量先升高后降低,其余 5 种苯乙醇苷类成分(松果菊苷、毛蕊花糖苷、异毛蕊花糖苷、肉苁蓉苷 C、2′- 乙酰基毛蕊花糖苷)含量逐渐降低,且在 t=4.3 分钟处出现 1 个明显的未知色谱峰,提示在肉苁蓉黄酒蒸制过程中有新成分产生。张思巨等[2]采用 HPLC 对肉苁蓉生品及不同炮制品中毛蕊花糖苷的含量进行比较研究,发现毛蕊花糖苷含量在生片和浸泡片中接近,均显著大于酒炖片和高压酒炖片,推测长时间高温高压炮制分解破坏了苷类成分。刘雯霞等[3]同样采用 HPLC 对肉苁蓉中松果菊苷的含量进行测定,发现炮制使肉苁蓉中的松果菊苷含量略有升高。张淑运等[4]采用紫外可见吸光光度法对肉苁蓉生品和酒制品中的甜菜碱进行了含量测定,发现肉苁蓉酒制后甜菜碱含量明显升高。陈卫军等[5]采用比色法测定肉苁蓉不同炮制品中甜菜碱的含量,发现管花肉苁蓉酒制、盐制、蒸制之后甜菜碱含量均降低。龚立冬等[6]采用高效液相色谱 - 蒸发光散射检测法测定肉苁蓉中甜菜碱的含量,发现管花肉苁蓉中不含甜菜碱。余南才等[7]采用原子吸收分光光度法对肉苁蓉不同炮制品中的微量元素进行测定,发现肉苁蓉蒸制之后,大量元素如 K、Na、Ca、Mg 等含量下降,但微量元素如 Cu、Zn、Mn、Fe 等含量增加。

2. 药效研究　肉苁蓉具有调节免疫、抗衰老、抗氧化、保护肝脏、补肾壮阳、神经保护、通便等作用。

张勇等[8]采用小鼠小肠推进实验对肉苁蓉、盐生肉苁蓉、沙苁蓉、管花肉苁蓉和它们的炮制品的通便作用进行比较研究,发现肉苁蓉通便作用最强,沙苁蓉最弱。何伟等[9]比较了肉苁蓉生品和制品对小鼠和大鼠的睾丸、精囊前列腺的增重情况,结果表明,肉苁蓉生品和制品的水煎物和水煎物醇溶部分均无显著差异,提示两者的补肾壮阳作用无显著差异。

3. 炮制工艺研究　陈妙华等[10]根据《中国药典》及全国炮制规范和实地调查,通过试验筛选,确定肉苁蓉以酒制工艺为最佳炮制方法,然后以外观、色泽、气味、甜菜碱、麦角甾苷含量为指标(采用比色法和高效液相色谱法测定甜菜碱和麦角甾苷的含量),优选的肉苁蓉最佳炮制工艺为加入 30% 黄酒和 25% 水,蒸炖 12 小时。钱学勤等[11]应用高压灭菌柜蒸制肉苁蓉,避免了传统蒸法造成的药汁流失导致的有效成分含量降低,并发现在压力 686kPa、温度 120℃条件下,蒸制 30 分钟后焖 2 小时为最佳蒸制工艺。刘雯霞等[3]以松果菊苷的含量为指标,确定了饮片规格厚度为 6mm 的净药,用米酒浸制 120 分钟为肉苁蓉酒浸炮制法的最佳工艺。

4. 质量标准研究　张思巨等[12]采用高效液相色谱法(HPLC)对不同批次肉苁蓉饮片中的类叶升麻苷含量进行测定,发现其含量均值为 0.184%,可作为肉苁蓉饮片的质量控制标准。

参考文献

［1］马志国,谭咏欣.酒蒸不同时间肉苁蓉中6种苯乙醇苷类成分的变化[J].中成药,2011,33(11):1951-
　　　1954.

［2］张思巨,陈妙华.肉苁蓉生品及不同炮制品麦角甾苷含量比较研究[J].中国药学杂志,1996,31(6):
　　　335-337.

［3］刘雯霞,谭勇,李盈,等.正交实验法优选管花肉苁蓉酒浸炮制工艺的研究[J].石河子大学学报:自然
　　　科学版,2012,30(6):735-738.

［4］张淑运,巢志茂,陈妙华.肉苁蓉炮制前后甜菜碱的含量测定[J].中国中药杂志,1995,20(7):409-410.

［5］陈卫军,贾翠玉,李连疆,等.新疆管花肉苁蓉不同炮制方法对甜菜碱含量的影响[J].农垦医学,2009,
　　　31(5):400-402.

［6］龚立冬,曹玉华,侯建霞.高效液相色谱-蒸发光散射检测法测定肉苁蓉中的甜菜碱[J].色谱,2007,
　　　25(2):280-281.

［7］余南才,段富奎,管竞环.肉苁蓉炮制对微量元素含量及对动物体内DNA合成率的影响[J].中国中药
　　　杂志,1990,15(6):22-23.

［8］张勇,吴焕,王顺年,等.肉苁蓉类药材及其炮制品通便作用的比较研究[J].中成药,1993,15(5):
　　　20-21.

［9］何伟,舒小奋,宗桂珍,等.肉苁蓉炮制前后补肾壮阳作用的研究[J].中国中药杂志,1996,21(9):534-
　　　537.

［10］陈妙华,张思巨,张淑运,等.肉苁蓉最佳炮制方法的筛选[J].中药材,1996,19(10):508-510.

［11］钱学勤,何学龙.肉苁蓉炮制方法的改进[J].西北药学杂志,1996,11(1):94-95.

［12］张思巨,刘丽,张淑运,等.肉苁蓉药材质量标准的研究[J].中国中药杂志,2000,25(6):359-361.

◆ 酒 仙 茅 ◆

仙茅为石蒜科植物仙茅 Curculigo orchioides Gaertn. 的干燥根茎。酒仙茅为仙茅的酒蒸炮制加工品。

一、炮制历史沿革

仙茅蒸制始载于南北朝的《雷公炮炙论》:"凡采得后,用清水洗令净……用酒湿拌了蒸,从巳至亥,取出,暴干。"宋代《杨氏家藏方》记载:"上件并剉,内仙茅不犯铁器,以法酒拌匀,于饭上蒸,以饭熟为度。"明代《景岳全书》有"凡制用之法,于八九月采得……用酒拌蒸之,从巳至亥,制之极熟,自无毒矣,然后曝干"及"酒蒸一日"的记载。明代《外科正宗》有"浸,去赤汁,蒸熟,去皮,捣膏"的记载。清代《外科大成》记载:"浸,去赤汁,蒸熟,去皮,捣膏。"《冯氏锦囊秘录》记载:"糯米泔浸五日,去赤水,夏月浸三日,铜刀刮去皮,酒拌蒸,剉碎阴干。"《医宗金鉴》记载:"浸,去赤汁,蒸熟,去皮,捣膏。"《本草求真》记载:"以竹刀刮切,糯米泔浸,去赤汁,酒拌湿蒸。"《竹林女科证治》记载:"酒蒸一日。"《广东新语》收载了浸酒蒸晒法:"仙茅产大庾岭。自岭之巅折而东,稍下为嫦娥嶂……叶似兰蕙……八月采之……以酒蒸晒,常服补益真气。"

二、炮制规范与文献

粤帮炮制仙茅采用蒸法。《广东省中药炮制规范》(1984年版)记载:"酒制仙茅:取净仙茅,用米泔水浸过药面,每天更换米泔水2次,更换时用清水漂洗1次,至赤色去尽,取出,晾干,用酒拌匀,蒸2~3小时,取出,晒干。每100kg仙茅,用酒25kg。"

此外,还有辽宁和贵州的炮制规范收载仙茅蒸法,详见表3-3-10。其中,辽宁采用酒蒸法,贵州采用盐蒸法。辽宁收载的酒蒸仙茅为黄酒拌匀闷润后再蒸。广东收载的为蒸制仙茅,在蒸制前用米泔水浸泡,晾干,再酒蒸,与其他地区不同,为粤帮特色饮片。

表3-3-10 制仙茅炮制工艺

炮制规范	炮制工艺
《辽宁省中药炮制规范》(1986年版)	**酒仙茅** 拣净杂质,洗净,用黄酒拌匀,闷润,蒸1~2小时,取出晒干,用时捣碎。每100kg仙茅,用酒20kg
《贵州省中药饮片炮制规范》(2005年版)	**仙茅** 取原药材,除去杂质及须根,用淡盐水漂约1小时,沥干,蒸至上气,取出,切段,干燥或取原药材,除去杂质及须根,洗净,切段,干燥。每100kg净仙茅,用食盐1kg

三、炮制作用

仙茅味辛,性热,有毒,归肾、肝、脾经,具有补肾阳、强筋骨、祛寒湿的功效,用于阳痿精冷、筋骨痿软、腰膝冷痛、阳虚冷泻的治疗。仙茅生品有毒,性燥热,以散寒祛湿、消痈肿为主。米泔水洗可以降低仙茅毒性,酒蒸能增强仙茅补肾阳、壮筋骨的作用。

四、现代研究

1. 化学成分研究 仙茅主要含仙茅苷A、仙茅苷B、地衣二醇葡萄糖苷、地衣二醇-3-木糖葡萄糖苷、仙茅皂苷A、仙茅皂苷B、仙茅皂苷C、仙茅皂苷D、仙茅皂苷E、仙茅皂苷F、仙茅皂苷K、仙茅皂苷L、仙茅皂苷M、仙茅素A、仙茅素B、仙茅素C、仙茅萜醇、丝兰皂苷元等;还含有含氮化合物,如石蒜碱、N-乙酰基-N-羟基-2-氨基甲酸甲酯、3-乙酰基-5-甲酯基-2H-3,4,5,6-四氢-1-氧杂-2,3,5,6-四嗪等。此外,亦含环木菠萝烯醇、β-谷甾醇、豆甾醇、三十一烷醇等化学成分。

刘芳等[1]采用高效液相色谱法(HPLC)对仙茅苷进行测定,比较不同炮制方法对仙茅中仙茅苷含量的影响,结果显示,仙茅苷含量高低为乌豆汁制仙茅>酒蒸仙茅>酒炙仙茅>米制仙茅>米泔制仙茅>生仙茅。陶益等[2]运用高分辨质谱鉴定了仙茅及其炮制品中愈创木酚、绒叶仙茅苷A、绿原酸、中华仙茅素A等13个主要化学成分,发现与生仙茅比较,炒仙茅中绒叶仙茅苷A、仙茅皂苷元C、绿原酸等11种化学成分的含量显著上升,而酒仙茅中大叶仙茅苷、仙茅苷、绒叶仙茅苷A等12种化学成分的含量显著降低;说明炒仙茅中大多数化学成分的含量高于生仙茅,而酒仙茅中大多数化学成分的含量则低于生仙茅。

2. 药效研究 仙茅具有免疫调节、抗骨质疏松、保肝、抗菌、抗氧化等药理活性。艾雪等[3]将仙茅不同炮制品水提液作用于体外培养的小鼠单核巨噬细胞 RAW264.7,以细胞活力检测试剂盒(CCK-8)测定其细胞增殖率,中性红试验法测定其中性红吞噬率,酶联免疫吸附法(ELISA)检测其培养上清中活性氧类(ROS)、一氧化氮(NO)、肿瘤坏死因子 -α(TNF-α)的分泌水平,从而比较仙茅不同炮制品对小鼠单核巨噬细胞 RAW264.7 免疫活性的影响;结果显示,仙茅不同炮制品均能提高 RAW264.7 细胞的增殖及吞噬活性,促进其分泌 NO、TNF-α 并且拮抗 ROS 的释放,以盐仙茅效果较为显著;结果表明,苔黑酚葡萄糖苷可能是仙茅中增强 RAW264.7 细胞免疫活性的有效物质。

3. 炮制工艺研究 周滢等[4]采用高效液相色谱法(HPLC)测定仙茅苷含量,并以仙茅苷含量为评价指标,通过 $L_9(3^4)$ 正交试验法考察食盐用量、蒸制压力、蒸制时间对盐仙茅炮制工艺的影响;结果显示,最佳炮制工艺为食盐用量 1.5%,蒸制压力为 0.01 MPa,蒸制时间为 1.5 小时。

4. 质量标准研究 杜中梅[5]参照《中国药典》2005 年版对酒炙仙茅中的水分、总灰分、酸不溶性灰分、浸出物等进行测定,并采用 HPLC 对仙茅苷进行含量测定;结果显示,酒炙仙茅的质量标准为水分不超过 13.0%、总灰分含量应不超过 10.0%、酸不溶性灰分含量应不超过 2.0%、浸出物含量应不少于 7.0%、仙茅苷含量不少于 0.15%。

参考文献

[1] 刘芳,祝宇,魏娟,等. 不同炮制法对仙茅中仙茅苷含量的影响[J]. 中国药师,2018,21(12):2284-2286.

[2] 陶益,黄苏润,杜映珊,等. 仙茅及其炮制品质控指标的比较研究[J]. 中药新药与临床药理,2017,28(5):678-682.

[3] 艾雪,鞠成国,贾坤静,等. 仙茅不同炮制品对巨噬细胞免疫活性的影响[J]. 中成药,2017,39(3):616-620.

[4] 周滢,舒承倩,江玉,等. 盐制仙茅工艺的正交实验优选[J]. 时珍国医国药,2017,28(8):1897-1899.

[5] 杜中梅. 仙茅炮制工艺及质量标准研究[D]. 沈阳:辽宁中医药大学,2008.

第四节 醋 蒸 法

◆ 醋五味子(酒五味子、蒸五味子) ◆

五味子为木兰科植物五味子 *Schisandra chinensis*(Turcz.)Baill. 的干燥成熟果实。醋五味子和酒五味子分别为五味子的醋蒸、酒蒸炮制加工品。

一、炮制历史沿革

五味子蒸法始载于南北朝《雷公炮炙论》:"凡用,以铜刀劈作两片,用蜜浸蒸,从巳至申,却以浆水浸一宿,焙干用。"宋代《证类本草》载:"雷公云……用蜜浸蒸,从巳至申,却以浆水浸一宿,焙干用。"宋代《本草衍义》载:"方红熟时,采得蒸烂,研滤汁去子,熬成稀膏。量酸甘入蜜,再火上,待蜜熟,俟冷,器中贮,作汤。"明代《景岳全书》尚有"酒蒸"。明代《本草原始》载："入补药,蜜浸蒸用。"明代《先醒斋医学广笔记》载："蜜蒸烘干。"清代《本草从新》载："蜜酒拌蒸,晒干焙,临用再研碎。"清代《本草撮要》载："入滋补药蜜浸蒸。"清代《得配本草》载："润肺滋水,蜜可拌蒸。"清代《本草汇》载："蜜蒸熟,再以泔水浸。"清代《本草求真》有"入补药蒸"的记载。清代《外科全生集》载："盐水拌蒸,滋肾水不足,强阴固精,主收敛。"清代《冯氏锦囊秘录》载："每个铜刀切为二片,蜜酒拌蒸晒干,焙用。"清代《本草易读》载："酒蒸用。"清代《握灵本草》载："酒拌蒸用。"清代《本草述钩元》载："用蜜浸蒸,从巳至申,或晒或烘炒。入补药熟用。"从古代文献记载来看,五味子有清蒸、酒蒸、蜜蒸、盐蒸和蜜酒拌蒸等蒸制方法。

二、炮制规范与文献

粤帮五味子的炮制方法为清蒸法。《广东省中药炮制规范》(1984 年版)记载："蒸五味子:取净五味子,湿润,蒸 2~3 小时,取出,干燥。"

历版《中国药典》和其他 15 个省(自治区、直辖市)炮制规范均收载五味子蒸制的炮制方法。其中,历版《中国药典》均收载醋蒸五味子,重庆、湖南、江西的炮制规范收载酒蒸五味子和醋蒸五味子,福建的炮制规范收载酒蒸五味子和清蒸五味子,天津、山东、四川的炮制规范收载酒蒸五味子(山东还有酒炖五味子),浙江、上海的炮制规范收载制五味子(清蒸五味子),北京、安徽、河南、贵州、广西、江苏的炮制规范收载醋蒸五味子。《中国药典》及其他省(自治区、直辖市)炮制规范所载五味子炮制工艺详见表 3-4-1。

表 3-4-1 五味子炮制工艺

《中国药典》及炮制规范	炮制工艺
《中国药典》1977 年版	**醋五味子** 取净五味子,照醋蒸法(附录 19 页)蒸至黑色
《中 国 药 典》1985 年 版、1990 年版、1995 年版、2000 年 版、2005 年 版、2010 年 版、2015 年版、2020 年版	**醋五味子** 取净五味子,照醋蒸法蒸至黑色。用时捣碎
《北京市中药饮片炮制规范》(2008 年版)	**醋五味子** 取原药材,除去杂质,迅速洗净,加米醋拌匀,闷润 3~4 小时,置适宜容器内,蒸 18~24 小时,至乌黑色有油润光泽时,取出,干燥。每 100kg 净五味子,用米醋 20kg
《天津市中药饮片炮制规范》(2018 年版)	**酒五味子** 取净五味子,加黄酒拌匀,蒸至酒尽,取出,干燥。每 100kg 净五味子,用黄酒 20kg
《山东省中药炮制规范》(1990 年版)	**酒五味子** 取净五味子,用黄酒拌匀,置笼屉或蒸罐内,按酒蒸法或酒炖法蒸或炖至呈紫黑色,取出干燥。每 100kg 五味子,用黄酒 20kg
《上海市中药饮片炮制规范》(2008 年版)	**制五味子** 将原药除去果梗等杂质,淘净,沥干,置蒸具内蒸 4 小时,闷过夜,干燥
《安徽省中药饮片炮制规范》(2005 年版)	**醋蒸五味子** 取净五味子,照蒸法(附录 I)用米醋蒸至黑色,用时捣碎。每 100kg 五味子,用米醋 20kg
《浙江省中药炮制规范》(2015 年版)	**蒸五味子** 取原药,除去果梗等杂质,洗净,稍晾,置适宜容器内,蒸 2~4 小时,闷过夜至表面黑色油润时,取出干燥

续表

《中国药典》及炮制规范	炮制工艺
《江西省中药饮片炮制规范》(2008年版)	**醋五味子**(醋制五味子) (1) 取净五味子,照醋蒸法(附录二)蒸至黑色,用时捣碎 (2) 取净五味子,用醋喷酒拌匀,吸尽后,入木甑内,用武火蒸至黑色,取出干燥。每100kg五味子,用醋20kg **酒五味子** 取净五味子,加黄酒拌匀,蒸至酒尽,取出,干燥。每100kg净五味子,用黄酒20kg
《四川省中药饮片炮制规范》(2015年版)	**酒五味子** 取净五味子,用黄酒拌匀,蒸至透心,干燥,用时捣碎。每100kg五味子,用黄酒10kg
《河南省中药饮片炮制规范》(2005年版)	**醋五味子** 取净五味子,照醋蒸法(炮制通则)蒸至黑色。用时捣碎
《湖南省中药饮片炮制规范》(2010年版)	**醋五味子** 取净五味子,照醋蒸法(附录一)蒸至上大气,五味子表面呈黑色,取出,干燥。每100kg五味子,用醋15kg **酒五味子** 取净五味子,照酒蒸法(附录一)蒸至上大气,稍闷,取出,干燥。每100kg五味子,用黄酒15kg
《贵州省中药饮片炮制规范》(2005年版)	**醋五味子** 取净五味子,照醋蒸法(附录一炮制通则)蒸至黑色。用时捣碎
《广西壮族自治区中药饮片炮制规范》(2007年版)	**醋五味子** 取生五味子,加醋搅匀,置适宜容器内,蒸至黑色,取出干燥,用时捣碎。每100kg五味子,用醋20kg
《江苏省中药饮片炮制规范》(2002年版)	**醋五味子** 取净五味子,用醋拌匀,置适宜容器内,密闭,隔水加热,蒸至黑色,取出,干燥。每100kg五味子,用醋20kg
《福建省中药饮片炮制规范》(2012年版)	**酒五味子** 取净五味子,加黄酒拌匀,置适宜容器内闷润1小时,蒸4小时至酒尽转黑色,取出,干燥,即得。每100kg五味子,用黄酒20kg **蒸五味子** 取原药材,洗净,稍晾,置适宜容器内,蒸2~4小时,闷过夜至表面黑色油润时,取出,干燥
《重庆市中药饮片炮制规范及标准》(2006年版)	**醋五味子** 取净五味子,照醋蒸法蒸至紫黑色,干燥。用时捣碎。每100kg五味子,用醋10kg **酒五味子** 取净五味子,用黄酒拌匀,蒸透心至表面黑色,干燥。用时捣碎。每100kg五味子,用黄酒10kg

三、炮制作用

五味子味酸、甘,性温,归肺、心、肾经,具有收敛固涩、益气生津、补肾宁心功效,用于久嗽虚喘、梦遗滑精、遗尿尿频、久泻不止、自汗盗汗、津伤口渴、内热消渴、心悸失眠等。五味子清蒸后,缓和了酸性,增强了滋补作用。醋蒸增强五味子的收敛固涩作用,多用于咳嗽、遗精、泄泻、肝气郁结和肝脾不和等。酒蒸则增强五味子的补益肝肾作用,多用于肾虚遗精、心悸失眠。

四、现代研究

1. 化学成分研究 五味子主要含有木脂素类(五味子甲素、五味子乙素、五味子丙素、五味子醇甲等)、黄酮(芦丁、异槲皮苷、槲皮苷、槲皮素等)、挥发油(α- 蒎烯、β- 蒎烯、柠檬烯、α- 金合欢烯等)、萜类(β- 谷甾醇、白桦脂酸、甘五酸、齐墩果酸等)、有机酸(琥珀酸、丁二酸、柠檬酸、奎尼酸、原儿茶酸、苹果酸等)等。

饶伟文等[1]对五味子炮制前后有机酸、木脂素、挥发油 3 类化学成分的变化进行了初步测定对比;结果表明,酒制、醋制后挥发油含量略有减少,而各炮制品中总木脂素含量均比生品偏高。李海涛[2]采用高效液相色谱法对五味子不同炮制品(生品、醋蒸品、酒蒸品、蜜蒸品)中的木脂素类成分含量及溶出率进行测定;结果显示,酒蒸五味子中五味子醇甲、五味子醇乙、五味子甲素、五味子乙素等木脂素类成分含量和溶出率均最高,其次为生五味子、蜜蒸五味子、醋蒸五味子。

李伟等[3]利用超高效液相色谱 - 四极杆 - 飞行时间质谱(UHPLC-Q-TOF/MS)技术,快速搜寻并鉴定北五味子生品与其炮制品之间的差异标志成分;结果显示,在北五味子生品、酒制品和醋制品中鉴定出 12 个化学标志物。其中,6-O- 苯甲酰戈米辛 O、五味子酯乙、五味子酯丙、五味子酯丁和新南五味子酸在生品中的含量最高,五味子甲素、五味子乙素、五味子丙素、戈米辛 D 及戈米辛 T 在酒制品中的含量最高,五味子酯甲和五味子醇甲在醋制品中的含量最高。究其原因,可能是炮制过程中新南五味子酸不稳定,容易发生脱羧作用;而五味子酯乙、五味子酯丙、五味子酯丁及 6-O- 苯甲酰戈米辛 O 的结构中均含有酯键,炮制过程中可能造成酯键水解断裂,从而导致含量减少。五味子甲素、五味子乙素、五味子丙素、戈米辛 D 及戈米辛 T 在酒制品中的含量明显大于生品组,原因可能是该类化合物在乙醇环境中溶解度更高,且炮制过程中不易破坏其结构。五味子酯甲在醋制品中含量较高,而五味子醇甲在醋制品中的含量略高于生品,究其原因,可能是在酸性环境下该化合物结构更稳定,其机制尚需要进一步研究。

徐月等[4]采用高效液相色谱法(HPLC)测定并比较五味子生品、酒蒸品、醋蒸品中原儿茶酸和柠檬酸的含量变化;结果显示,五味子酒蒸和醋蒸后原儿茶酸含量明显增加,柠檬酸含量变化不大且有下降趋势。徐月等[5]采用紫外可见分光光度法测定并比较五味子不同炮制品中总黄酮、总三萜、水溶性总蛋白的含量,发现炮制后五味子中总黄酮、总三萜、水溶性总蛋白含量均显著下降。许金华等[6]采用 HPLC 测定并比较了生五味子、清蒸五味子、醋蒸五味子和蜜蒸五味子中总有机酸及有机酸单体成分的含量;结果表明,柠檬酸的含量在炮制过程中明显减少,L- 苹果酸的含量变化不大,5- 羟甲基糠醛从无到有(其中蜜蒸五味子中的 5- 羟甲基糠醛含量增加最明显)。

2. 药效研究 李生斌等[7]探讨北五味子不同炮制品(生品、醋蒸品、酒蒸品、蜜炙品)的乙醇提取物对糖尿病大鼠血糖、血脂的影响及抗氧化应激作用。结果表明,与模型组比较,各炮制组及生药组血糖值、氧化应激及血脂指标均得到明显改善;醋蒸炮制组血糖、丙二醛(MDA)、三酰甘油(TG)、总胆固醇(TC)及低密度脂蛋白胆固醇(LDL-C)水平均显著低于其余炮制组及生药组,超氧化物歧化酶(SOD)、谷胱甘肽过氧化物酶(GSH-Px)及高密度脂蛋白胆固醇(HDL-C)水平均明显高于其余炮制组及生药组,而上述各指标与阳性药组比较,差异均无统计学意义。结果说明,醋蒸、酒蒸、蜜炙及生品北五味子乙醇提取物均可降低糖尿病大鼠血糖、血脂水平,有明显抗氧化应激作用,而醋蒸北五味子乙醇提取物作用更好、活性最优。

高慧等[8]采用鸡卵白蛋白致敏建立小鼠过敏性哮喘模型,分别灌胃五味子不同炮制品提取物,以雾化现象、血清 IgE(免疫球蛋白 E)、肺组织匀浆中 IL-2(白介素 -2)、IL-4(白介素 -4)、IFN-γ(γ 干扰素),组织病理学检查为评价指标,比较五味子不同炮制品中挥发油及去油部位对小鼠过敏性哮喘的作用。结果表明,五味子不同炮制品中的挥发油均具有显著抑制小鼠过敏性哮喘的作用,其中生五味子挥发油最优,其次为酒五味子挥发油、醋五味子挥发油,而生品水煎液及各炮制品去油部位均无显著作用。

邓翀等[9]考察了醋蒸对南五味子木脂素类化学成分在大鼠体内代谢规律的影响。通过给大鼠灌服相同原药材量的醋蒸前后南五味子提取物,于不同时间点采集血浆样本,采用高效液相色谱法(HPLC)测定不同时间点大鼠血浆样品中五味子酯甲和五味子甲素含量,绘制血药浓度 - 时间曲线,采用 DAS2.0 药代动力学分析软件计算药代动力学参数,得出五味子酯甲和五味子甲素在大鼠体内的药代动力学模型均符合单房室模型,且南五味子醋蒸前后在大鼠体内的主要药代动力学参数存在差异。醋蒸使南五味子木脂素类成分在大鼠体内的代谢明显减慢。醋蒸可影响南五味子木脂素类成分在大鼠体内的吸收和代谢。

郑洁等[10]采用 DPPH 清除体外实验与 CCl_4 致急性肝损伤动物模型体内实验相结合的评价方法,评价醋制南五味子的抗氧化能力。体外评价结果表明,在相同剂量下,醋制南五味子清除 DPPH 自由基的能力强于生品,醋制提高了南五味子的抗氧化能力;体内评价结果表明,醋制南五味子中小剂量组与炮制前相应剂量组比较,肝组织总抗氧化能力(T-AOC)具有显著差异,醋制品明显强于生品。结果说明,醋制能增强南五味子抗氧化能力,可以改善 CCl_4 致急性肝损伤的氧化应激状态。这一研究从抗氧化角度诠释了南五味子“醋制入肝”的炮制原理。

胡俊扬[11]将生、醋五味子提取物灌胃大鼠后,进行胆总管插管,测定 6 小时内大鼠的胆汁排泄总量;测得大鼠灌胃生五味子或醋五味子后,大鼠的胆汁排泄均能得到促进,生品组和空白组比较有显著差异,醋品组和空白组比较有极显著差异,生品组和醋品组两者之间的比较也有极显著差异,说明五味子醋制后能够促进大鼠胆汁排泄。

3. 炮制工艺研究　陆兔林等[12]以五味子醇甲及五味子乙素为指标,在单因素优选基础上以闷润时间、蒸制时间、醋的用量 3 个因素为考察因素,采用 $L_9(3)^4$ 正交试验设计优选出醋蒸最佳工艺:取五味子 100kg,加入 20% 醋,拌匀,闷润 1.5 小时,蒸制 5 小时。葛会奇等[13]采用 HPLC 测定五味子醇甲、五味子甲素、五味子乙素含量,采用 $L_9(3^3)$ 正交试验设计优选出醋制五味子的最佳炮制工艺:加醋量 20%,闷润 2 小时,蒸 3 小时。蒲宇红等[14]以总木脂素得率为指标,考察加醋量、闷润时间、蒸制时间 3 个因素,采用正交试验设计得出醋制五味子的最佳工艺:100g 五味子,加醋量 20g,闷润 2 小时,蒸制 6 小时。许世泉等[15]以五味子总木脂素、五味子醇甲及五味子乙素为指标,选择闷润时间、蒸制时间、醋的用量 3 个因素,以 $L_9(3^4)$ 正交试验设计优选出最佳五味子高压醋蒸工艺:加入 30% 醋,拌匀,闷润 3 小时,高压锅上 105℃蒸制 1 小时,取出,置干燥箱中 50℃干燥至恒重。马晓蕾等[16]采用 HPLC 测定五味子醇甲,通过 $L_9(3^4)$ 正交试验设计优选出五味子醋蒸最佳工艺参数:蒸煮 3 小时,加醋量 20%,闷润 1 小时。邓翀等[17]以南五味子指纹图谱共有色谱峰峰面积的综合评分为指标,采用 3 因素 3 水平的 Box-Behnken 响应面实验设计,考察加醋量、闷润时间、蒸制时间等不同因素对醋蒸南五味子炮制工艺的影响,优选出最佳炮制工艺:每100g药材加醋28.10g,闷润1.95小时,蒸制3.90小时。

陆兔林等[18]以五味子醇甲及五味子乙素含量为指标,在单因素优选基础上,以闷润时间、蒸制时间、酒的用量为考察指标,采用$L_9(3)^4$正交试验设计优选出五味子最佳酒蒸工艺:取五味子100kg,加入20kg酒,拌匀,闷润1小时,蒸制4小时,干燥即得。崔春利等[19]以皂苷类、木脂素类及多糖类成分含量的综合评分为因变量,运用Box-Behnken试验考察加酒量、闷润时间、蒸制时间对酒蒸南五味子炮制工艺的影响,运用DesignExpert 8.05软件对试验数据进行分析,建立综合评分与各自变量的多元二次回归方程数学模型,通过响应面分析优选出最佳酒蒸工艺:每100g药材加酒11g,闷润1小时,蒸制6.5小时。翟德银[20]以HPLC测定的五味子醇甲含量为指标,选择蒸制时间、蒸制温度、蒸制压力3个因素,按$L_9(3^4)$进行正交试验设计,优选出五味子酒蒸最佳工艺:压力0.07MPa、温度100℃、蒸制60分钟。逄世峰[21]以五味子醇甲及五味子乙素含量为评价指标,选择酒的用量、闷润时间、蒸制时间3个因素,以$L_9(3)^4$正交试验设计优选出五味子高压酒蒸最佳工艺:加酒30%(30ml/100ml),闷润1小时,蒸制3小时。

4. **质量标准研究** 《中国药典》收载醋五味子的质量标准为:水分不得过16.0%(通则0832第二法),总灰分不得过7.0%,含五味子醇甲($C_{24}H_{32}O_7$)不得少于0.40%;照醇溶性浸出物测定法(通则2201)项下的热浸法测定,用乙醇作溶剂,浸出物不得少于28.0%。

参考文献

[1] 饶伟文,刘土旺,欧彪,等.五味子炮制的初步研究(第一报)[J].中药通报,1986,11(3):26-27.

[2] 李海涛.不同炮制方法对五味子中木脂素类成分含量的影响分析[J].中国医药指南,2017,15(35):14-15.

[3] 李伟,宋永贵,刘匡一,等.UHPLC-QTOF/MSE与代谢组学技术对北五味子炮制前后化学成分迁移研究[J].药学学报,2016,51(9):1445-1450.

[4] 徐月,高慧,贾天柱.HPLC法测定五味子不同炮制品及不同部位有机酸含量[J].中国中医药信息杂志,2014,21(7):85-88.

[5] 徐月,高慧,贾天柱.五味子不同炮制品及不同部位中总黄酮等化学成分研究[J].时珍国医国药,2014,25(12):2897-2899.

[6] 许金华,苏联麟,王巧晗,等.HPLC法测定五味子不同炮制品中柠檬酸、L-苹果酸和5-羟甲基糠醛的含量[J].西北药学杂志,2017,32(5):548-551.

[7] 李生斌,赵峥,马和平,等.不同炮制方法下北五味子乙醇提取物对糖尿病大鼠血糖、血脂影响及抗氧化应激作用[J].现代中西医结合杂志,2017,26(19):2077-2080.

[8] 高慧,徐月,贾天柱.五味子不同炮制品挥发油对小鼠过敏性哮喘的影响[C]//中华中医药学会.2014年全国中药炮制学术年会暨中药饮片创新发展论坛及协同创新联盟会议会议讲义.南京:中华中医药学会,2014.

[9] 邓翀,郑洁,董媛媛,等.醋蒸对南五味子木脂素类成分在大鼠体内药代动力学的影响[J].中国中医药信息杂志,2014,21(7):81-84.

[10] 郑洁,张萌,邓翀,等.从抗氧化角度评价南五味子"醋制入肝"的炮制机制[J].中国实验方剂学杂志,

2012,18(20):189-192.

[11] 胡俊扬.醋制对五味子药动学影响的实验研究[D].南京:南京中医药大学,2012.

[12] 陆兔林,马新飞,苏丹,等.醋蒸五味子炮制工艺研究[J].中药材,2006,29(12):1283-1285.

[13] 葛会奇,贾天柱.醋制北五味子最佳炮制工艺研究[C]//中华中医药学会中药炮制分会.中华中医药学会第六届中药炮制学术会议论文集.淄博:中华中医药学会中药炮制分会,2006.

[14] 蒲宇红,王晓义,李国昌.正交设计优选醋制五味子的炮制工艺[J].中国药师,2007,10(2):186-187.

[15] 许世泉,逢世峰,焉石,等.北五味子高压醋蒸炮制加工工艺研究[J].特产研究,2010,32(3):21-23.

[16] 马晓蕾,贾天柱.五味子炮制工艺研究[J].辽宁中医药大学学报,2006,8(4):123-124.

[17] 邓翀,郑洁,宋小妹.指纹图谱结合响应面法研究醋制南五味子炮制工艺[J].中成药,2012,34(8):1563-1567.

[18] 陆兔林,殷放宙,毛春芹,等.酒蒸五味子炮制工艺研究[J].中成药,2007,29(4):543-545.

[19] 崔春利,寇欢,董媛媛,等.响应面法优化酒蒸南五味子炮制工艺[J].中国实验方剂学杂志,2014,20(18):9-12.

[20] 翟德银.五味子酒蒸炮制工艺初探[J].现代中西医结合杂志,2011,20(4):467-468.

[21] 逢世峰,许世泉,郑培河,等.高压酒蒸北五味子最佳炮制工艺研究[M]//刘淑莹.低碳经济与科学发展.长春:吉林大学出版社,2010.

◆ 醋延胡索 ◆

延胡索为罂粟科植物延胡索 *Corydalis yanhusuo* W.T.Wang 的干燥块茎。醋延胡索为延胡索的醋蒸炮制加工品。

一、炮制历史沿革

关于延胡索的蒸制方法,古代文献记载较少,如明代《本草乘雅半偈》记载酒、醋蒸法:"酒润或醋润,蒸之,从巳至亥,俟冷取出,焙干,研细用。"

二、炮制规范与文献

粤帮延胡索的炮制方法为醋蒸法。《广东省中药炮制规范》(1984年版)记载:"醋延胡索:取净延胡索,用醋拌匀,闷润,待醋被吸尽后,蒸至透心,取出,干燥,用时捣碎。每100kg延胡索,用醋 20~30kg。"

此外,《中国药典》1977 年版收载醋蒸延胡索,浙江、江西、安徽、四川、重庆等省市的炮制规范收载醋蒸延胡索,详细炮制工艺见表 3-4-2。可见醋蒸延胡索为南方地区特色炮制品种。

表 3-4-2 延胡索炮制工艺

《中国药典》及炮制规范	炮制工艺
《中国药典》1977 年版	**醋元胡** 取净元胡,照醋蒸法(附录 19 页)用醋蒸透,或照醋炒法(附录 18 页)炒干。用时捣碎

《中国药典》及炮制规范	炮制工艺
《四川省中药饮片炮制规范》(2002 年版)	**醋延胡索** 取净延胡索,用醋润透,置适宜容器中蒸透,或于醋中加入适量清水,煮透至水干,取出,切厚片,干燥,或用时捣碎。或取净延胡索,照醋炙法炒至表面黄褐色或棕褐色,切厚片,干燥,或用时捣碎。每 100kg 延胡索,用醋20kg
《山西中药炮制规范》(1984 年版)	**醋元胡** 取净元胡,加米醋拌匀,置适宜容器内,加热蒸透,取出,干燥,用时捣碎。每 100kg 净元胡,用米醋 20kg,必要时可加适量水稀释
《江西省中药炮制规范》(1991 年版)	**醋制延胡索** 取净延胡索,用醋拌匀,待醋吸尽,蒸透,切薄片,干燥,或干燥后捣碎。每 100kg 延胡索,用醋 20kg
《安徽省中药饮片炮制规范》(2019 年版)	**醋蒸延胡索** 取净制、切制后的延胡索,大小分档,加醋拌匀、润透,置蒸制容器内,用蒸汽加热蒸透、内无硬心,取出,干燥。每 100kg 延胡索,用米醋 20kg
《浙江省中药炮制规范》(1986 年版)	**醋延胡索** 取原药,用米醋和适量水拌匀,浸至透心,待醋吸尽,蒸 6~8 小时,闷过夜;或用米醋和适量水共煮 6~8 小时至液体基本吸尽,取出,晾至半干,切成厚片,干燥;或取出,晒干,捣碎如绿豆大小。每 100kg 延胡索,用米醋 20kg
《江西省中药饮片炮制规范》(2008 年版)	**醋延胡索**(醋制延胡索) 取净延胡索,用醋拌匀,待醋吸尽,蒸透,切薄片,干燥;或干燥后捣碎。每 100kg 延胡索,用醋 20kg
《重庆市中药饮片炮制规范及标准》(2006 年版)	**醋延胡索** 取净延胡索,用醋拌匀,置适宜容器中蒸透,或于醋中加入适量清水,煮透至水干,取出,切厚片,干燥

三、炮制作用

延胡索辛、苦,温,归肝、脾经,具有活血散瘀、行气止痛功效,主治气滞血瘀、跌打损伤、产后瘀阻、风湿痹痛。延胡索用醋炮制后,能使有效成分溶出率升高,从而增强活血行气止痛作用。

四、现代研究

1. 化学成分研究 延胡索中含有多种生物碱(延胡索甲素、延胡索乙素、延胡索丙素、去氢延胡索碱等)[1]、甾体类(豆甾醇、β- 谷甾醇、胡萝卜苷等)、有机酸(山嵛酸、香草酸等)、糖类(α-D- 吡喃葡萄糖、β-D- 吡喃葡萄糖、乳糖等),还有黏液质和挥发油等[2,3]。

通过对延胡索不同制品煎液中成分的分析表明,酒醋制后,成分相同,总生物碱溶出率明显增高[4,5]。醋制后,延胡索中难溶性游离生物碱与醋酸结合成易溶性醋酸盐,故煎出量增多。但季铵碱含量明显降低,其含量依次为生品 > 醋炙品 > 盐炙品 > 酒炙品[6]。

延胡索经醋制后,延胡索乙素、延胡索甲素及黄连碱含量升高,原阿片碱含量稍有下降,但总碱含量在生品基础上仍然有所升高。延胡索乙素含量增长 30.09%,延胡索甲素含量增长 23.56%,黄连碱含量增长 20.02%,总碱含量增长 19.85%,虽有一成分原阿片碱含量略有下降,但整体有效成分含量平均增长仍高达 18.15%,其中延胡索乙素作为主要药效成分,含量升高明显,这为醋制增效提供了合理解释[7]。

窦志英等[8]采用 HPLC 对延胡索生品和炮制品中原阿片减、延胡索乙素、盐酸小檗碱的含量进行检测,结果显示,醋炙延胡索、酒炙延胡索中原阿片碱、延胡索乙素、盐酸小檗碱的含量均较延胡索生品有一定程度提高,而醋煮延胡索中除了原阿片碱含量比生品高之外,盐酸小檗碱、延胡索乙素含量都较生品低。陈昆南等[9]在基于 UPLC/Q-TOF-MS 技术对延胡索醋法炮制前后化学成分的研究中共发现 28 个延胡索生物碱标记物,除了黄连碱、隐品碱于醋制后含量降低以外,其余生物碱类成分均有所升高,尤其是延胡索甲素、四氢黄连碱、小檗碱、二氢血根碱、去氢海罂粟碱等含量升高明显。

任江剑等[10]以延胡索乙素为指标,采用 HPLC 测定不同加工方法所得样品中延胡索乙素含量,结果显示,延胡索乙素含量依次为蒸制法 > 硫黄熏蒸法 > 水煮法 > 生晒法,可见蒸制法加工的延胡索药材中延胡索乙素含量最高、达到 0.11%,提示产地加工方法以蒸制为好。王昌利等[11]研究发现,延胡索经产地水煮加工后,干燥所需时间明显减少,所含成分延胡索乙素的含量却有所降低。

2. 药效研究　药理实验研究证实,延胡索有效成分主要为延胡索甲素、延胡索乙素及延胡索丑素等生物碱成分,但游离生物碱难溶于水,醋制可使生物碱生成易溶的盐而提高溶出率、煎出率,从而增强疗效,故临床多用醋制品。

陈琪瑶等[12]以急性血瘀证大鼠为模型,测定各组大鼠的血液流变学指标,研究延胡索醋制前后对急性血瘀模型大鼠血液流变学指标的影响。结果显示,与模型组比较,醋延胡索中剂量组和高剂量组的全血高切和中切黏度、血沉方程 K 值、聚集指数、刚性指数均显著降低,相同剂量下以醋品降低更为明显;醋延胡索高剂量组血细胞比容、血浆黏度均显著降低,红细胞变形指数显著升高,生品高剂量组无显著差异。与同剂量生品组比较,醋品组在全血黏度(50/s、30/s、5/s)、血沉方程 K 值、变形指数几个指标上有显著差异。研究表明,延胡索醋制后对血瘀模型大鼠的血液流变学指标的改善趋势稳定、作用明显,提示醋制延胡索能增强活血化瘀作用。

李小芳等[13]通过扭体法和热板法比较生品和醋制品的镇痛作用,发现醋制品的镇痛活性高于生品。李荣等[14]采用热板法与醋酸扭体实验研究生、醋延胡索的镇痛作用,采用二甲苯致耳郭肿胀模型研究生、醋延胡索对昆明种小鼠耳郭肿胀度的影响,采用离体肠平滑肌运动实验研究生、醋延胡索对 Wistar 大鼠离体肠平滑肌运动的影响,采用比浊法研究生、醋延胡索对 ADP、胶原诱导的 Wistar 大鼠血小板聚集的影响。结果表明,生、醋延胡索对热传导、化学刺激引起的拟痛反应较对照组存在显著差异,且生、醋延胡索之间存在显著差异($P<0.05,P<0.01$);生、醋延胡索较对照组均能显著抑制二甲苯致耳郭肿胀度($P<0.01$),但生、醋延胡索之间无差异;醋延胡索较生延胡索可明显抑制 Wistar 大鼠离体肠平滑肌舒缩活动($P<0.05,P<0.01$);生、醋延胡索在抗 ADP、胶原诱导的血小板聚集方面无差异。结果提示,延胡索醋制可增强镇痛和解痉作用。

季光琼[15]将 Elisa 检测的小鼠血清中 β- 内啡肽、PGE_2 含量作为内在止痛指标对生、醋延胡索进行研究,发现阳性组、生品高低剂量组、醋品高低剂量组较生理盐水组小鼠的 PGE_2、β- 内啡肽含量明显降低,说明给药后较生理盐水组耐痛能力显著提高;醋品低剂量组较生品低剂量组的 PGE_2、β- 内啡肽含量显著降低;醋品高剂量组 PGE_2 含量较生品高剂量组显著降低;醋品高剂量组 β 内啡肽含量均值从数据上低于生品低剂量组,说明醋品高剂量组较生品高剂量组止痛能力略强。

季光琼[15]还通过小鼠耳缘肿胀试验验证延胡索的抗炎作用,并以耳肿胀度和肿胀抑制率为抗炎指标;结果显示,生品高低剂量组、醋品高低剂量组耳肿胀度较生理盐水组降低,醋品高低剂量组较生品高低剂量组肿胀抑制率升高,说明延胡索醋制后抗炎作用增强。

3. 炮制工艺研究 傅伟云等[16]以总生物碱含量为指标,比较不同浓度的醋对延胡索醋蒸、醋煮的影响;实验结果显示,10%~20% 浓度的醋蒸延胡索高于同方法的任何一浓度的收得率,其总生物碱含量分别为 0.54% 和 0.53%。王名洲等[17]研究发现,醋蒸、醋煮法延胡索总碱和延胡索乙素的煎出量较醋炙高 20%,用醋量为药材量的 15%~20%。李春等[18]以延胡索乙素的含量为指标,采用正交试验设计优选出延胡索蒸制的最佳工艺:延胡索粗粉加 30% 陈醋闷润 2 小时后蒸制 2 小时。延胡索生品中延胡索乙素的含量为 0.29mg/g,醋蒸品为 0.48mg/g,可见其含量明显增加。

参考文献

[1] 汤法银,聂爱国,李艳玲.中药延胡索的研究进展[J].临床和实验医学杂志,2006,5(2):185-186.

[2] Tao YW,Tian GY.Studies on the physicochemical properties,structure and antitumor activity of polysaccharide YhPS-1 from the root of *Corydalis yanhusuo* W.T.Wang[J].China Chem,2006,24(2):235-239.

[3] 贺凯,高建莉,赵光树.延胡索化学成分、药理作用及质量控制研究进展[J].中草药,2007,38(12):1909-1912.

[4] 陈大成,梁世彰.中药延胡索炮制的初步化学研究[J].广东医学,1963(2):25-27.

[5] 刘成基,吴洪元,彭招华.中药延胡索的炮制研究[J].南京药学院学报,1986,17(2):81-86.

[6] 刘成基,吴洪元,崔素荣.延胡索及其炮制品中季铵碱含量的测定[J].中成药,1988(9):18-19.

[7] 蒋濛.醋制对延胡索主要活性成分含量及药效学影响研究[D].武汉:湖北中医药大学,2016.

[8] 窦志英,孙巍,田丽莉,等.HPLC法比较延胡索生品与不同炮制品中3种有效成分的含量[J].中药材,2007,30(4):399-401.

[9] 陈昆南,傅红燕,王长军.基于UPLC/Q-TOF MS技术对延胡索醋法炮制前后化学成分的研究[J].化学研究与应用,2019,31(9):1618-1622.

[10] 任江剑,徐建中,俞旭平.不同采收期和不同加工方法对延胡索药材的影响[J].中药材,2009,32(7):1026-1028.

[11] 王昌利,郝建萍,孙静,等.延胡索产地加工水煮机理研究[J].时珍国医国药,2010,21(7):1625-1626.

[12] 陈琪瑶,张金莲,刘艳菊,等.延胡索醋制前后对血瘀模型大鼠血液流变学的影响[J].中国医院药学杂志,2016,36(11):901-905.

[13] 李小芳,罗庆洪,任文.延胡索炮制前后生物碱含量测定及镇痛作用的对比研究[J].湖南中医药导报,2001,7(5):253-255.

[14] 李荣,蔡青青,牛彦兵,等.生、熟延胡索饮片药理作用的对比研究[J].中国实验方剂学杂志,2014,20(19):133-137.

[15] 季光琼.醋制延胡索对其入肝经作用的影响研究[D].武汉:湖北中医药大学,2014.

[16] 傅伟云,李景玲.浅谈延胡索的炮制[J].时珍国医国药,2001,12(10):900.

[17] 王名洲,田景振,孙士青,等.元胡炮制工艺研究[J].中成药研究,1982(5):16-18.

[18] 李春,蒋晓煌,蒋孟良,等.正交试验优选延胡索醋蒸法炮制工艺[J].中医药导报,2015,21(6):53-55.

◆ 醋 郁 金 ◆

郁金为姜科植物温郁金 *Curcuma wenyujin* Y.H.Chen et C.Ling、姜黄 *Curcuma ionga* L.、广西莪术 *Curcuma kwangsiensis* S.G.Lee et C.F.Liang 或蓬莪术 *Curcuma phaeocaulis* Val. 的干燥块根。冬季茎叶枯萎后采挖,除去泥沙和细根,蒸或煮至透心,干燥。温郁金主产于浙江瑞安;姜黄主产于四川温江及乐山地区;广西莪术主产于广西;蓬莪术主产于四川温江及乐山地区。醋郁金为郁金的醋蒸炮制加工品。

一、炮制历史沿革

醋蒸郁金,古代文献记载比较少。

二、炮制规范与文献

粤帮用醋蒸郁金。《广东省中药炮制规范》(1984 年版)记载:"醋郁金:取净郁金,用醋拌匀,稍润,待醋被吸尽后,蒸 2~3 小时,取出,切片,干燥。"其他如福建、云南的炮制规范也有收载,详细炮制工艺见表 3-4-3。

现今《中国药典》仅收载郁金生品,未收载其炮制品,而全国炮制规范和地方炮制规范大多收载醋炙郁金。由此可见,醋蒸郁金为南方、尤其是粤帮的特色炮制饮片。

表 3-4-3 郁金炮制工艺

炮制规范	炮制工艺
《福建省中药炮制规范》(1988 年版)	**醋郁金** 取净郁金,照醋蒸法蒸透,取出,切薄片,干燥
《云南省中药饮片炮制规范》(1986 年版)	**醋蒸切片** 取原药拣净杂质,每 50kg 用醋 5kg、兑水适量,浸润约 2 天(应经常翻动),吸透后,入甑内用武火蒸约 2~3 小时,取出,切成厚约 2mm 的顺片,晒干即可

三、炮制作用

郁金味辛、苦,性寒,归肝、心、肺经,具有行气化瘀、清心解郁、利胆退黄功效,用于治疗经闭、胸腹胀痛刺痛、热病神昏、癫痫发狂、黄疸尿赤等。生郁金疏肝行气、活血化瘀;酒制能增强郁金的行气活血作用;醋制能引药入血分,增强郁金的疏肝止痛作用,用于瘀血心痛、肝郁气滞、痛经等。

四、现代研究

1. **化学成分研究** 郁金的主要化学成分有挥发油类(吉马酮、莪术烯、1-石竹烯、莪术二酮等)[1]、姜黄素类(姜黄素、去甲氧基姜黄素和双去甲氧基姜黄素等)[2,3],以及微量元素(Co、Fe、Mn、Pb、Ti、Zn、Cd、Ni、Ag、As)[4]、多糖类[5]、甾醇类[6]、生物碱类、树脂类等[7,8]。

石典花[9]研究发现,醋炙、清炒、清炒后拌醋对郁金中化学成分的影响不一,如温郁金醋炙后挥发油成分数量明显减少,而清炒品所检出的峰的数量与生品相当,但大部分成分含量发生了变化,所以加热可以引起挥发油中的成分发生变化,而加醋后挥发油中成分数量明显减少,可能是因为醋能溶解某些挥发油,或与其发生反应生成新的物质,且醋本身易挥发,加热炮制的过程加速了其挥发,从而使其挥发油中的成分明显减少。炮制后温郁金中姜黄素含量降低,其中以清炒对其含量影响最大,而醋炙和清炒拌醋后姜黄素含量相对要高一点,推测可能是加醋后增加了姜黄素的溶解度。

叶玉兰等[10]发现,黄丝郁金经不同炮制方法(清炒、酒制、醋制)炮制后,其活性成分姜黄素类成分含量一般略增高,而清炒品中总姜黄素含量相对高于酒制品、醋制品。炮制后温郁金中吉马酮的含量降低,其中醋炙温郁金<清炒温郁金<生温郁金,可能是醋的加入有助于吉马酮的溶出,在加热过程中挥发而损失,所以清炒品的含量稍高,这证实了单纯的加热炒制和炒制后的加醋拌匀均与加醋后再加热炒制对郁金的成分影响是不一致的。

杨会全等[11]采用原子吸收法对郁金及其炮制品中的微量元素进行分析,结果显示,黄丝郁金、绿丝郁金及其炮制品中均含有人体必需微量元素 Cu、Zn、Fe、Mn、Sr,不同炮制品中酒制绿丝郁金的各元素含量均低于生品,但在水煎物中以醋制黄丝、绿丝郁金样品中 Zn、Fe、Mn 的含量高。

2. 药效研究 郁金具有抗肿瘤、抗炎、镇痛、解热、抗氧化、抗血栓等作用。抗炎、镇痛、解热的活性成分主要是莪术油、郁金二醇、二萜类化合物、蓬莪术二烯、莪术烯等[12-15];对肿瘤细胞具有抑制及促进凋亡作用的成分是姜黄素、蓬莪术二烯及挥发油类[16,17];抗氧化活性成分是莪术油[18];抗血栓、改善血液循环活性成分有 β-榄香烯、莪术醇和姜黄素等[19-22]。

邱鲁婴[23]采用化学刺激、热刺激对郁金不同炮制品进行镇痛作用研究,结果表明,郁金各炮制品均具有显著镇痛作用,其中醋郁金的镇痛作用增强且作用持久。石典花等[24]采用小鼠耳肿胀法观察小鼠抗炎作用、小鼠热隔板及醋酸致扭体法观察镇痛作用、小鼠尾静脉注射 0.05% 伊文思蓝观察腹膜通透性以及毛细玻管法测定小鼠凝血时间而观察凝血时间,结果显示,郁金和醋郁金均不同程度降低耳肿胀率及伊文思蓝渗出量,其中醋郁金的作用优于郁金;醋郁金延长小鼠扭体潜伏期和热隔板潜伏期较为明显;对凝血时间的影响方面,郁金的作用明显优于醋郁金。此研究验证了醋郁金能引药入肝,增强缓急止痛作用;郁金疏肝行气以解郁,活血化瘀止痛较为明显。

3. 炮制工艺研究 郁金药材的加工,各主产地均以蒸、煮法为主。由于黄丝郁金含有较多生物酶,且蒸、煮法只能破坏一部分酶,故相对来说,干燥需要的时间更长。叶玉兰等[25]对黄丝郁金进行了传统蒸、煮法及烘法对比实验,结果显示,烘法较传统的水煮法、蒸法省工省时,药材外观良好,颗粒均匀;经测定,烘法加工的黄丝郁金药材与水煮法、蒸法加工的药材相比,总姜黄素含量差异不大或略高。刘英波等[26]研究报道,黔产郁金产地初加工炮制工艺为:将郁金根茎鲜品放入不锈钢蒸笼内进行蒸,蒸至透心,时间 30~40 分钟,切开见郁金根茎横切或纵切面无生心,取出晾干。

参考文献

[1] 张红玉,张丽莎,张杰,等.温郁金化学成分的研究[J].中成药,2016,38(7):1534-1537.

[2] 翁金月,张春椿,林君,等.HPLC 分析比较不同产地郁金姜黄素的化学组分[J].中华中医药学刊,2015,33(6):1393-1395.

［3］Neerja Pant，Himanshu Misra，D.C.Jain.Phytochemical investigation of ethyl acetate extract from *Curcuma aromatica* Salisb.rhizomes［J］.Arabian Journal of Chemistry，2013，6（3）：279-283.

［4］吴新新，盛振华，吴巧凤.不同产地郁金中微量元素的测定及其主成分分析［J］.中成药，2015，37（2）：370-374.

［5］王晓华，朱华，陈旭，等.不同基原的郁金类药材中郁金多糖的含量测定［J］.安徽农业科学，2012，40（9）：5173-5174.

［6］楼燕，何昊，魏星川，等.温郁金中倍半萜类成分的分离与鉴定［J］.沈阳药科大学学报，2010，27（3）：195-199.

［7］王琰，王慕邹.姜黄属常用中药的研究进展［J］.中国药学杂志，2001，36（2）：80-84.

［8］张安将，张示列，张力学.温郁金中生物碱的初步分离和鉴定［J］.温州师范学院学报：自然科学版，1999，20（3）：44-46.

［9］石典花.常用中药郁金的炮制研究［D］.济南：山东中医药大学，2009.

［10］叶玉兰，杨会全，顾月翠.黄丝郁金的不同方法炮制比较［J］.基层中药杂志，1993，7（1）：13-14.

［11］杨会全，叶玉兰，罗享明，等.郁金及其炮制品微量元素分析［J］.基层中药杂志，1999，13（1）：23,51.

［12］雷载权，张廷模.中华临床中药学［M］.北京：人民卫生出版社，1998.

［13］梁德年.中药温郁金1号注射对纯系ACL小鼠的镇痛生化药理作用的研究［J］.中医药信息，1987（1）：40.

［14］盛桂琴，吕宾，金海峰.温郁金二萜类化合物C对脂多糖所致人胃腺癌SGC-7901细胞NF-κB活化和炎症因子分泌的影响［J］.中国临床药理学与治疗学，2012，17（6）：616-620.

［15］宋步昌，鞠建峰.莪术油的药理作用及临床应用［J］.山东中医杂志，2003，22（9）：555-556.

［16］何必立，吕宾，徐毅，等.温郁金对胃癌细胞的抑制作用及其对血管内皮生长因子表达的影响［J］.中医药学刊，2006，24（9）：1741-1743.

［17］Sun XY，Zhang YP，Lin DH，et al.Potential anti-canceractivities of furanodiene，a sesquiterpene from Curcuma wenyujin［J］.Am J Chin Med，2009，37（3）：589-596.

［18］王滨，曹军，李波，等.温郁金提取液对辐射所致脂类过氧化的影响［J］.哈尔滨医科大学学报，1996，30（2）：128.

［19］唐泽耀，黄靓，林原，等.阿司匹林与β-榄香烯对正常小鼠的凝血时间及缺血心肌模型小鼠的ATP酶活性影响的比较［J］.中医药学报，2009，37（5）：12-15.

［20］陆群，朱路佳，谢梅林，等.β-榄香烯抑制大鼠血栓形成及其机理研究［J］.中国现代应用药学，1999，16（4）：13-16.

［21］连杰，徐蕾，郑筱祥.应用光-色素法血栓生成模型研究榄香烯乳剂的抗血栓作用［J］.中国微循环杂志，1998，2（2）：91-92.

［22］唐泽耀，宗成国，林原.莪术醇的活血化瘀活性实验研究［J］.中药药理与临床，2003，19（5）：15.

［23］邱鲁婴.炮制对郁金镇痛作用影响的研究［J］.时珍国医国药，2001，12（6）：501.

［24］石典花，孙付军，陈慧慧，等.炮制对郁金药效影响的研究［C］//中华中医药学会中药炮制分会.中华中医药学会中药炮制分会2011年学术年会论文集.贵阳：中华中医药学会中药炮制分会，2011.

［25］叶玉兰，杨会全，代静.烘法与蒸、煮法加工黄丝郁金的质量比较［J］.基层中药杂志，1992，6（2）：24-25.

［26］刘英波，潘年松，朱诗国，等.黔产郁金产地初加工炮制研究［J］.世界最新医学信息文摘，2015，15（20）：166.

◆ 醋 白 薇 ◆

白薇为萝摩科植物白薇 *Cynanchum atratum* Bge. 或蔓生白薇 *Cynanchum versicolor* Bge. 的干燥根和根茎。春、秋二季采挖,洗净,干燥。醋白薇为白薇的醋蒸加工炮制品。

一、炮制历史沿革

白薇蒸制始载于《雷公炮炙论》:"凡采得后,用糯米泔汁浸一宿,至明取出,去髭了,于槐砧上细剉,蒸,从巳至申,出用。"

二、炮制规范与文献

粤帮白薇采取用醋蒸制的炮制方法。《广东省中药炮制规范》(1984年版)记载:"取净白薇,用醋拌匀,闷润,待醋被吸尽后,蒸至透心,取出,干燥。每100kg白薇,用醋20kg。"历版《中国药典》和全国炮制规范及其他省(自治区、直辖市)炮制规范仅收载生品,可见醋蒸白薇为粤帮特色炮制品种。

三、炮制作用

白薇味苦、咸,性寒,归胃、肝、肾经,具有清热凉血、利尿通淋、解毒疗疮功效,用于温邪伤营发热、阴虚发热、骨蒸劳热、产后血虚发热、热淋、血淋、痈疽肿毒等。醋蒸可加强白薇的敛浮阳作用。

四、现代研究

1. **化学成分研究** 白薇中含有 C_{21} 甾体皂苷(白薇苷 A、白薇苷 B、白薇苷 C、白薇苷 D、白薇苷 E、芫花叶白前苷 C、芫花叶白前苷 H、芫花叶白前苷 A 等)、芳香类化合物(对羟基苯乙酮、3,4 二羟基苯乙酮、3- 甲氧基 -4- 羟基苯乙酮等)、脂肪酸类化合物(丁二酸、申二酸和壬二酸等)等;除此之外,还含有挥发油、微量元素等。

肖功胜等[1]采用高效液相色谱法和分光光度法对不同产地蔓生白薇中蔓生白薇苷 A 和白薇 C_{21} 甾体总皂苷的含量进行了测定。结果表明,不同产地的蔓生白薇中,蔓生白薇苷 A 及白薇 C_{21} 甾体总皂苷的含量相差较大,蔓生白薇苷 A 含量高者,总皂苷含量不一定高,反之亦然。因此,不能单用蔓生白薇苷 A 或白薇 C_{21} 甾体总皂苷含量来评价蔓生白薇的质量,只有两者均高者才属质量最佳。

2. **药效研究** 生物碱及甾体皂苷类成分是白薇的主要活性成分,均有明确的抗肿瘤、抗炎及镇痛作用[2]。蔓生白薇苷 A 具有良好的肿瘤抑制活性[3];白薇皂苷能够使心肌收缩作用增强、心率变慢,可用于治疗充血性心力衰竭[4]。薛宝云等[5]进行了直立白薇水煎液、醇提取物和醚提取物对大鼠酵母致热后的退热作用的比较,结果表明,直立白薇水煎液对发热均有明显退热作用,但其醇提取物和醚提取物对大鼠酵母致热后的效果不明显。薛宝云等[5]开展的动物实验表明,直立白薇水提物腹腔注射对巴豆油致炎剂所致小鼠耳郭渗出性炎症具有非常显著的抗炎作用。

梁爱华等[6]研究发现,蔓生白薇的水提物有一定平喘作用,但没有镇咳和祛痰作用;直立白薇的水提物有一定祛痰作用,但没有镇咳和平喘作用。实验还发现,两种白薇的醇提取物均没有镇咳和祛痰作用。

陈珠等[7]用棉球植入小鼠体内的方法测肉芽重量,用二甲苯致耳肿胀的方法测耳郭肿胀率,研究小白薇不同提取物(水、95%乙醇、50%乙醇、正丁醇、氯仿提取物)对小鼠炎症模型的影响。结果表明,白薇50%醇提物高、低剂量组对二甲苯所致小鼠耳肿胀有极为显著抑制作用,其余各给药组作用均不显著;各给药组除醋酸泼尼松组、正丁醇高剂量组外,均能显著抑制肉芽组织增生而有显著抗炎作用。研究提示,小白薇提取物对炎症早期毛细血管通透性增高时的抑制以50%醇提物作用显著,对炎症晚期肉芽组织增生有显著抑制作用。

陈晓璐等[8]开展了不同浓度、不同提取方法的白薇经皮透过液对B16细胞增殖、酪氨酸酶活性及黑色素含量的影响的研究,发现均具有抑制作用,作用大小为95%醇提 >50%醇提 > 水提,最佳作用质量浓度为200mg/L,最佳作用时间48小时;说明白薇具有一定美白作用,可用于美白产品的开发。

参考文献

[1] 肖功胜,王永兵,雷辉,等.不同产地白薇中C_{21}甾体皂苷的含量测定[J].中国现代应用药学,2014,31(10):1228-1231.

[2] 袁鹰,张卫东,柳润辉,等.白薇的化学成分和药理研究进展[J].药学实践杂志,2007,25(1):6-9.

[3] Sheng-Xiang Q,Zhuang-Xin Z,Lin Y,et al.Two newglycosides from the roots of *Cynanchum versicolor*[J].Planta Med,1991,57(5):454-456.

[4] 李广勋.中药药理毒理与临床[M].天津:天津科技翻译出版公司,1992.

[5] 薛宝云,梁爱华,杨庆,等.直立白薇退热抗炎作用[J].中国中药杂志,1995,20(12):751-752.

[6] 梁爱华,薛宝云,杨庆,等.白前与白薇的部分药理作用比较研究[J].中国中药杂志,1996,21(10):622-625.

[7] 陈珠,陈海丰,杨彩霞,等.民族药小白薇的抗炎活性成分的初步研究[J].云南中医中药杂志,2015,36(8):68-70.

[8] 陈晓璐,毕颖娜,刘承萍,等.白薇经皮透过液对B16黑色素瘤细胞的作用[J].中国实验方剂学杂志,2014,20(12):193-196.

第五节 姜汁蒸法

◆ 姜 天 麻 ◆

天麻为兰科植物天麻 *Gastrodia elata* Bl. 的干燥块茎。立冬后至次年清明前采挖,立即洗净,蒸透,敞开低温干燥。姜天麻为天麻的蒸制炮制加工品。

一、炮制历史沿革

天麻蒸法始载于宋代《本草衍义》:"天麻用根,须别药相佐使,然后见其功,仍须加而用之。人或蜜渍为果,或蒸煮食。"明代《本草品汇精要》载:"初取得,去芦,乘润刮去皮,蒸之,曝干用。"明代《药品化义》载:"取色白明亮者佳,油黑者不用。湿纸裹,煨软,切片;饭上蒸软亦可。"清代《药品辨义》载:"取色白明亮者佳,油黑者勿用。湿纸裹,煨软切片,饭上蒸亦可。"

二、炮制规范与文献

粤帮天麻炮制方法为姜汁蒸法。《广东省中药饮片炮制规范》记载:"姜天麻:取生姜榨取姜汁,姜渣煎汤,兑入姜汁,趁热将原个天麻放入姜汁汤内,闷润,至吸尽姜汤汁,隔水蒸3~4小时,取出,切薄片,置干燥设备内干燥。取出,摊凉。每100kg天麻,用生姜10kg。"

历版《中国药典》和全国炮制规范均收载天麻饮片,炮制方法均为润透或蒸软。山西、江苏、河南、湖北、湖南、重庆、四川、贵州、陕西、宁夏、安徽、浙江等12个省(自治区、直辖市)的炮制规范仅收载天麻;福建、江西的炮制规范收载天麻和姜天麻;广西的炮制规范收载生天麻和制天麻。详细炮制工艺见表3-5-1。姜天麻的炮制方法只有福建采用一层生姜一层天麻的蒸制方法,其他地区均为加入姜汁润至内无干心,蒸透。各地不同之处为生姜用量不同,即每100kg天麻,生姜用量广东10kg、福建25kg、江西12kg、广西20kg。制天麻为取姜汁与天麻拌匀,润透,蒸至无白心,取出捶扁,晒至八九成干,再闷软,切薄片。由上可以看出,姜天麻为南方地区的特色饮片。

表 3-5-1 天麻炮制工艺

《中国药典》及炮制规范	炮制工艺	
《中国药典》1963年版	天麻	洗净,润透或蒸软,切薄片,干燥
《中国药典》1977年版	天麻	洗净,润透或蒸软,切薄片,干燥
《中国药典》1985年版	天麻	洗净,润透或蒸软,切薄片,干燥
《中国药典》1990年版、1995年版、2000年版、2005年版、2010年版、2015年版、2020年版	天麻	洗净,润透或蒸软,切薄片,干燥
《全国中药炮制规范》(1988年版)	天麻	取原药材,除去杂质及黑色泛油者,大小分开,浸泡至三四成透时,取出,润软或蒸软,切薄片,干燥
《福建省中药饮片炮制规范》(2012年版)	天麻	除去杂质,洗净,蒸软,切薄片,干燥
	姜天麻	除去杂质,洗净,蒸软,切薄片,干燥。用一层生姜片,一层净天麻片,文火蒸软,取出,干燥。每100kg天麻,用生姜25kg
《广西壮族自治区中药饮片炮制规范》(2007年版)	生天麻	除去杂质,洗净,润透或蒸软,切薄片,干燥
	制天麻	取姜汁与天麻拌匀,润透,蒸至无白心,取出捶扁,晒至八九成干,再闷软,切薄片,干燥。每100kg天麻,用生姜20kg
《江西省中药饮片炮制规范》(2008年版)	天麻	洗净,润透或蒸软,切薄片,干燥
	姜天麻	取原药,除去杂质,大小分开,洗净,加入姜汁,闷润至内无干心,取出,蒸透,晾至约七成干,刨或纵切薄片,晾干。每100kg天麻,用生姜12kg

《中国药典》及炮制规范	炮制工艺
《山西中药炮制规范》(1984 年版)	**天麻** 取原药材,除去杂质,大小分开,用清水洗净,浸泡至五六成透,捞出,润透,切 1~2mm 薄片,干燥;或洗净,蒸软,切 1~2mm 薄片,干燥
《江苏省中药饮片炮制规范》(2002 年版)	**天麻** 取原药材,除去杂质,大小分档,用清水浸泡至三四成透,润软或蒸软,切薄片,干燥
《河南省中药饮片炮制规范》(2005 年版)	**天麻** 洗净,润透或蒸软,切薄片,干燥
《湖北省中药饮片炮制规范》(2009 年版)	**天麻** 洗净,润透或蒸软,切薄片,干燥
《湖南省中药饮片炮制规范》(2010 年版)	**天麻** 取原药材,除去杂质及泛油者,洗净,润透或蒸软,切薄片,干燥,筛去碎屑
《重庆市中药饮片炮制规范及标准》(2006 年版)	**天麻** 洗净,润透,切薄片,或蒸软后趁热切薄片,干燥
《四川省中药饮片炮制规范》(2002 年版)	**天麻** 除去杂质,洗净,润透,切薄片,或蒸软后趁热切薄片,干燥
《贵州省中药饮片炮制规范》(2005 年版)	**天麻** 取原药材,除去杂质,洗净,润软或蒸软,切薄片,干燥
《陕西省中药饮片标准》(2008 年版)第一册	**天麻** 取药材天麻,除去杂质,润透或蒸软,切薄片,干燥
《宁夏中药炮制规范》(1997 年版)	**天麻** 拣净杂质,大小个分开,浸泡至三四成透,取出,润透;或置笼内蒸透,取出,切中片,干燥
《安徽省中药饮片炮制规范》(2005 年版)	**天麻** 取原药材,除去杂质及黑色泛油者,大小分档,洗净,用清水浸泡至三四成透,润软或蒸软,切薄片,干燥,筛去碎屑
《浙江省中药炮制规范》(2005 年版)	**天麻** 取原药,大小分档,水浸 1~2 小时,洗净,润软切薄片,除去油黑者,干燥;或蒸透,趁热切薄片,干燥。润黑褐色时,取出,干燥

三、炮制作用

天麻味甘,性平,归肝经,具有息风止痉、平抑肝阳、祛风通络功效,用于小儿惊风、癫痫抽搐、破伤风、头痛眩晕、手足不遂、肢体麻木、风湿痹痛。天麻蒸制后不仅质地软化,易于切制,同时可以破坏酶,保存苷类成分。天麻经姜制后能抑制其寒性,增强疗效,降低毒性[1]。

四、现代研究

1. **化学成分研究** 天麻主要含有酚类及其苷(天麻素、天麻苷元、4- 羟基苄基甲醚等)、甾醇及有机酸类(琥珀酸、棕榈酸、β- 甾醇、豆甾醇等),还有多糖、维生素、黏液质等成分[2]。

天麻采收后直接烘干或晒干,所含天麻素含量明显减少,天麻苷元含量相应增加;而蒸制后再干燥,天麻素及其苷元含量的变化恰好相反,因为在新鲜天麻的加工过程中,同时存在酶解和缩合两种相反的作用。天麻素在一定条件下会酶解生成苷元,加热可灭活分解酶,从而避免天麻素被分解,同时会发生天麻苷元缩合成天麻素的缩合作用,因而造成天麻素含量增加而苷元减少[3]。

祝洪艳等[4]评价了乌天麻蒸制品、蒺藜制品、酒制品和姜制品等几种不同乌天麻炮制品的质量,采用高效液相色谱法同时检测各炮制品中天麻素和天麻苷元的含量,采用苯酚-硫酸法检测天麻多糖的含量。结果表明,乌天麻蒺藜制品中天麻素和天麻多糖含量最高,分别为1.90mg/g和3.25mg/g;姜制品中天麻苷元含量最高,为0.80mg/g。进一步比较了蒸切、润切、烘切天麻饮片中天麻素的含量,结果以蒸切饮片含量最高,因蒸制可破坏β-糖苷键酶以减少天麻素的分解,即"杀酶保苷",对保证天麻药效有较大意义。

2. **药效研究** 天麻具有镇痛、抗抑郁、降血压、减肥、抗癫痫、抗炎、抗血栓、抗氧化、抗衰老以及改善学习记忆和微循环的作用,还具有增强细胞免疫和机体非特异性免疫的作用[5~7]。

天麻素是天麻的主要活性成分,可使体外缺血性再灌注损伤神经细胞内的乳酸脱氢酶(LDH)减少,维持细胞膜的流动性,从而对再灌注性神经损伤有缓解作用[8]。天麻素可降低阿尔茨海默病小鼠神经胶质细胞内致炎因子IL-1β、TNF-α的表达水平,从而减轻炎症造成的神经元凋亡[9]。天麻素可通过影响血管内皮细胞分泌的缩血管因子内皮素(ET)的平衡来维持血管收缩的平衡[10]。小鼠腹腔注射天麻素30mg/kg,半小时后静脉注射0.5%戊四氮溶液30mg/kg,结果显示,天麻素能延长戊四氮阵挛性惊厥的潜伏期,具有明显对抗戊四氮阵挛性惊厥的作用[11]。采用电击鼠尾法和扭体法,观察到天麻素有明显镇痛效果,且镇痛作用与剂量相关[12]。

天麻苷元具有一定的神经保护作用。通过体外缺血模型剥夺氧气和葡糖糖实验,发现天麻苷元可减少神经元损伤,缩小脑梗死范围和提高脑缺血后行为参数[13]。高剂量的天麻苷元能够抑制大鼠杏仁核点燃模型发作,具有抑制神经胶质细胞原纤维酸性蛋白(GFAP)活化的作用,并可能通过多种途径发挥神经保护作用[6]。郭营营等[14]以花生四烯酸(AA)、二磷酸腺苷(ADP)为诱导剂进行研究,发现天麻苷元在体外、体内均具有显著的抗血小板聚集活性,其作用机制可能是通过抑制内钙释放和外钙内流达到抑制血小板聚集的作用。

此外,天麻多糖能有效调节机体免疫力,还具有抗辐射、延缓衰老、抗炎及降低血压作用[15,16]。

3. **炮制工艺研究** 叶喜德等[17]以天麻素和天麻苷元的含量为评价指标,采用正交试验法,对建昌帮姜制天麻炮制工艺中的浸润时间、姜汁用量、烘干温度3个因素进行优选;结果表明,生姜用量对姜制天麻的影响最大,其次为浸润时间,而优选的最佳炮制工艺参数为:浸润15小时,姜汁用量0.12g/g(占药材质量总比例),烘干温度20℃。

建昌帮姜制法炮制天麻的具体步骤是:取净生姜,切片,置锅内,加15倍水煮,滤过,残渣再加5倍水煮,滤过,合并2次滤液,适当浓缩,取出备用。每100kg天麻加入12kg姜汁,浸润15小时,取出,蒸透,在20℃下烘干。

参考文献

[1] 广东省卫生厅.广东省中药炮制规范:一九八四年版[M].广州:广东省卫生厅,1984.

[2] 杨超,吕紫媛,伍瑞云.天麻的化学成分与药理机制研究进展[J].中国现代医生,2012,50(17):27-28,31.

[3] 朱洁,闵勇,羊晓东,等.不同炮制方法处理的天麻药材指纹图谱的研究[J].中药材,2005,28(11):1029-1031.

[4] 祝洪艳,蒋然,何忠梅,等.不同乌天麻炮制品中天麻素、天麻苷元和天麻多糖的含量分析[J].中国药学杂志,2017,52(23):2062-2065.

[5] Qiu F,Liu TT,Qu ZW,et al.Gastrodin inhibits the activity of acid-sensing ion channels in rat primary sensory neurons[J].Eur J Pharmacol,2014,731:50-57.

[6] 苏逸.对羟基苯甲醇对大鼠杏仁核点燃的影响[D].杭州:浙江大学,2013.

[7] Wang HN,Zhang RG,Qiao YT,et al.Gastrodin ameliorates depression-like behaviors and up-regulates proliferation of hippocampal-derived neural stem cells in rats:involvement of its anti-inflammatory action[J]. Behav Brain Res,2014,266:153-160.

[8] 何晶.天麻素的药理作用及临床应用[J].天津药学,2006,18(5):62-63.

[9] Hu YK,Li CY,Shen W.Gastrodin alleviates memory deficits and reduces neuropathology in a mouse model of Alzheimer's disease[J].Neuropathology,2014,34(4):370-377.

[10] 张建江,易著文.血管内皮细胞损伤及修复的研究进展[J].临床心身疾病杂志,2007,13(2):183-185,177.

[11] 邓世贤,莫云强.天麻的药理研究(一)天麻素及天麻贰元的镇静及抗惊厥作用[J].云南植物研究,1979,1(2):66-73.

[12] 任东波,于守平,马红霞,等.天麻连续给药对小白鼠的镇痛作用[J].农业与技术,1999,19(5):74.

[13] Yu SS,Zhao J,Wang XY,et al.4-Hydroxybenzyl alcohol confers neuroprotection through up-regulation of antioxidant protein expression[J].Neurochem Res,2013,38(7):1501-1516.

[14] 郭营营,蒋石,林青,等.天麻中对羟基苯甲醇抗血小板聚集的作用及机制研究[J].时珍国医国药,2014,25(1):4-6.

[15] Komatsu T,Kido N,Sugiyama T,et al.Antiviral activity of acidic polysaccharides from Coccomyxa gloeobotrydiformi,agreen alga,against an in vitro human influenza A virus infection[J].Immunopharmacol Immunotoxicol,2013,35(1):1-7.

[16] Tang CL,Wang L,Liu XX,et al.Comparative pharmacokinetics of gastrodin in rats after intragastric administration of free gastrodin,parishin and Gastrodia elata extract[J].J Ethnopharmacol,2015,176:49-54.

[17] 叶喜德,彭巧珍,李旭冉,等.正交设计法优选建昌帮姜制天麻炮制工艺研究[J].时珍国医国药,2018,29(2):347-349.

◆ 姜 僵 蚕 ◆

僵蚕为蚕蛾科昆虫家蚕 *Bombyx mori* Linnaeus 4~5 龄的幼虫感染(或人工接种)白僵菌 *Beauveriaassiana*(Bals.)Vuillant 而致死的干燥体。多于春、秋季生产,将感染白僵菌病死的蚕干燥。姜僵蚕为僵蚕的炮制加工品。

一、炮制历史沿革

僵蚕蒸制记载于清代《验方新编》:"姜汁蒸。"

二、炮制规范与文献

粤帮姜僵蚕采取蒸制的方法。《广东省中药炮制规范》(1984 年版)记载:"姜僵蚕:取净僵蚕,用姜汁拌匀,润透,用文火炒干或蒸至身软,取出,干燥。每 100kg 僵蚕,用老生姜 20~30kg。"《广东省中药饮片炮制规范》第一册(2011 年版)记载:"姜僵蚕:取净僵蚕,用姜汁拌匀,润透,置炒制容器内用文火炒干或蒸至身软,取出,摊晾。筛去残屑。每 100kg 僵蚕,用生姜 10kg。"不同版本广东炮制规范所载蒸僵蚕炮制工艺中,姜的用量不同,1984 年版用老生姜 20~30kg,2011 年版用生姜 10kg。姜僵蚕蒸制,其他地区的炮制规范未收载,为粤帮特色炮制方法。

三、炮制作用

僵蚕味咸、辛,性平,归肝、肺、胃经,具有息风止痉、祛风止痛、化痰散结功效,用于肝风夹痰、惊痫抽搐、小儿急惊、破伤风、中风口喎、风热头痛、目赤咽痛、风疹瘙痒、发颐疔腮等。姜制可矫去僵蚕的腥臭气,增强僵蚕的祛风定惊、止抽搐作用[1]。

四、现代研究

1. 化学成分研究 僵蚕主要含有氨基酸(谷氨酸、丙氨酸、缬氨酸等)、核苷(尿嘧啶、尿苷、黄嘌呤和次黄嘌呤等)、有机酸类(草酸氨、棕榈酸、赤藓酸等)、甾体(胡萝卜苷、β-谷甾醇等)、挥发油,以及香豆素、黄酮、多糖、微量元素等成分。

赵清等[2]采用薄层色谱法对僵蚕 6 种炮制品(清炒、麸炒、姜炙、蜜麸炒、糖麸炒、姜麸炒)进行薄层鉴别研究,采用高效液相色谱法(不同波长)测定各炮制品中草酸铵、槲皮素和山奈酚的含量。结果显示,各炮制品薄层色谱未见明显差异;草酸铵含量可见不同程度下降,其中糖麸炒僵蚕含量最低(约为生品的 53.96%),姜炙僵蚕、姜麸炒僵蚕其次,而麸炒僵蚕中草酸铵含量下降最少。槲皮素与山奈酚含量变化不大,与生品较为接近,但姜炙僵蚕与姜麸炒僵蚕中槲皮素与山奈酚的含量降低较为明显,其原因可能是姜的辛辣成分姜辣素、姜烯酚和姜酮等酚类物质的分子结构中均含 3-甲氧基-4-羟基苯基的官能团和长短不同的烃链,而槲皮素和山奈酚均为黄酮醇类化合物,分子中含有活泼的酚羟基可以与姜酚中的 C_5 羟基、C_3 羰基、酚羟基或姜烯酚、姜酮中的酚羟基发生反应,使槲皮素和山奈酚的含量与其他炮制品相比有所降低。

赵清等[3]以 2,4-二硝基氟苯(DNFB)为衍生剂,采用柱前衍生高效液相色谱法测定僵蚕不同炮制品中游离氨基酸和牛磺酸的含量,采用高效液相色谱法测定僵蚕各炮制品中草酸铵的含量,发现僵蚕炮制后体内游离氨基酸和草酸铵含量均有不同程度下降,炮制品中游离氨基酸总量约为生品总量的 50%~65%,其中麸炒品最低,仅为生品总量的 48.8%;各炮制品中草酸铵含量约为生品总量的 60%~82%,其中糖麸炒的含量最低,姜炙僵蚕、姜麸炒僵蚕其次,而麸炒僵蚕中草酸铵含量下降最少。

2. **药效研究** 僵蚕具有抗凝、抗血栓、促进微循环、抗惊厥、镇静催眠、抗癌、降糖、抗菌、增强免疫等作用。郝晓元等[4]研究发现，僵蚕注射液大、中、小剂量组对凝血酶诱导血管内皮细胞释放组织型纤溶酶原激活物（t-PA）的影响率分别为96.8%、95.6%和55.1%，对纤溶酶原激活物抑制物-1（PAI-1）活性的影响率分别为92.5%、85.4%、29.3%，与凝血酶组相比具有显著差异。项林平等[5]研究发现，僵蚕不同提取物对大肠杆菌均有明显抑菌活性，其中采用95%乙醇超声提取的提取物抑菌作用最佳。

草酸铵是僵蚕抗惊厥的有效成分，但过多的草酸铵容易引起血氨升高，从而导致昏迷和抽搐。僵蚕经过炮制后可以适度降低草酸铵的含量。同时，僵蚕姜炙后色泽金黄，外观艳丽，气味香甜，质地酥脆，符合"相喜为制"的制药原则，且辛散之力大增，化痰散结作用增强[3]。

参考文献

[1] 广东省卫生厅.广东省中药炮制规范:一九八四年版[M].广州:广东省卫生厅,1984.

[2] 赵清,郝丽静,马晓莉,等.六种僵蚕炮制品的薄层鉴别与含量测定研究[J].辽宁中医杂志,2010,37（12）:2421-2424.

[3] 赵清,徐月清,冯天铸,等.不同炮制方法对僵蚕指标性成分的含量影响研究[J].时珍国医国药,2011,22（3）:657-660.

[4] 郝晓元,苏云,彭延古.僵蚕注射液对凝血酶诱导血管内皮细胞纤溶平衡的影响[J].中国中西医结合急救杂志,2007,14（2）:70-72.

[5] 项林平,柴卫利,王珏,等.僵蚕抑菌活性成分的提取及其对大肠杆菌的抑制作用[J].西北农林科技大学学报:自然科学版,2010,38（3）:150-154.

◆ 制 天 南 星 ◆

天南星为天南星科植物天南星 *Arisaema erubescens*（Wall.）Schott、异叶天南星 *Arisaema heterophyllum* Bl. 或东北天南星 *Arisaema amurense* Maxim. 的干燥块茎。秋、冬二季茎叶枯萎时采挖，除去须根及外皮，干燥。制天南星为天南星的炮制加工品。

一、炮制历史沿革

天南星蒸制的记载始于宋代《太平惠民和剂局方》:"用温汤浸洗，刮去里外浮皮并虚软处令净。用法酒浸一宿，用桑柴蒸，不住添热汤，令釜满，甑内气猛，更不住洒酒，常令药润，七伏时满取出，用铜刀切开一个大者，嚼少许，不麻舌为熟，未即再炊，候熟，用铜刀切细，焙干。"清代《本草从新》载:"以矾汤或皂角汁，浸三昼夜，曝用，或酒浸一宿，蒸熟，竹刀切开，以不麻为度，或姜渣、黄泥和包，煨熟用。"清代《本草求真》载:"以矾汤或皂角汁，浸三昼夜，暴用，或酒浸一宿，蒸，竹刀切开，至不麻乃止，或姜渣、黄泥和包，煨熟用。"清代《法古录》:"以酒浸一宿，桑柴火蒸之，常洒酒入甑内，令气猛，一伏时，取出，竹刀切开，味不麻舌为熟。未熟再蒸，至不麻乃止。"可见，历代天南星蒸制过程都提到"不麻舌为度"作为炮制程度的标准。

二、炮制规范与文献

粤帮制天南星采取用姜汁蒸制砂炒的炮制方法。《广东省中药炮制规范》(1984年版)收载制天南星采用蒸制法进行炮制:"取净天南星,大小分开,用水浸泡1天,捞起,润透,切片,再用水浸3天,每天换水2~3次,取出,晒至八成干,用姜汁拌匀,待姜汁被吸尽后,蒸约4小时,至微麻舌时,取出,晒至八九成干,用砂炒至鼓起,取出,筛去砂,摊晾。天南星100kg,用生姜30kg。"

历版《中国药典》、全国炮制规范和其他省(自治区、直辖市)炮制规范中,制天南星主要是生姜片、白矾和天南星共煮。故制天南星蒸制工艺为粤帮特色炮制方法。

三、炮制作用

天南星味苦、辛,性温,有毒,归肺、肝、脾经,具有燥湿化痰、祛风止痉、消肿散结功效,用于治疗顽痰咳嗽、胸膈胀闷、半身不遂、癫痫、惊风、破伤风等。姜汁蒸制后可降低毒性,增强燥湿化痰、祛风定惊作用;砂炒使其松身[1]。

四、现代研究

天南星生品具有毒性,常外用,多用于消肿散结、治疗癫痫等;经过炮制后,增强了燥湿化痰的作用,同时降低了毒性,因此可用于内服,多用于顽痰咳嗽等[2]。

1. 化学成分研究 天南星主要含有生物碱类(胡芦巴碱、氯化胆碱、秋水仙碱等)、凝集素类(血液凝集素、淋巴凝集素等)、苷类(胡萝卜苷等)、甾醇类(甘露醇、豆甾醇等)等化学成分。

韦英杰等[3]通过研究炮制对天南星中氨基酸及部分氨基酸无机元素含量的影响,发现采用不同炮制方法(浸、蒸)及不同辅料(矾、姜、胆汁)处理时,总氨基酸含量均明显低于生品。另外,除胆南星外,天南星各制品的水溶性浸出物明显低于生品。制天南星经粉碎后进行蒸制,与水蒸气的接触面积增大,造成氨基酸的损失,且长时间水漂也促使各制品的氨基酸含量进一步降低[4]。

吴鲁东等[5]研究了天南星炮制过程中总生物碱的动态变化,并采用酸性染料比色法测定天南星生品和炮制品中总生物碱的含量;结果表明,生品的总生物碱含量(1.286mg/g)高于炮制品(0.727mg/g),可见炮制过程中水浸泡对天南星总生物碱的含量影响较大,且含量明显下降。吴鲁东[6]通过对生品天南星和制天南星中的胡芦巴碱进行比较,发现制天南星中的胡芦巴碱含量下降20.2%,甚至有些批次的药材经炮制后几乎检测不出葫芦巴碱。

赵重博等[7]采用高效凝胶排阻色谱法测定天南星炮制前后中性多糖的含量、纯度和重均分子量的变化,发现生品的中性多糖含量为炮制品的1.4倍,但炮制对天南星中性多糖的单糖组成影响不大,生品和炮制品的单糖组成比例(甘露糖:鼠李糖:葡萄糖:半乳糖:阿拉伯糖:岩藻糖)分别为1:0.6:8.9:1.5:0.5:0.8和1:0.6:7.3:1.5:0.5:0.8;该研究为天南星炮制"减毒存效"原理提供了一定的借鉴。

2. 药效研究 天南星具有镇咳祛痰镇痛作用。采用小鼠氨水致咳实验和气管酚红排泌实验,发现天南星(4g/kg)能显著减少小鼠咳嗽次数,不同程度延长小鼠咳嗽潜伏期,能增加小鼠气管酚红排泌量。小鼠热板法和醋酸扭体实验结果显示,天南星对热刺激引起的小鼠痛阈值没有明显影响，能显著减少由醋酸引起的小鼠扭体反应次数；明显减少小鼠自发活动次数，延长 3% 尼可刹米诱发小鼠惊厥的发作潜伏期，能延长惊厥小鼠的死亡时间[8]。

天南星为有毒中药（表现为麻舌而刺喉，具有"戟人咽"的刺激性），误服会出现口唇及咽喉肿痛、呼吸困难等症状，严重情况下出现死亡。天南星刺激性毒性成分是具有特殊晶型的毒针晶。毒针晶呈针状，两头尖利，表面具有明显的倒刺和凹槽；这种特异的晶体结构使其可刺入机体组织，产生严重的刺激性炎症反应。毒针晶主要由草酸钙、蛋白质组成，且蛋白质中含有能进一步诱发炎症反应的毒性蛋白——凝集素。毒针晶可引起家兔眼结膜强烈水肿、小鼠腹腔毛细血管通透性增强、大鼠足跖肿胀等炎症反应的发生。其机制可能是，针晶及块茎中的凝集素可随针晶进入组织，与组织巨噬细胞膜上的肿瘤坏死因子受体 1（TNFR1）、Toll 样受体 4（TLR4）结合，诱导氧化应激，并激活下游促分裂原活化的蛋白质激酶（MAPK）、核因子 κB（NF-κB）、核苷酸结合结构域富含亮氨酸重复序列和含热蛋白结构域受体 3（NLRP3）信号通路，导致炎症因子大量释放，并进一步促发炎症级联反应，导致强烈的炎症刺激性毒性。天南星炮制解毒的机制在于，白矾可破坏 4 种有毒中药中针晶的结构，同时辅料白矾以及加热蒸煮的方法能够导致凝集素变性或降解，从而显著降低刺激性和毒性[9]。

天南星总生物碱具有抗肿瘤、抗菌、抗氧化、抗凝血以及糖苷酶抑制等生物活性[10]。天南星总黄酮能通过诱导肺癌 A549 细胞凋亡实现抑制体外培养肺癌 A549 细胞的增殖[11]。天南星多糖（ARPS）对人肾癌细胞系 GRC-1 的增殖有一定抑制作用，且细胞增殖抑制率随 ARPS 作用时间的延长和质量浓度的增加而升高，同时可诱导细胞凋亡和 G_0/G_1 期阻滞并可抑制 Wnt/β-catenin 通路激活[12]。

参考文献

［1］广东省卫生厅. 广东省中药炮制规范：一九八四年版［M］. 广州：广东省卫生厅，1984.

［2］林坤河，韦建华，邓超澄，等. 炮制对天南星化学成分及药理作用的影响研究概况［J］. 广西中医药，2018，41（4）：73-75.

［3］韦英杰，张宝玲，杨中林，等. 炮制对东北南星中氨基酸及部分氨基酸无机元素含量的影响［J］. 中成药，2001，23（4）：258-260.

［4］刘美丽，白玫. 炮制对天南星中氨基酸含量、醇浸出物及紫外吸收光谱的影响［J］. 中草药，1996，27（10）：599-601.

［5］吴鲁东，郝虹，李书渊. 天南星炮制过程中总生物碱的动态变化［J］. 海峡药学，2015，27（3）：37-39.

［6］吴鲁东. 天南星及其炮制品的质效评价［D］. 广州：广东药学院，2014.

［7］赵重博，张萌萌，刘玉杰，等. 天南星炮制前后中性均一多糖的变化［J］. 中国医药工业杂志，2018，49（4）：474-478.

［8］聂容珍，陈文政，林嘉娜，等. 天南星科有毒中药及炮制品的药效比较研究［J］. 中药药理与临床，2016，32（4）：53-56.

［9］王卫. 天南星科 4 种有毒中药凝集素蛋白促炎作用机制及炮制的影响［D］. 南京：南京中医药大学，2019.

［10］刘芳，王跃虎，胡光万. 天南星科植物生物碱成分研究进展［J］. 中国农学通报，2012，28（19）：90-96.

［11］黄维琳，梁枫，汪荣斌，等. 天南星总黄酮对肺癌 A549 细胞增殖及凋亡作用的影响［J］. 齐齐哈尔医学

院学报,2017,38(12):1382-1383.

[12] 唐化勇,张万生,于航,等.天南星多糖对人肾癌细胞系 GRC-1 增殖及凋亡作用的影响[J].中国实验方剂学杂志,2016,22(14):155-158.

◆ 姜 半 夏 ◆

半夏为天南星科植物半夏 *Pinellia ternata*(Thunb.)Breit. 的干燥块茎。夏、秋二季采挖,洗净,除去外皮和须根,晒干。姜半夏为半夏的炮制加工品。

一、炮制历史沿革

关于姜半夏蒸制的炮制工艺,清代《药性粗评全注》记载:"……洗去粗皮,以姜汁、甘草水浸一日,夜洗净,又用河水浸三日,一日一换,撅起蒸熟晒干切片,隔一年用之甚效。"

二、炮制规范与文献

粤帮姜半夏炮制工艺为蒸制。《广东省中药炮制规范》(1984 年版)收载制半夏:"取净半夏,分开大小,洗净,用水浸泡 4 天,每天换水 3 次,再用白矾水浸泡 3 天,每天换水 1 次,捞起,沥去水,加姜汁拌匀,待吸尽姜汁后,蒸 6~8 小时至透心,取出,晒干,再加姜汁拌至吸尽,蒸 6~8 小时,取出,晒干。每 100kg 半夏,用白矾 3kg、生姜 60kg(捣碎后榨汁分 2 次加入)。"

姜半夏蒸法的炮制工艺在福建、四川和江西 3 省的炮制规范中也有收载,详细炮制工艺见表 3-5-2。4 省的蒸制工艺、辅料与用量各不同。福建炮制工艺为:一层生姜一层半夏相隔铺放蒸制;广东、四川、江西炮制工艺为:生姜汁白矾水润透,蒸至透心。广东称制半夏,其他三省称姜半夏。另外,辅料用量也不同,广东为半夏∶生姜∶白矾 =100∶60∶3;江西、四川、福建为半夏∶生姜∶白矾 =100∶25∶12.5。

表 3-5-2　姜半夏炮制工艺

炮制规范	炮制工艺
《江西省中药饮片炮制规范》(2008 年版)	**姜半夏** 取净半夏,用水漂 7~10 天,每天换水 2~3 次,中途分两次沥干水,用白矾粉(半夏 100kg∶白矾 5kg)拌匀,腌 24 小时后,加清水浸泡,至规定时间,捞出,干燥。入容器内,用生姜汁、白矾粉拌匀,腌 23 小时,至吸尽闷透,取出,蒸 5~6 小时,至透心、口尝微有麻舌感时,日摊夜闷至六成干后,切或刨成薄片,晾干,筛去灰屑。每 100kg 半夏,用生姜 25kg、白矾 12.5kg
《四川省中药饮片炮制规范》(2015 年版)	**姜半夏** 每取生半夏 5kg,大小分开,加水浸泡至内无白心,稍晾。另取生姜 1 250g,捣绒煎汤,加明矾 625g,溶化后,与半夏拌匀,待吸尽后,与半夏蒸至透心,取出,切片,干燥
《中药炮制操作工艺》(中华中医学会广东省潮阳县分会主编,广东省潮阳县卫生局出版,1985 年)	**姜半夏或称法半夏** 取净半夏,大小分档,水浸 7 天,起初 4 天每天换水 2~3 次,第 5 天始,每天须加入白矾(每 100kg 半夏,用白矾 2~3kg)同浸,连续更换白矾水泡浸 3 天,然后捞起,清水冲洗。另取老鲜姜(每 100kg 半夏,用姜 20kg)捣烂,加适量清水煎为浓汤,稍冷却,投入冲净半夏,浸泡一昼夜,滤干,置蒸笼内蒸 6~8 小时,趁热投入占半夏量 40% 的老姜纯汁中拌匀,复蒸 3~4 小时,取出,晒干

续表

炮制规范	炮制工艺
《福建省中药饮片炮制规范》(2012 年版)	**姜半夏**　取净半夏,大小个分开,浸泡,换水,加入白矾浸泡至内无干心,用生姜片隔层铺蒸至内无白心时,取出,干燥,捣碎。每 100kg 净半夏,用生姜 25kg、白矾 12.5kg

三、炮制作用

半夏味辛,性温,归脾、胃、肺经,具有燥湿化痰、降逆止呕、消痞散结功效,用于湿痰寒痰、咳喘痰多、痰饮眩悸、风痰眩晕、痰厥头痛、呕吐反胃、胸脘痞闷、梅核气;外治痈肿痰核等。生半夏毒性较大,自汉代起对半夏内服入药都有去毒要求。炮制后可除去毒性,缓和药性。姜制可降低毒性,增强止呕、化痰、止咳作用[1]。

四、现代研究

1. **化学成分研究**　半夏主要含有生物碱类(麻黄碱、鸟苷、胆碱等)、刺激性成分(2,5-二羟基苯乙酸及其苷、L- 脯氨酸 -L- 缬氨酸、原儿茶醛、3,4 二羟基苯甲酸及苷、特殊晶型的草酸钙针晶等)、挥发油(茴香脑、柠檬醛、丁基乙烯基醚等)、有机酸类(亚油酸、十六烷酸、花生酸等)、氨基酸类(苏氨酸、谷氨酸、苯丙氨酸等),以及蛋白质、无机元素等成分[2]。

薛建海等[3]测定了不同半夏炮制品饮片中总生物碱、总氨基酸的含量,结果显示总生物碱含量依次为生半夏 > 法半夏 > 姜半夏 > 清半夏,总氨基酸含量依次为生半夏 > 法半夏 > 姜半夏 > 清半夏。张跃进等[4]采用酸性染料比色法测定总生物碱含量、HPLC 测定鸟苷含量、考马斯亮蓝 G-250 染色法测定可溶性蛋白含量、3,5- 二硝基水杨酸法测定还原糖含量,发现鸟苷含量:生半夏 > 清半夏 > 姜半夏 > 法半夏;蛋白质含量:生半夏 > 法半夏 > 清半夏 > 姜半夏,姜半夏中蛋白质含量最少,相比生半夏减少了 97.72%;还原糖含量:清半夏 > 姜半夏 > 生半夏 > 法半夏;总糖含量:生半夏 > 清半夏、姜半夏 > 法半夏。炮制后,姜半夏除了还原糖含量增加了 65%,其他成分含量均降低,其中姜半夏总生物碱含量降低了 42%,鸟苷含量降低了 34%,蛋白质含量降低了 98%,总糖含量降低了 29%。

杨冰月等[5]采用 HPLC 比较了半夏、法半夏、清半夏、姜半夏中多个成分的含量,发现半夏炮制后肌苷、鸟苷、腺苷、琥珀酸、盐酸麻黄碱的含量显著降低,法半夏中未检出肌苷;姜半夏炮制过程中因加入生姜,新增 6- 姜辣素,为姜半夏特有成分;法半夏因使用了甘草,新增甘草苷、甘草酸铵,为法半夏特有成分。

梁君等[6]采用 RP-HPLC 测定半夏不同炮制品中草酸钙针晶的含量,结果为生半夏(2.77%) > 法半夏(1.79%) > 清半夏(0.77%) > 姜半夏(0.44%),表明炮制能降低半夏中草酸钙针晶的含量,且姜半夏降低最多。

郁红礼等[7]研究发现半夏凝集素是半夏毒性刺激性成分,并采用蛋白质印迹法半定量分析清半夏、姜半夏中的凝集素含量;结果显示,半夏凝集素的质量分数为 4.9%,清半夏的为 0.027%,姜半夏中未检测到活性凝集素,表明半夏经过炮制后,尤其是姜半夏,其活性凝集素含量显著降低,毒性大大降低。

2. **药效研究**　半夏具有镇咳、祛痰、镇吐、抑制应激性溃疡、升高肝内酪氨酸转氨酶活性、抗早孕和抗肿瘤等作用[8~10]。

杨冰月等[11]选取浓氨水诱发的咳嗽小鼠进行实验,发现半夏各炮制品的止咳效价均大于生半夏。其中,止咳效价值:京半夏 > 法半夏 > 清半夏 > 姜半夏;且止咳效价与总有机酸含量存在显著正相关,其总有机酸含量分别为 0.50%、0.48%、0.46% 和 0.40%。

半夏生物碱有抗炎作用,对二甲苯致小鼠耳郭肿胀、醋酸致小鼠毛细血管通透性增强以及大鼠棉球肉芽肿的形成均有明显抑制作用,且生物碱组渗出液中 PGE$_2$ 含量明显低于模型组[12]。吴伟斌等[13]研究发现,半夏生物碱能保护脂多糖(LPS)诱导的 A549 细胞炎症损伤,其机制可能与抑制 NO、TNF-α 等炎症因子释放有关,还可通过抑制 IL-8、细胞间黏附分子 -1(ICAM-1)表达,减缓其中性粒细胞趋化作用,有利于急性肺损伤的早期防治。半夏总生物碱能改善衰老小鼠的学习和记忆功能。唐瑛等[14]研究发现,半夏总生物碱不同剂量组小鼠 Y 迷宫训练时达标所需总次数减少,Y 迷宫记忆测试时错误次数也明显减少;半夏总生物碱干预后,各剂量组小鼠脑组织中 SOD 活性增强、MDA 含量明显降低,中、高剂量组 AChE 含量显著减少。其作用机制可能与半夏总生物碱的抗氧化作用及抑制 AChE 活性有关。

半夏多糖对脂多糖(LPS)诱导的人肺微血管内皮细胞炎症损伤具有保护作用。罗超等[15]研究发现,法半夏、姜半夏、清半夏 3 种炮制品中的多糖成分均能有效缓解脂多糖诱导的细胞存活率下降,抑制 LPS 诱导的 TNF-α、IL-1β 和 IL-6 释放,抑制 LPS 诱导的 IL-8 和 ICAM-1 蛋白表达增加以及 IL-8 和 ICAM-1 mRNA 水平增加,其机制可能与抑制 TNF-α、IL-1β 和 IL-6 等促炎因子释放有关;半夏多糖还可抑制 IL-8 和 ICAM-1 的表达,有助于缓解 IL-8 和 ICAM-1 引起的中性粒细胞趋化作用。

半夏刺激性毒性物质为半夏草酸钙针晶。该针晶具有极细长的针尖末端、倒刺及凹槽,可以通过机械压力和黏液细胞的作用力刺入组织,产生刺激性,而其上附着的半夏凝集素即随之进入机体组织,引起机体炎症反应[16]。姜半夏炮制中,白矾为炮制的辅料之一,其解毒原理为:白矾溶液中的 Al^{3+} 结合毒针晶中的 C$_2$O$_4$$^{2-}$,生成 Al(C$_2O_4$$^{2-}$)$^{3-}$ 络合物,使草酸钙结构分解破坏,同时半夏凝集素在白矾溶液中发生水解,大幅降低半夏的刺激性[17]。另一个辅料干姜,能抑制半夏导致的炎症反应,其所含姜辣素成分可以抑制生半夏导致的巨噬细胞活化、变形、吞噬的反应,并阻断 NF-κB 通路的激活[18]。

3. 炮制工艺研究 现代传统姜半夏蒸制的炮制方法为:取生半夏适量,用清水浸至内无白心,取出晾至半干,另取 25% 生姜切片煮姜汤,加上 12.5% 白矾溶解,取半干半夏投入姜矾汤中拌匀,待润透、姜汤吸尽,上特制蒸药格,蒸 6~7 小时,熟透后,晾至半干,切片干燥。至于姜汁用量,均以每 100kg 半夏用姜汁 25kg[19]。黄文青等[20]在单因素试验的基础上,以水溶性浸出物含量和外观性状指标为指标,对白矾姜水浓度、浸泡时间及蒸制时间等 3 个因素进行响应面试验研究,优选出姜半夏蒸制的最佳炮制工艺为:白矾姜水浓度 6.8%,浸泡 68 小时,蒸制 140 分钟。

梁君等[21]以草酸钙针晶质量分数为指标筛选加姜方式和加热方法,并以草酸钙针晶质量分数、水溶性浸出物得率及白矾残留量为指标,采用正交设计法和综合评分法优选出鲜半夏的炮制工艺为:取鲜半夏 100g(洗净,去皮),白矾 10g(捣碎,少量温水搅拌至溶化),生姜 20g(捣烂),共置容器中加水 100ml,加热至沸腾 30 分钟后浸泡 3 天,再以 120℃加压蒸煮 40 分钟,闷润放凉后,用清水冲洗干净,取出。晾至半干,切片,干燥。

欧阳百发等[22]发明一种蒸制姜半夏的方法:取生姜切片煎汤后,加入净半夏浸润至透心;加入白矾继续浸泡 48~72 小时;取出,进行蒸制,然后摊晾后切片,自然干燥或低温干燥,即得成品;其中按质量百分比计,生姜用量为净半夏的 6%~8%。王锡国等[23]发明了一种姜半夏蒸制的方法:取净半夏 100 重量份、白矾 1~3 重量份,将白矾溶入 80~100 重量份的清水中,得到白矾溶液,将净半夏投入白矾溶液内,密封浸润,取出清洗,然后切片干燥,得到湿半夏;取生姜 20~30 重量份,将生姜榨汁后过滤,得到一次姜汁,将滤渣投入清水中,煎煮后过滤,得到二次姜汁,将一次姜汁和二次姜汁合并,得到合并姜汁,将合并姜汁处理至 70~80 重量份;将湿半夏投入姜汁中,闷润,得到姜半夏半成品;将姜半夏半成品蒸制,出锅干燥,得到成品姜半夏。白矾用量少、制作周期短,制得的姜半夏毒性低、品相好。

参考文献

[1] 广东省卫生厅.广东省中药炮制规范:一九八四年版[M].广州:广东省卫生厅,1984.

[2] 阴健,郭力弓.中药现代研究与临床应用[M].北京:学苑出版社,1993.

[3] 薛建海,肖统海,王晓华,等.半夏炮制品中已知化学成分比较[J].中国中药杂志,1991,16(4):220.

[4] 张跃进,孟祥海,许玲,等.不同炮制方法对半夏化学成分含量的影响研究[J].中国实验方剂学杂志,2008,14(12):21-23.

[5] 杨冰月,李敏,敬勇,等.半夏及其炮制品化学成分及功效的差异研究[J].中草药,2018,49(18):4349-4355.

[6] 梁君,刘小鸣,张振凌.半夏不同炮制品中草酸钙针晶含量的反相高效液相色谱法比较[J].时珍国医国药,2015,26(5):1121-1123.

[7] 郁红礼,王卫,吴皓,等.炮制对天南星科 4 种有毒中药毒性成分凝集素蛋白的影响[J].中国中药杂志,2019,44(24):5398-5404.

[8] 吴皓,吴利平,邱鲁婴,等.药典法姜半夏与正交法姜半夏药理作用的比较[J].中成药,1998,20(4):16-18.

[9] 中医研究院中药研究所炮制室,北京同仁堂药酒厂.法半夏炮制工艺的改进[J]中成药研究,1981(3):20-23.

[10] 薛瑞.半夏药理作用的研究进展[C]//中国药理学会.中国药学会应用药理专业委员会第三届学术会议、中国药理学会制药工业专业委员会第十三届学术会议暨 2008 生物医药学术论坛论文汇编.哈尔滨:中国药理学会,2008.

[11] 杨冰月,李敏,吴发明,等.基于止咳效价评价半夏及其炮制品品质的方法研究[J].中草药,2015,46(17):2586-2592.

[12] 周倩,吴皓,王倩如,等.半夏药材中总生物碱部位抗炎作用的研究[J].南京中医药大学学报,2006,22(2):86-88.

[13] 吴伟斌,祝春燕,罗超.半夏生物碱对肺上皮细胞炎症损伤的保护作用研究[J].内蒙古农业大学学报:自然科学版,2018,39(4):1-8.

[14] 唐瑛,雷呈祥,段凯,等.半夏总生物碱对 D-半乳糖所致衰老小鼠学习记忆障碍的改善作用[J].中国实验方剂学杂志,2012,18(20):224-227.

[15] 罗超,祝春燕,潘雨萍,等.半夏多糖对脂多糖诱导人肺微血管内皮细胞损伤的保护作用[J].中国药理学与毒理学杂志,2018,32(6):455-461.

[16] 郁红礼,吴皓,张兴德,等.半夏及其毒针晶刺激性毒性的稳定性研究[J].中药材,2010,33(6):903-907.

[17] 葛秀允.天南星科有毒中药刺激性毒性成分及矾制解毒共性机制研究[D].南京:南京中医药大学,2009.

[18] 金羊平.生姜中姜辣素类成分对半夏、掌叶半夏毒性的解毒机制研究[D].南京:南京中医药大学,2016.

[19] 邓然兴,黄儒龙,范宋玲.不同方法炮制姜半夏对β-谷甾醇含量的影响[J].基层中药杂志,2001,15(2):25-26.

[20] 黄文青,高明,刘松,等.响应面法优化蒸制姜半夏的炮制工艺[J].中药材,2015,38(7):1403-1407.

[21] 梁君,刘小鸣,张振凌,等.姜半夏产地加工炮制一体化方法及工艺研究[J].中草药,2015,46(9):1302-1306.

[22] 欧阳百发,冯志伟,王维,等.一种姜半夏的炮制方法:CN201410769652.1[P].2015-04-22.

[23] 王锡国,王骁峰,屈淑灵,等.姜半夏炮制方法:CN201810960931.4[P].2018-10-19.

第六节 发 酵 蒸 法

◆ 枳 壳 ◆

枳壳为芸香科植物酸橙 *Citrus aurantium* L. 及其栽培变种的干燥未成熟果实。7月果皮尚绿时采收,自中部横切为两半,晒干或低温干燥。枳壳在粤帮采用发酵蒸制。

一、炮制历史沿革

枳壳蒸制始载于清代《良朋汇集》:"饭上蒸。"

二、炮制规范与文献

粤帮枳壳采用发酵蒸制的炮制方法。《广东省中药炮制规范》(1984年版)记载:"枳壳:取枳壳,除去杂质及瓤核,洗净,浸至七成透,取出,发酵3~4天,洗净,蒸4~6小时,闷一夜,至内部呈紫褐色时,取出,切片,干燥。"《中国药典》和其他省(自治区、直辖市)炮制规范多为麸炒枳壳,可见发酵蒸制枳壳为粤帮特色炮制方法。

三、炮制作用

枳壳味苦、辛、酸,性微寒,归脾、胃经,具有理气宽中、行滞消胀功效,用于胸胁气滞、胀满疼痛、食积不化、痰饮内停、脏器下垂等。生枳壳作用峻烈,脾虚、体弱者需慎用。粤帮特色炮制方法为独特的先发酵后蒸制的炮制工艺,可较好地缓和生枳壳峻烈之性,避免损气、耗气之弊,所得成品气味芳香醇厚,药性缓和,有很好的行气和胃功效[1]。

四、现代研究

1. 化学成分研究 枳壳主要含有挥发油类(柠檬烯、α-蒎烯、β-蒎烯、芳樟醇等)、黄酮类(柚皮苷、橙皮苷、新橙皮苷、柚皮素等)、生物碱类(辛弗林、去甲肾上腺素、大麦芽碱等)、香豆素类、柠檬苦素类(黄柏酮酸、诺米林酸等)等化学成分。

夏荃等[1]采用气相色谱-质谱联用法(GC-MS)对枳壳不同炮制品(生枳壳、麸炒枳壳、清蒸枳壳、单纯发酵枳壳及广东制枳壳)中的挥发油成分进行定性和定量分析,结果从生枳壳、广东制枳壳、单纯发酵枳壳、清蒸枳壳、麸炒枳壳的挥发油中分别鉴定出54种、44种、25种、31种、32种化合物。与生品相比,麸炒品新增化合物8种,单纯发酵品新增化合物4种,清蒸品新增化合物4种,广东制枳壳新增化合物最多、达13种。5种枳壳样品中的挥发油成分均以萜类化合物为主,其中生枳壳挥发油中所含化合物种类最多,且醛类化合物为其所特有;与生枳壳相比,麸炒枳壳中酯类化合物和酚类化合物含量较高,广东制枳壳中醇类化合物和芳香族化合物的含量增多。单纯发酵枳壳和清蒸枳壳则几乎全部为萜类化合物。炮制后,清炒枳壳、单纯发酵枳壳及广东制枳壳中脂溶性成分的含量明显上升,而枳壳麸炒后挥发油成分的含量呈下降趋势。枳壳饮片中的挥发油主要成分 D-柠檬烯和 γ-松油烯,与生品相比,单纯发酵、清蒸枳壳及广东制枳壳中的含量均升高,麸炒后均降低;芳樟醇含量变化则相反,麸炒后明显升高,单纯发酵、清蒸枳壳及广东制枳壳中的含量则大大降低。岭南特色制枳壳的挥发油中新增化合物最多,且挥发油中的主要成分含量较生枳壳和麸炒枳壳升高,提示发酵与清蒸相结合的岭南特色炮制方法可改变枳壳的质量并增强其临床疗效。

张栋健等[2]利用 UHPLC-Q-TOF-MS 法对同一批枳壳生品及其炮制品(麸炒枳壳、蒸枳壳、发酵枳壳、粤港制枳壳)进行成分分析,发现发酵枳壳对照饮片和粤港枳壳饮片经发酵后,新生成圣草酚-7-O-葡萄糖苷、橙皮素-7-O-葡萄糖苷、5-去甲基川陈皮素等3个次级苷,苷元化合物柚皮素、橙皮素含量显著增加;黄酮苷类化合物 loquatoside、芸香柚皮苷、橙皮苷、橙皮素-5-O-葡萄糖苷、芸香柚皮苷-4'-葡萄糖苷、枳属苷成分明显减少;黄酮化合物川陈皮素、六甲氧基黄酮、橘皮素成分减少;可能是由于发酵过程中微生物分泌的胞内胞外酶将苷类成分降解为苷元或次级苷,或其他黄酮类化合物甲基化和去甲基化或羟基化所致。另外,柠檬苦素苷元类化合物柠檬苦素、sudachinoid A、黄柏酮酸、诺米林酸成分明显增加,可能是由于微生物分泌的胞外酶破坏细胞壁结构,增加细胞间隙,有利于这些成分的溶出,提升了枳壳生物利用率。粤港枳壳饮片中柚皮苷和新橙皮苷的含量基本保持在炮制前的水平,而发酵枳壳对照饮片、麸炒枳壳饮片、蒸枳壳对照饮片中的柚皮苷和新橙皮苷在炮制后明显减少,这是由于粤港枳壳饮片采用发酵后再蒸制处理来终止微生物继续发酵和灭菌作用导致的。粤港枳壳饮片在利用发酵炮制产生新成分和提升部分成分含量之余,保留了柚皮苷和新橙皮苷两种主要成分且含量符合《中国药典》规定,使其药效更适合粤港人群,是一种较具地方特色的炮制方法。

帅银花等[3]采用高效液相色谱法测定枳壳不同炮制品中的柚皮苷含量,以考察不同炮制方法对枳壳中柚皮苷含量的影响,发现广东常用品种制枳壳(蒸)的柚皮苷含量最低、平均含量为3.72%,切薄片的枳壳柚皮苷含量最高、平均含量为5.17%,麸炒枳壳的柚皮苷平均含量为4.16%。

2. 药效研究 广东制枳壳所含化学成分种类最多,且不同于其他炮制品,在发酵过程中,微生物代谢可以将中药中的化学成分转化成新化合物,或其次生代谢产物和中药中的成分发生反应;蒸制过程又可以进一步发生分解、水解等化学反应,产生新的化合物,进而可能会改变临床疗效[1]。柠檬烯具有"燥性",若大量服用容易引起恶心、呕吐等不良反应;辛弗林是枳壳中的生物碱之一,对胃肠运动可起到强力调节作用,过量则会引起反胃、烧心等不良反应[4]。枳壳经过发酵蒸制后,可缓解副作用,增强理气和胃等功效[4]。

参考文献

[1] 夏荃,鲍倩,梁家怡,等.岭南特色炮制工艺对枳壳挥发油成分的影响[J].中国实验方剂学杂志,2018,24(5):13-19.

[2] 张栋健,李薇,何庆文,等.UHPLC-Q-TOF-MS 分析枳壳炮制前后成分变化[J].中国中药杂志,2016,41(11):2070-2080.

[3] 帅银花,陈娟,夏荃.枳壳不同炮制品中柚皮苷的含量测定[J].今日药学,2010,20(6):42-44.

[4] 孙冬梅.中药枳壳的炮制方法研究概况[J].中国医学创新,2010,7(12):171-172.

◆ 枳 实 ◆

枳实为芸香科植物酸橙 *Citrus aurantium* L. 及其栽培变种或甜橙 *Citrus sinensis* Osbeck 的干燥幼果。5—6 月收集自落的果实,除去杂质,自中部横切为两半,晒干或低温干燥,较小者直接晒干或低温干燥。

一、炮制历史沿革

枳实蒸制在明代《景岳全书》中有记载:"饭上蒸。"

二、炮制规范与文献

粤帮枳实采用发酵蒸制法。《广东省中药炮制规范》(1984 年版)记载:"枳实:除去杂质,洗净,浸至七成透,取出,发酵 3~4 天,洗净,蒸 4~6 小时,闷一夜,至内部呈紫褐色时,取出,切片,干燥。"枳实在《中国药典》和大多数省(自治区、直辖市)炮制规范中均采用麸炒法;广东省除麸炒枳实、面炒枳实外,还有蒸枳实的炮制方法。枳实发酵蒸制为粤帮特色炮制方法。

三、炮制作用

枳实味苦、辛、酸,性微寒,归脾、胃经,具有破气消积、化痰散痞功效,用于积滞内停、痞满胀痛、泻痢后重、大便不通、痰滞气阻、胸痹、结胸、脏器下垂。生品破气作用较强。粤帮特色炮制方法为独特的先发酵后蒸制的炮制工艺,可较好地缓和其峻烈之性,而再麸炒后可免伤正气;面炒则健胃消胀而无刺激作用,促进肠胃吸收。

四、现代研究

1. **化学成分研究** 枳实中的挥发油类成分主要以单萜为主,包括 α- 松油烯、柠檬烯、3,7- 二甲基 -1,3,6- 新三烯、3- 异丙基甲苯、γ- 松油烯、异松香烯、芳樟醇、4- 松油醇、α- 松油醇、1,3,3- 三甲基 -2- 乙烯基 - 环己烯,占挥发油总量的 93.81%,其中柠檬烯、芳樟醇含量较高[1]。枳实中的黄酮类成分含量较高,约为 5%~28%,主要有二氢黄酮类和黄酮类,如柚皮苷、橙皮素、新橙皮苷、柚皮素、柚皮苷、柚皮芸香苷、红橘素、异樱花素 -7-*O*-β–*D*- 新橙皮糖苷、8- 四甲氧基黄酮、野漆树苷、忍冬苷等[2]。枳实中的生物碱为强心升压的主要有效成分，如辛弗林、N- 甲基酪胺、乙酰去甲辛弗林、去甲肾上腺素、喹诺啉、那可汀等[3,4]。枳实中还含有香豆素类化合物，如 5,7- 二羟基香豆素、5,7- 二羟基香豆素 -5-O-β-D- 吡喃葡萄糖苷、3, 5- 二羟基苯基 -1-O-β-D- 吡喃葡萄糖苷、马尔敏、东莨菪内酯等[5]。此外，枳实中还含有其他成分，如柠檬苦素、蛋白质、脂肪、碳水化合物、胡萝卜素、核黄素、腺苷、γ- 氨基丁酸等[6]。

2. **药效研究** 枳实挥发油对耐药金黄色葡萄球菌有抑制作用，其中柠檬烯有镇咳、祛痰、抗菌作用，芳樟醇有防腐抗菌、抗病毒、镇静、镇痛和中枢抑制作用[7]。同时，枳实挥发油也可以通过增加新血管的数量而有效医治中年动物胃溃疡，其主要组分 β- 月桂烯具有抗溃疡活性，能够显著减轻胃和十二指肠损伤[8]。柠檬烯为枳实中的主要挥发性成分，具有镇静中枢神经、抑制胃食管反流和促进胃肠健康蠕动等作用[6]。

枳实中的黄酮类化合物有一定抗癌作用，可抑制非小细胞肺癌的生长，其作用机制主要是调控癌细胞的凋亡和转移。其中，橙皮苷、新橙皮苷、柚皮苷均可改善功能性消化不良大鼠的胃排空和小肠推进。此外，枳实中的生物碱类化合物特别是辛弗林、N- 甲基辛弗林等都是非常强的脂肪分解剂，并且副作用很小[9~11]。

参考文献

［1］廖凤霞,孙冠芸,杨致邦,等.枳实挥发油的化学成分分析及其抗菌活性的研究［J］.中草药,2004,35（1）:20-22.

［2］张永勇,倪丽,范春林,等.枳实中一个新的酚苷成分［J］.中草药,2006,37(9):1295-1297.

［3］徐欢,陈海芳,介磊,等.枳实、枳壳的化学成分及胃肠动力研究概述［J］.江西中医学院学报,2009,21（1）:42-44.

［4］彭国平,牛贺明,徐丽华.枳实活性成分的研究［J］.南京中医药大学学报:自然科学版,2001,17（2）:91-92.

［5］冯锋,王晓宁,阎翠敏.枳实的化学成分研究［J］.亚太传统医药,2012,8（10）:22-24.

［6］张红,孙明江,王凌.枳实的化学成分及药理作用研究进展［J］.中草药,2009,32（11）:1787-1790.

［7］孙文基,绳金房.天然活性成分简明手册［M］.北京:中国医药科技出版社,1998.

［8］Bonamin F,Moraes TM,Dos Santos RC,et al.The effect of a minor constituent of essential oil from Citrus aurantium:the role of β- myrcene in preventing peptic ulcer disease［J］.Chem Biol Interact,2014,212:11-19.

［9］Park KI,Park HS,Kim MK,et al.Flavonoids identified from *Korean Citrus aurantium* L.inhibit non-small cell lung cancer growth in vivo and in vitro［J］.Journal of Functional Foods,2014,7:287-297.

［10］黄爱华,迟玉广,曾元儿,等.枳实黄酮对功能性消化不良大鼠胃肠动力的影响［J］.中药新药与临床药理,2012,23（6）:612-615.

［11］Mercader J,Wanecq E,Chen J,et al.Isopropylnorsynephrine is a stronger lipolytic agent in human adipocytes than synephrine and other amines present in *Citrus aurantium*［J］.J Physiol Biochem,2011,67（3）:443-452.

第七节 四 制 蒸 法

◆ 四制益母草(醋益母草) ◆

益母草为唇形科植物益母草 *Leonurus ja ponicus* Houtt. 的新鲜或干燥地上部分。鲜品于春季幼苗期至初夏花前期采割;干品于夏季茎叶茂盛、花未开或初开时采割,晒干,或切段晒干。四制益母草、醋益母草为益母草的蒸制炮制加工品。

一、炮制历史沿革

益母草的蒸制,清代开始有相关记载。清代《本经逢原》载:"丹方以益母之嫩叶阴干,拌童便、陈酒,九蒸九晒,入四物汤料为丸,治产后诸证。"清代《得配本草》载:"白花入气分,红花入血分。或酒拌蒸,或蜜水炒。"清代《冯氏锦囊秘录》载:"如入调补安胎药中宜蜜酒,拌蒸晒干,焙用。"

二、炮制规范与文献

粤帮益母草采取四制和醋蒸的炮制方法。《广东省中药炮制规范》(1984 年版)记载:"四制益母草:取净益母草,用盐、醋、姜和酒混合液拌匀吸尽后蒸 2 小时,晒干。每 100kg 益母草,用盐 2kg,醋、酒各 10kg,生姜 10kg 榨汁。""醋益母草:取净益母草,作醋拌匀,渍一夜,取出,蒸 1 小时,干燥。每 100kg 益母草,用醋 20kg。"

四制益母草在广西的炮制规范中也有收载,此外还有一些相关书籍也记载了四制益母草,详见表 3-7-1。四制益母草的方法大致相同,均为取净益母草,加入盐、醋、姜、酒 4 种辅料拌匀,待辅料液吸尽后,蒸制一定时间后取出晒干。但辅料用量和蒸制时间又不相同。益母草 - 盐 - 醋 - 生姜 - 酒的比例,广西为 100∶1∶10∶10∶5,广东为 100∶2∶10∶10∶10;广东的辅料中,盐和生姜的比例高于广西;蒸制时间有 1 小时的,有 2~3 小时的,也有蒸至上蒸汽为度。醋蒸益母草仅收录于广东的中药炮制规范。四制益母草和醋益母草均为粤帮特色饮片。

表 3-7-1 益母草炮制工艺

炮制规范	炮制工艺
《中药炮炙经验集成》(1963 年版,卫生部中医研究院中药研究所、卫生部药品生物制品检定所合编)	**四制益母草** 益母草一斤,酒、醋、盐各一两,老生姜二两,开水适量。取益母草,加辅料润透后,蒸 1 小时为度
《中药的炮制》(1984 年版,姚景南、肖鑫和主编)	**四制益母草** 取净益母草段,加入盐、醋、姜、酒 4 种辅料拌匀,待辅料液吸尽后,蒸 1 小时,取出晒干

续表

炮制规范	炮制工艺
《广东药材炮制手册》(1963年版)	**四制益母草** 摘取干燥益母草叶,每斤加盐、醋、姜、酒混合液四两(2%盐水一两,米醋一两,生姜榨汁一两,米酒30度一两,共混合)拌匀吸尽后,蒸2~3小时,晒干
《广东中药志》第二卷(1996年版)	**四制益母草** 取净益母草段,按益母草重量用食盐2%(用开水溶化),醋、酒各10%,生姜10%榨汁,姜渣煎汤液,四液混合,与益母草拌匀,直至混合辅料液被吸尽后,接着蒸制2小时,取出,晒干
《中华人民共和国卫生部药品标准 中药成方制剂》(第14册)(2013年版)	**四制益母草** 每取净益母草100kg,加入盐2kg、酒10kg、醋10kg、姜汁(10kg姜榨汁)的混合辅料液,拌匀,直至吸尽后蒸制2小时,取出,晒干
《广西壮族自治区中药饮片炮制规范》(2007年版)	**四制益母草** 取干益母草段,加食盐、醋、生姜(捣汁)、酒的混合液拌匀,置蒸笼内蒸至上蒸汽为度(或置锅内炒干),取出,可以晒干或者低温干燥。每100kg干益母草,用食盐1kg、醋10kg、生姜10kg、酒5kg

三、炮制作用

益母草味苦、辛,性微寒,归肝、心包、膀胱经,具有活血调经、利尿消肿、清热解毒作用,用于月经不调、痛经经闭、恶露不尽、水肿尿少、疮疡肿毒等。鲜益母草性寒,加入辅料酒,有助于引药上行,善于活血通脉、调经止痛;加入辅料醋,入肝经血分,可增强散瘀止痛之效;加入辅料姜,有助于活血化瘀、温经止痛;加入辅料盐,引药入肾,缓和燥性。四制能增强益母草的祛瘀生新作用[1]。

四、现代研究

鲜益母草具有寒性,使用剂量过大或长时间应用,可产生毒副作用[2-5];加入辅料酒、醋、姜和盐四制后,稍缓其寒性,毒副作用显著降低[4],同时增强了活血祛瘀、调经止痛功效。目前,临床应用的多为干益母草和酒制品,而四制益母草是粤帮的传统习用品。

1. 化学成分研究 益母草主要含有生物碱类(盐酸水苏碱、盐酸益母草碱等)、黄酮类(芦丁、槲皮素、大豆素等)、二萜类香豆素类(佛手柑内酯、花椒毒素等)、三萜类、苯乙醇苷类(薰衣草叶苷等)、挥发油类[(−)-α-蒎烯、β-榄香烯、β-石竹烯等]等化学成分。

马恩耀[6]利用高效液相色谱法(HPLC)对四制益母草中的盐酸水苏碱、盐酸益母草碱、槲皮素和山奈酚进行了含量测定,发现盐酸水苏碱的平均值为0.76%,盐酸益母草碱的平均值为0.13%,槲皮素的平均值为0.09%,山奈酚的平均值为0.02%;与生品相比,4种成分的含量未发生明显变化。

翁志平等[7]对益母草不同炮制品(生品、酒益母草、醋益母草、四制益母草)进行水分、总灰分、二氧化硫残留及浸出物含量测定,并采用HPLC测定盐酸水苏碱和盐酸益母草碱含量;结果显示,益母草不同炮制品各检测指标均符合《中国药典》要求,其中,盐酸水苏碱含量高低顺序为益母草生品＞酒益母草＞醋益母草＞四制益母草,盐酸益母草碱含量高低顺序为益母草生品＞醋益母草＞酒益母草＞四制益母草。

2. **药效研究** 现代药理研究表明,益母草具有促进子宫收缩、溶栓、抗凝、降脂、降血黏度、降低红细胞聚集指数、抑制血小板聚集、改善微循环、抗氧自由基和减少细胞内钙超载等诸多作用[8]。水溶性生物碱成分水苏碱和益母草碱被认为是益母草的重要活性成分,具有明显的心血管保护和子宫调节作用[9,10]。益母草具有一定毒性,炮制加工之后可以达到减毒增效的目的。益母草四制后能借助辅料酒、醋、姜和盐的作用,增强祛瘀生新、调经止痛的功效;醋制则能增强通利血脉、活血散瘀的作用[7]。

3. **炮制工艺研究**

马恩耀[6]对四制益母草的蒸制时间、辅料浸润比例、不同辅料用量进行单因素考察,并根据对四制工艺的单因素考察,选取影响比较大的 3 个因素进行均匀设计试验考察,以浸润时间、蒸制时间和盐、醋、姜汁、酒 4 种辅料用量为考察因素,以生物碱和黄酮类含量为指标,对四制益母草的炮制工艺进行均匀设计优化。最终根据单因素试验和均匀设计试验得出四制益母草的较佳炮制工艺:蒸制 0.5 小时,浸润 1 小时,辅料用量为每 100g 益母草用姜汁 3g、黄酒 10g、醋 10g、盐 2g。同时在研究中发现,蒸制时间越短,炮制品中生物碱类及黄酮类的含量越多。

4. **质量标准研究** 马恩耀[6]通过对四制益母草的有效成分含量、水分、总灰分等进行测定,在建立的四制益母草的质量标准(草案)中暂定:水分不得过 13.0%,总灰分不得过 11.0%,盐酸水苏碱含量不得少于 0.40%,盐酸益母草碱含量不得少于 0.04%,槲皮素和山奈酚总量不得少于 0.05%。

参考文献

[1] 广东省卫生厅.广东省中药炮制规范:一九八四年版[M].广州:广东省卫生厅,1984.

[2] 黄伟,孙蓉.益母草醇提组分致大鼠肾毒性病理损伤机制研究[J].中国实验方剂学杂志,2010,16(9):111-114.

[3] 张文彦,刘艳丽.太行山野生益母草不同采摘期及不同部位的质量分析[J].中国医院药学杂志,2011,31(12):1038-1039.

[4] 黄伟,孙蓉,张作平.益母草不同炮制品的小鼠急性毒性实验研究[J].中国药物警戒,2010,7(2):65-69.

[5] 罗毅,冯晓东,刘红燕,等.益母草总生物碱对小鼠肝、肾的亚急性毒性作用[J].中国医院药学杂志,2010,30(1):7-10.

[6] 马恩耀.四制益母草炮制工艺和质量标准研究[D].广州:广州中医药大学,2017.

[7] 翁志平,梁锦杰.益母草不同炮制品质量研究[J].中国民族民间医药,2019,28(11):31-34.

[8] 郗伟斌,李海玲.益母草的药理作用与临床应用[J].甘肃畜牧兽医,2012,42(1):39-42.

[9] 宋韶鹤,苗明三.益母草碱的研究概况[J].中国中医药现代远程教育,2016,14(3):141-143.

[10] 叶绿萍.水苏碱的药理作用研究进展[J].河北医药,2016,38(1):118-121.

◆ 四 制 艾 叶 ◆

艾叶为菊科植物艾 Artemisia argyi Levl.et Vant. 的干燥叶。夏季花未开时采摘,除去杂质,晒干。四制艾叶为艾叶的蒸制炮制加工品。

一、炮制历史沿革

四制艾叶,在古代文献中未发现。

二、炮制规范与文献

四制艾叶仅在广东的炮制规范中有收载。《广东省中药材饮片加工炮制手册》1977年版所载四制艾叶:"取艾叶,每500g加入盐、醋、姜、酒混合液120g(2%盐水30g,醋30g,生姜汁30g,酒30g)拌匀或仅用姜汁、酒拌匀,吸尽后,蒸2小时,晒干即得。"《广东省中药炮制规范》1984年版:"四制艾叶:取净艾叶,加入盐、醋、姜和酒混合液拌匀,吸尽后,蒸2小时,取出,晒干。每100kg艾叶,用盐2kg,醋、姜各10kg,生姜10kg榨汁。"四制艾叶为粤帮特色饮片。

三、炮制作用

艾叶味辛、苦,性温,有小毒,归肝、脾、肾经,具有散寒止痛、温经止血功效,用于少腹冷痛、经寒不调、宫冷不孕、吐血、衄血、崩漏经多、妊娠下血等。四制后温而不燥,能增强逐寒、止痛、安胎的作用[1]。

四、现代研究

生艾叶性燥,所含挥发油类成分对胃壁刺激较强[2];四制后可引药入肝,增强活血化瘀、理气止痛的作用[3]。目前,临床应用的多为酒制品和四制艾叶。

1. 化学成分研究　艾叶主要含有挥发油类(桉油精、樟脑、龙脑等)、黄酮类(槲皮素、柚皮素等)、三萜类(α-香树脂醇、β-谷甾醇等)、桉叶烷类(柳杉二醇)、苯丙素等化学成分。

张学兰等[4]以艾叶挥发油、鞣质及小鼠的凝血时间、出血时间为指标,对艾叶生品和不同温度、时间的烘制品进行了实验比较研究,发现艾叶经加热炮制后挥发油含量大大降低,且随温度的升高和时间的延长呈逐渐降低趋势。蒋纪洋等[5]对艾叶不同炮制品的挥发油和鞣质成分进行测定比较,发现各炮制品的挥发油含量比生艾叶低,而炮制品中的鞣质含量增加,且有显著差异。瞿燕等[6]研究发现,艾叶中挥发油含量为0.20%~0.35%,炮制品挥发油含量降为0.07%~0.15%。王永丽等[7]研究发现,不同产地艾叶中总酚酸含量为3.28%~4.81%,醋艾叶中总酚酸含量为3.29%~4.95%,可见艾叶醋制后总酚酸含量未发生明显变化。

2. 药效研究　现代药理实验证实,艾叶的主要活性成分为黄酮类及挥发油[8],其中挥发油有平喘、镇咳、祛痰、消炎利胆、抗菌及增强机体免疫功能等作用[9-11],黄酮具有抗肿瘤、降压降脂、抗炎、镇痛和免疫调节、抗脂质过氧化、抗衰老等作用[12]。艾叶炮制后,黄酮类和挥发油含量下降,温经止血作用大大增强。谢强敏等[13]研究发现,艾叶油灌胃给药或气雾吸入对组胺和乙酰胆碱引起的豚鼠哮喘具有保护作用。甘昌胜等[14]采用水蒸气蒸馏法得到艾叶精油及相应水提液,发现艾叶精油中富含桉油精、石竹烯等成分,对金黄色葡萄球菌、大肠杆菌、沙门氏菌有较强抑菌作用,且艾叶水提液中富含的多糖、黄酮类等成分也具有一定抑菌作用。刘延庆等[15]发现,野艾叶、蕲艾的乙酸乙酯提取物和正丁醇提取物具有不同程度的抑制人癌细胞株SGC-7901、SMMC7721、Hela细胞的作用,并有明显量效关系。

参考文献

［1］广东省卫生厅. 广东省中药炮制规范：一九八四年版［M］.广州：广东省卫生厅，1984.

［2］张兴民. 新编中药炮制法［M］.西安：陕西科学技术出版社，1980.

［3］吴惠时，麻兵继，单小兵. 艾叶炮制历史沿革的研究［J］.中药材，1998，21（10）：511-512.

［4］张学兰，吴美娟. 炮制对艾叶主要成分及止血作用的影响［J］.中药材，1992，15（2）：22-24.

［5］蒋纪洋，李同永，赵钦祥. 艾叶炮制研究初探［J］.中药材，1987（2）：30-31.

［6］瞿燕，曾锐，刘圆. 艾叶研究概况［J］.西南民族大学学报：自然科学版，2005，31（2）：254-256.

［7］王永丽，尉小慧，刘伟，等. 不同产地艾叶炮制前后总酚酸的含量比较研究［J］.时珍国医国药，2015，26（1）：88-90.

［8］周倩，孙立立，石典花. 艾叶的研究进展［C］//中华中医药学会中药炮制分会. 中华中医药学会中药炮制分会 2008 年学术研讨会论文集. 樟树：中华中医药学会中药炮制分会，2008.

［9］王浴生. 中药药理与应用［M］.北京：人民卫生出版社，1983.

［10］胡国胜. 艾叶油利胆作用的实验研究［J］.贵阳中医学院学报，1988（3）：52-53.

［11］周才一，曹中平，施向明，等. 艾灸对小白鼠单核巨噬细胞系统吞噬机能的影响［J］.中医杂志，1980（7）：63-66.

［12］陈小露，梅全喜. 艾叶化学成分研究进展［J］.今日药学，2013，23（12）：848-851.

［13］谢强敏，卞如濂，杨秋火，等. 艾叶油的呼吸系统药理研究Ⅰ，支气管扩张、镇咳和祛痰作用［J］.中国现代应用药学，1999，16（4）：16-19.

［14］甘昌胜，尹彬彬，张靖华，等. 艾叶精油蒸馏制取对相应水提液活性成分的影响及其抑菌性能比较［J］.食品与生物技术学报，2015，34（12）：1327-1331.

［15］刘延庆，戴小军，高鹏，等. 艾叶提取物抗肿瘤活性的体外实验研究［J］.中药材，2006，29（11）：1213-1215.

◆ 四 制 香 附 ◆

香附为莎草科植物莎草 *Cyperus rotundus* L. 的干燥根茎。秋季采挖，燎去毛须，置沸水中略煮或蒸透后晒干，或燎后直接晒干。四制香附为香附的蒸制炮制加工品。

一、炮制历史沿革

四制香附始载于明代。明代《仁术便览》载："有酒浸、泔浸、童便浸、盐水浸之别……当炒。"明代《万氏女科》载："酒、醋、盐水、童便各浸三日，焙研。"明代《万病回春》载："四两醋浸，四两汤浸，四两童便浸，四两酒浸，各浸一宿，焙干。"明代《寿世保元》载："一两醋浸，一两米泔浸，一两酒浸，一两童便浸，各浸三日，烘干为末。"明代《女科证治准绳》载："香附一斤四两，老酒浸两宿，炒，捣碎，再焙干磨为末；四两米醋浸，同上；四两童便浸，同上；四两用山栀四两煎浓汁，去渣入香附浸，同上。"明代《先醒斋医学广笔记》载："醋浸二宿，晒干，分作四分：一分酥炙，一分童便炒，一分醋炒，一分盐水炒。"清代《串雅内外编》载："香附用一斤，以长流水浸三日，擦去毛，以姜汁、童便、陈酒、米醋四物各炒一次，焙干。"清代《本草易读》载："去毛，醋、酒、童尿、盐水四制。……四制香附丸：酒、醋、童尿、盐水各制一分，为丸。"

治妇科一切,兼调经候。"清代《本经逢原》载:"入血分补虚,童便浸炒。调气,盐水浸炒。行经络,酒浸炒。消积聚,醋浸炒。气血不调,胸膈不利,则四者兼制。"清代《本草便读》载:"酒、醋、盐水、童便以制之。"清代《本草从新》载:"童便浸炒,盐水浸炒,则入血分。青盐炒则入肾。酒浸炒则行经络。醋浸炒则消积聚,且敛其散。蜜水炒,制其燥性。姜汁炒则化痰饮。"

二、炮制规范与文献

粤帮香附采用 4 种辅料闷润、再蒸透的四制法。《广东省中药炮制规范》(1984 年版)记载:"四制香附:取净香附,用酒、醋、姜汁和盐的混合液体拌匀,闷润 12 小时,取出,蒸 3 小时至透心,取出,晒干。每 100kg 香附,用酒 6kg、醋 6kg、生姜 6kg、盐 2kg。"

除广东的炮制规范收载四制香附外,四川、广西、浙江、安徽、重庆、河南、福建的炮制规范均收载四制香附,详见表 3-7-2。四制香附炮制工艺中所用辅料除福建、安徽外,其余地区均为酒、醋、生姜、盐;同时香附 - 生姜 - 酒 - 盐 - 醋 的比例各不相同,重庆为 100∶5∶5∶1∶5 或 100∶5∶10∶2∶10,浙江为 100∶10∶20∶2∶20,广西为 100∶(5~10)∶(2~5)∶2∶(5~10),四川为 100∶5∶5(10)∶1∶5,广东为 100∶6∶6∶2∶6。河南有两种四制香附,一种以黄酒、米醋、生姜、盐为辅料,一种以黄酒、乳汁、醋、食盐为辅料;安徽以米醋、红糖、黄酒、食盐为辅料;福建以米醋、黄酒、盐、童便为辅料。《中药大辞典》所载辅料为米醋、黄酒、童便、炼蜜。炮制方法中,安徽、重庆、河南、四川、福建均为炒法,广西、浙江采取煮法,仅广东采取蒸法,故蒸制四制香附为粤帮特色炮制品种。

表 3-7-2 四制香附炮制工艺

炮制规范	炮制工艺
《安徽省中药饮片炮制规范》(2005 年版)	**四制香附** 取净香附粒或片,加醋、红糖、酒、盐(将红糖、盐溶于醋和酒),拌匀,吸尽,文火炒至焦黑色。每 100kg 香附,用米醋 100kg、红糖 3kg、黄酒 5kg、食盐 10kg
《重庆市中药饮片炮制规范及标准》(2006 年版)	**四制香附** 取净香附,加姜汁、醋、酒、盐的混合液拌匀,稍闷润,待汁被吸尽后,照清炒法炒至棕黑色。每 100kg 香附,用生姜 5kg(取汁)、白酒 5kg、盐 1kg、醋 5kg,或用生姜 5kg(取汁)、黄酒 10kg、食盐 2kg、米醋 10kg
《浙江省中药炮制规范》(2015 年版)	**四制香附** 取香附,加入醋、酒、盐水、姜汁的混合物及适量水没过药面,煮 8~10 小时,闷过夜,次日再煮至药汁被吸尽时,取出,干燥。每 100kg 香附,用醋 20kg、生姜 10kg、酒 20kg、食盐 2kg
《河南省中药饮片炮制规范》(2005 年版)	**四制香附** (1) 取净香附粒(片),用姜汁、盐水、黄酒、米醋拌匀,闷透,置锅内,用文火加热,炒干,取出放凉。每 100kg 香附,用黄酒、米醋各 10kg,生姜 5kg、盐 2kg (2) 取净香附粒(片),分成四等份,分别与盐水、黄酒、醋、乳汁拌匀,闷润至汁尽时,分别置锅内用文火微炒,取出,放凉后将四份混匀即四制香附。或将 4 种辅料混合后,再与净香附粒或片拌匀,闷润至汁尽时,置锅内用文火微炒,取出,放凉。每 100kg 香附,用黄酒、乳汁、醋各 6kg,食盐 0.9kg
《广西壮族自治区中药饮片炮制规范》(2007 年版)	**四制香附** 取香附,加醋、酒、盐、姜汁拌匀,略浸,加水至稍高于药面,煮至吸尽液汁,取出,趁热刨片,干燥,筛去灰屑。每 100kg 香附,用醋 5~10kg、酒 2~5kg、食盐 2kg、生姜 5~10kg(捣汁)

续表

炮制规范	炮制工艺
《四川省中药饮片炮制规范》（2015 年版）	**四制香附** 取香附，除去毛须及杂质，加辅料拌润至辅料吸尽，照清炒法（通则0213）炒至干燥，蒸约 5 小时，放凉，取出，干燥，碾碎；或取香附，除去毛须及杂质，切片或碾碎，加辅料拌润至辅料吸尽后，照清炒法炒至棕黑色。每 100kg 香附，用生姜 5kg（取汁）、白酒 5kg（黄酒 10kg）、食盐 1kg、醋 5kg
《闽东中药加工炮制规范》（1984 年版）	**四制香附** 将净香附置适宜的容器内，加入童便，浸泡一宿，取出用清水漂净，日晒夜露，至无臭味时，再拌入米醋、酒和盐水（留部分待用），俟其吸尽后，置热锅内，用武火炒至外黑内黄，喷淋余下的盐水，灭净火星，炒干取出，筛去灰屑，摊凉。用时捣碎。每 10kg 香附，用黄酒 0.8kg、米醋 0.5kg、盐 0.3kg 和童便适量
《中药大辞典》	**四制香附** 取净香附，用米醋、童便、黄酒、炼蜜（加开水烊化）充分拌炒至干透取出。每 50kg 生香附，用米醋、黄酒、童便各 6.25kg，炼蜜 3kg

三、炮制作用

香附辛、微苦、微甘，性平，归肝、脾、三焦经，具有疏肝解郁、理气宽中、调经止痛功效，用于肝郁气滞、胸胁胀痛、疝气疼痛、乳房胀痛、脾胃气滞、脘腹痞闷、胀满疼痛、月经不调、经闭痛经等。四制香附具有通经止痛功效，用于治疗妇女崩漏[1]。

四、现代研究

1. **化学成分研究** 香附主要含有挥发油类（β- 蒎烯、樟烯、桉叶素等）、黄酮类（山奈酚、槲皮素等）、生物碱类（墙草碱）、三萜类、甾醇类（豆甾醇、胡萝卜苷）、蒽醌类（大黄素甲醚）等成分。

赵晓娟等[2]探究了四制香附调经止痛的物质基础，运用小鼠在体痛经模型、缩宫素所致大鼠离体子宫收缩模型和大鼠血液流变学实验（3 种方法结合使用）评价四制香附的调经止痛效应，同时采用核磁共振对其有效成分进行测定，共分离出 4 种化合物，分别为豆甾醇、胡萝卜苷、大黄素甲醚和十六烷酸，证实了以上成分是香附发挥调经止痛功效的主要成分。

梁国嫔等[3]利用高效液相色谱法（HPLC）对香附炮制前后的挥发油主成分总量及 α- 香附酮含量进行分析，采用气相色谱法（GC）得出生品香附与"建昌帮"四制香附所含挥发油主成分的种类大致相同，但主成分的相对含量有所差异。生品香附挥发油主成分占总量的64.43%，α- 香附酮占总量的 17.9%；"建昌帮"四制香附挥发油主成分占总量的 71.63%，α- 香附酮占总量的 30.45%；"建昌帮"四制香附所含挥发油主成分总量及 α- 香附酮含量明显高于生品香附。

胡律江等[4]对生香附与传统建昌帮四制香附进行化学成分气相色谱 - 质谱（GC-MS）分析，寻找炮制前后成分的差异性。生香附共鉴定出 80 种成分，四制香附共鉴定出 138 种成分，表明香附炮制前后成分变化较大，且炮制后共有成分中 α- 香附酮等主要成分的含量增加 2 倍多，明显高于生香附。

2. **药效研究** 郭慧玲等[5]基于成分敲除策略对四制香附抗痛经的主要药效成分进行初步辨识，采用硅胶柱色谱技术结合制备高效液相色谱，按照敲出方法得到各目标敲出成分。通过小鼠离体子宫平滑肌收缩试验,探究各敲出目标成分及其对应阴性样品、石油醚部位对小鼠离体子宫平滑肌的影响,结果显示,在中药整体水平上,α-香附酮、香附烯酮和sugeonol 3种成分是香附抗痛经作用的活性成分,并且三者之间可能存在协同作用,其中α-香附酮与香附烯酮是香附抗痛经作用的主要药效成分;除了目标成分α-香附酮、香附烯酮和sugeonol外,香附中还存在其他抗痛经活性成分,各敲出目标成分与其阴性样品(其他成分混合物)之间均可能存在拮抗作用。

郭慧玲等[6]选取雌性未孕大鼠,灌胃己烯雌酚致敏,制备离体子宫标本,通过PowerLab生物信号采集系统考察生香附、四制香附及其石油醚部位各提取液及α-香附酮对由缩宫素引起的大鼠离体子宫平滑肌收缩的抑制作用,并通过加入受体拮抗剂初步探讨其作用机制。结果表明,各样品对未孕大鼠离体子宫平滑肌收缩的抑制作用强弱依次为四制香附石油醚部位 > 四制香附 > α-香附酮 > 生香附,且α-香附酮、四制香附及其石油醚部位呈现剂量依赖性抑制子宫平滑肌的收缩作用。

3. 炮制工艺研究 胡志方等[7]以α-香附酮及总黄酮为考察指标,采用均匀设计法优选江西建昌帮四制香附炮制工艺,发现盐醋的用量越小、温度越低、炒制时间越短,α-香附酮含量越高;生姜和黄酒的用量对α-香附酮含量无显著影响,而盐醋的用量越大、炒制的温度越高,则总黄酮含量越高;生姜、酒及炮制时间对总黄酮含量无显著影响。研究提示,建昌帮四制香附炮制辅料盐和醋的用量、炮制温度及时间对主要活性成分α-香附酮及总黄酮的含量有一定影响,且两者呈负相关。

胡志方等[8]采用均匀设计法炮制香附,运用回流提取法对香附成分进行提取,建立缩宫素所致小鼠在体痛经模型,考察不同炮制品的镇痛效果。得出以药理效应为指标考察建昌帮四制香附的最佳炮制工艺为:生姜70g/kg、食盐4g/kg、黄酒0.3kg/kg、米醋0.4kg/kg,在180~190℃下炒制10分钟。

参考文献

[1] 广东省卫生厅.广东省中药炮制规范:一九八四年版[M].广州:广东省卫生厅,1984.

[2] 赵晓娟,胡律江,郭慧玲.四制香附调经止痛物质基础研究[J].云南中医中药杂志,2018,39(9):73-75.

[3] 梁国嫔,蔡萍,黄莉."建昌帮"四制香附与生品香附挥发油成分的差异分析[J].世界最新医学信息文摘,2018,18(99):5-7.

[4] 胡律江,郭慧玲,赵晓娟,等.中药香附炮制前后的GC-MS分析[J].现代中药研究与实践,2014,28(2):24-27.

[5] 郭慧玲,董能峰,胡律江,等.基于成分敲出策略辨识四制香附抗痛经的主要药效成分[J].中国实验方剂学杂志,2017,23(10):7-11.

[6] 郭慧玲,许茜茜,胡志方,等.四制香附对大鼠离体子宫平滑肌收缩的影响及作用机制研究[J].江西中医药大学学报,2014,26(5):76-78.

[7] 胡志方,金鑫,胡律江,等.以药理效应为指标考察建昌帮四制香附炮制工艺[J].江西中医学院学报,2012,24(4):28-30.

[8] 胡志方,胡律江,郭慧玲,等.基于均匀设计法的建昌帮四制香附炮制工艺评价[J].中国实验方剂学杂志,2012,18(16):39-41.

第八节　蒸后炒制

◆ 炒薏苡仁 ◆

薏苡仁为禾本科植物薏苡 Coix lacryma-jobi L.var.ma-yuen（Roman.）Stapf 的干燥成熟种仁。秋季果实成熟时采割植株，晒干，打下果实，再晒干，除去外壳、黄褐色种皮和杂质，收集种仁。炒薏苡仁为薏苡仁的炮制加工品。

一、炮制历史沿革

薏苡仁蒸后炒制始载于唐代《药性论》："种于彼取仁，甑中蒸，使气馏，暴于日中，使干，挼之得仁矣。"唐代《本草拾遗》："薏苡收子，蒸令气馏，暴干，磨取仁，炊作饭及作面。"宋代《证类本草》引《药性论》《本草拾遗》。明代《药性粗评》："九月、十月采实，甑中蒸熟，日中暴干，磨取其仁收之……风湿拘挛：如法取仁，细舂簸净，炒为散。"明代《本草原始》记载："取子于甑中蒸，使气馏，曝干，挼之得仁。亦可捻取之，或杵之。"明代《本草纲目》记载："取子于甑中蒸，使气馏，曝干挼之，得仁矣。亦可磨取之。"

二、炮制规范与文献

粤帮薏苡仁炮制方法为蒸制后炒。《广东省中药炮制规范》（1984 年版）记载："炒薏苡仁：取净薏苡仁，用水润透，蒸 2~3 小时至熟透，取出，干燥，用中火炒至微黄色并膨胀，取出，摊凉。"

另外，广西、贵州、江西、福建、湖南的炮制规范中也有收载，详见表 3-8-1。炒薏苡仁的炮制方法大致相同，均为润透后蒸熟，干燥，再行砂炒。薏苡仁蒸后砂烫为粤帮特色炮制方法。

表 3-8-1　薏苡仁炮制工艺

炮制规范	炮制工艺
《贵州省中药饮片炮制规范》（2005 版）	**炒薏苡仁**　取净薏苡仁，浸泡润透，隔水蒸熟，取出，干燥，再照砂烫法（附录一炮制通则）用河砂烫至发泡。或取净薏苡仁，照麸炒法（附录一炮制通则）炒至黄色、微有开裂
《广西壮族自治区中药饮片炮制规范》（2007 版）	**炒薏苡仁**　取生薏苡仁，用文火炒至微黄色，取出，放凉，或取净薏苡仁，用水浸泡 12 小时左右，置蒸笼内蒸熟，取出，干燥，另取砂子，加热炒烫，加入蒸熟的薏苡仁，炒至膨胀，取出，筛去砂，放凉
《江西省中药饮片炮制规范》（2008 年版）	**炒薏苡仁**　取净薏苡仁，入清水中浸胀，蒸熟至透心，取出，低温干燥，再用砂炒至爆白花为度
《福建省中药炮制规范》（1988 年版）	**炒薏苡仁**　取净薏苡仁，入清水中浸胀，蒸熟至透心，取出，低温干燥，再用砂炒至爆白花为度
《湖南省中药材炮制规范》（1983 版）	**炒薏苡仁**　净薏苡仁，用清水润湿，置锅内隔水蒸熟，取出，晒干，用油砂炒至发泡，取出，筛去油砂，放凉即得

三、炮制作用

薏苡仁味甘、淡,性凉,归脾、胃、肺经,具有利水渗湿、健脾止泻、除痹、排脓、解毒散结功效,用于水肿、脚气、小便不利、脾虚泄泻、湿痹拘挛、肺痈、肠痈、赘疣、癌肿等。炒后增强醒脾健胃作用[1]。

四、现代研究

1. 化学成分研究 薏苡仁主要含有脂肪酸及其脂类(薏苡仁酯、甘油三酯、油酸等)、甾醇类(阿魏酰豆甾醇、芸苔甾醇等)、生物碱类(四氢哈儿明碱的衍生物)及三萜类(Friedlin、角鲨烯等)等。此外,薏苡仁还含有丰富的多糖、蛋白质、矿物元素及维生素。

袁桂平等[2]采用反相高效液相色谱法测定薏苡仁不同炮制品(法薏苡仁、清炒薏苡仁、土炒薏苡仁、麸炒薏苡仁)中甘油三油酸酯的含量,结果显示,净薏苡仁、法薏苡仁、麸炒薏苡仁、土炒薏苡仁、清炒薏苡仁的甘油三油酸酯的含量分别为 0.59%、0.90%、0.86%、0.88%、0.91%,各炮制品的甘油三油酸酯含量明显增加。沈莎莎等[3]研究了不同炮制方法对薏苡仁抗肿瘤成分甘油三油酸酯含量的影响,发现薏苡仁经不同方法炮制后甘油三油酸酯的含量较生品均明显提高。徐葱茏等[4]对一种薏苡仁法制饮片及其制备方法的研究结果表明,薏苡仁经不同方法炮制后,甘油三油酸酯的含量明显不一致(法薏苡仁 > 清炒薏苡仁 > 土炒薏苡仁 > 麸炒薏苡仁 > 净薏苡仁),且法薏苡仁和清炒薏苡仁中成分含量的增加量高于其他炮制方法。

2. 药效研究 薏苡仁具有抗肿瘤、抗炎、镇痛、降血糖、提高机体免疫力、抗菌和调血脂等多种作用。张静美等[5]采用 MTT 法测定薏苡仁油的抗肿瘤活性,发现其对结肠癌细胞(SW480)、人乳腺癌细胞(MCF7)、人肝癌细胞(SMMC7721)、人肺癌细胞(A549)、人早幼粒白血病细胞(HL-60)等 5 种肿瘤细胞均有抑制作用,抑制率分别为 95.52%、85.02%、91.83%、92.54%、72.89%。岳静[6]通过扭体法、ELISA 法和热板法等实验发现,薏苡仁蛋白和挥发油对大鼠类风湿关节炎有显著效果,具有减轻佐剂性关节炎(AA)大鼠足肿胀程度、关节红肿症状的作用,并可降低大鼠血清中 TNF-α、IL-1、IL-6 的含量;薏苡仁组分具有镇痛作用,以薏苡仁挥发油效果最为显著。王彦芳等[7]报道,薏苡仁多糖可显著提高脾虚水湿不化大鼠模型血清 IgG、IgA、C3 水平,有利于机体体液免疫功能的恢复,同时可提高脾虚水湿不化大鼠模型血清 IL-2 水平,可促使活化 B 细胞增生并产生抗体。法薏苡仁可去除薏苡仁的副作用,避免腹胀等不良反应,且炒爆开后有效成分更易煎出[8],甘油三油酸酯含量较其他炮制品含量更高,抗肿瘤效果更佳,利水祛湿作用增强[9]。

3. 炮制工艺研究 张火儒等[10]采用正交试验,以醇溶性浸出物含量和外观评分为评价指标,测定了不同样品醇溶性浸出物含量,对岭南特色炒薏苡仁炮制工艺主要影响因素(样品含水量、炒制时间、炒制温度)进行考察,确定岭南特色炒薏苡仁的最佳炮制工艺为:薏苡仁浸润 1 小时,蒸制 120 分钟,60℃干燥至含水量为 25%,280℃炒制 8 分钟。

王建科等[11]为更好地控制薏苡仁贵州炮制方法的饮片质量,以浸泡时间、蒸制时间、干燥温度、药砂比例、炒制时间、炒制温度为考察因素,以甘油三油酸酯含量为评价指标,采用 $L_9(3^4)$ 正交试验,优选出最佳工艺为:取薏苡仁药材加水浸泡 1 小时,蒸制 15 分钟,于 60℃下干燥,再投入 6 倍量细砂中,于 250℃的砂温下翻炒 90 秒。优选出的最佳工艺稳定、合理、可行。

参考文献

［1］广东省卫生厅.广东省中药炮制规范:一九八四年版［M］.广州:广东省卫生厅,1984.

［2］袁桂平,姜军华,眭荣春.HPLC法测定薏苡仁饮片中甘油三油酸酯的含量［J］.江西中医学院学报,
2013,25(1):52-54.

［3］沈莎莎,张振凌,吴若男,等.不同炮制方法对薏苡仁抗肿瘤成分甘油三油酸酯含量的影响［J］.时珍国
医国药,2015,26(9):2138-2140.

［4］徐葱茏,袁贵平.一种薏苡仁法制饮片及其制备方法:CN103948839A［P］.2014-07-30.

［5］张静美,施蕊,夏菁,等.低热河谷区薏苡仁油的提取及对癌细胞的抑制研究［J］.西部林业科学,2017,
46(5):113-118.

［6］岳静.薏苡仁及其组分对类风湿关节炎大鼠抗炎作用研究［D］.济南:山东中医药大学,2017.

［7］王彦芳,季旭明,赵海军,等.薏苡仁多糖不同组分对脾虚水湿不化大鼠模型免疫功能的影响［J］.中华
中医药杂志,2017,32(3):1303-1306.

［8］孙淑琴,魏广武.不同炮制方法对薏苡仁煎液的影响［J］.中国中药杂志,2000,25(11):700.

［9］袁贵平,龚千锋,徐葱茏.法薏苡仁饮片专家共识(2017)［J］.中国实验方剂学杂志,2018,24(22):193-
196.

［10］张火儒,黄远圳,叶永浓.正交试验优选岭南炒薏苡仁炮制工艺［J］.亚太传统医药,2017,13(13):
25-26.

［11］王建科,张永萍,李玮,等.薏苡仁贵州炮制方法的工艺优化［J］.贵州农业科学,2013,41(8):173-175.

第四章

粤帮炮制——泡法

♦ **甘草泡地龙** ♦

地龙为钜蚓科动物参环毛蚓 *Pheretima aspergillum*（E. Perrier）、通俗环毛蚓 *Pheretima vulgaris* Chen、威廉环毛蚓 *Pheretima guillelmi*（Michaelsen）或栉盲环毛蚓 *Pheretima pectinifera* Mkhaeken 的干燥体。前一种习称"广地龙"，后三种习称"沪地龙"。广地龙于春季至秋季捕捉，沪地龙于夏季捕捉，及时剖开腹部，除去内脏和泥沙，洗净，晒干或低温干燥。甘草泡地龙是地龙的加工炮制品。

一、炮制历史沿革

粤帮地龙采取甘草泡地龙的炮制方法。《广东省中药炮制规范》1984 年版记载："取净地龙，放入温甘草水中泡 2 小时，捞起，干燥，切段，筛去灰屑。每 100kg 净地龙，用甘草 20kg（煮汤）。"《中药学讲义》（广东省药品公司编印，1979 年）记载了甘草泡地龙的方法："洗净泥土，捞起，晒至八成干，切成五分长段，放入甘草浓汤中，浸泡 2 小时，捞起晒干。每斤地龙用甘草 2 两。"《中药炮制操作工艺》（中华中医学会广东省潮阳县分会主编，广东省潮阳县卫生局出版，1985 年）记载甘草泡地龙的方法："取甘草 2 两煎取液汁，投入地龙 1 公斤浸泡，待液汁被吸尽，晒干。"甘草泡地龙是粤帮特色炮制饮片。

二、炮制作用

地龙味咸，性寒，归肝、脾、膀胱经，具有清热定惊、通络、平喘、利尿功效，用于高热神昏、惊痫抽搐、肢体麻木、半身不遂、肺热喘咳、水肿尿少。甘草泡后炮制能使地龙质地松脆，同时增效减燥、矫臭矫味，以便于服用。甘草中含有甘草甜素，可矫正地龙的腥臭味，同时甘草有热药得之缓其热、寒药得之缓其寒的功效，从而缓和地龙的寒性[1]。

三、现代研究

1. **化学成分研究** 地龙主要含有酶类成分（溶栓酶、过氧化氢酶、*D*- 葡萄糖苷酶、酯酶等）、蛋白质和多肽（脂类蛋白、钙调素结合蛋白等）、脂肪酸类（棕榈酸、亚油酸等）、人体必需氨基酸（赖氨酸、缬氨酸等）、核苷酸（腺嘌呤、鸟嘌呤、次黄嘌呤等）等化学成分。此外，还含有琥珀酸、蚯蚓素、地龙毒素、微量元素等[1]。

朱启亮[1]采用高效液相色谱法（HPLC）测定地龙用甘草泡前后成分的变化，结果显示，甘草泡后次黄嘌呤含量降低,生地龙样品次黄嘌呤平均含量为 1.680mg/g,甘草泡地龙样品次黄嘌呤平均含量为 0.899mg/g;肌苷含量增加,生地龙样品肌苷平均含量为 0.721 6mg/g,甘草泡地龙样品肌苷平均含量为 0.779 5mg/g;浸出物含量提高,生地龙样品浸出物平均含量为 21.05%,甘草泡地龙样品浸出物平均含量为 22.24%。

2. **药效研究** 地龙主要有平喘、抗凝血、抗血栓、抗肿瘤、降血压等药理作用[2]。李淑兰等[3]研究发现,静脉注射地龙低温水浸液对正常麻醉家兔以及大白鼠有缓慢而持久的降压作用,且降压最高峰出现在给药后 90 分钟,一般维持 2~3 小时。戈娜等[4]研究表明,地龙能显著降低糖尿病肾病大鼠 24 小时尿微量白蛋白水平,减轻肾小球硬化及肾小管损伤的程度,减少肾Ⅳ型胶原蛋白的表达,对肾脏有一定保护作用。

地龙的水提液能明显延长血小板血栓和纤维蛋白血栓形成时间,使血栓长度和干重减少。给家兔静脉注射地龙水提液,可缩短蛋白溶解时间和降低血浆纤维蛋白原含量,其作用机制主要是通过降解纤维蛋白原,使纤溶酶原活化成纤溶酶,促进纤溶激活因子释放,减轻血小板黏附作用,预防血小板聚集等。地龙溶栓酶制剂能防止血栓形成,并能增强红细胞膜稳定性与变形能力,降低循环阻力[5]。

杨美玲等[6]通过实验得出,地龙蛋白对细胞免疫和单核巨噬细胞吞噬能力具有促进作用。用地龙注射液于体外刺激小鼠脾淋巴细胞,并测定其对小鼠脾淋巴细胞增殖及分泌细胞因子 IL-2 的影响,发现地龙注射液具有较明显的免疫调节活性[7]。

地龙具有平喘功效,能治疗肺热哮喘。地龙平喘的有效成分是次黄嘌呤和琥珀酸,平喘机制是扩张支气管,缓解支气管痉挛[8]。张文斌等[9]对比了不同方法炮制的地龙中琥珀酸的含量,发现生品>炒品>酒制品>醋制品,这可能是由于琥珀酸水溶液对热不稳定的原因,故地龙炮制品的平喘效果弱于生品。

3. **炮制工艺研究** 朱启亮[1]以次黄嘌呤含量、肌苷含量和水溶性浸出物含量作为评价指标,对甘草用量、煎煮时间、加水量、浸泡时间和干燥温度进行单因素考察,发现料液比和煎煮时间对广地龙炮制前后次黄嘌呤、肌苷和水溶性浸出物含量的影响不明显,故选取甘草用量、浸泡时间和干燥温度作为考察因素,对甘草炮制广地龙的炮制工艺进行正交试验,以次黄嘌呤、肌苷和水溶性浸出物的含量作为考察指标,以综合评分法优选出甘草泡广地龙的最优炮制工艺为:甘草用量 15%,浸泡 20 分钟,干燥温度 70℃。影响甘草炮制广地龙工艺的因素中,主次顺序是浸泡时间>干燥温度>甘草用量。

4. **质量标准研究** 谭峻英等[10]研究出的甘草水制广地龙饮片的质量标准为:水分≤5.0%,总灰分≤10.0%,酸不溶性灰分≤5.0%,水溶性浸出物≥20.0%,醇溶性浸提物≥8.0%;次黄嘌呤含量≥0.006%,肌苷含量≥0.40%。

朱启亮[1]起草的甘草泡地龙饮片的质量标准中,性状与《中国药典》2015 年版所载相同,对亮氨酸、赖氨酸、缬氨酸和甘草次酸进行了薄层鉴别,水分≤10.0%,总灰分≤10.0%,酸不溶性灰分≤5.0%,水溶性浸出物≥16.0%,次黄嘌呤含量≥0.06%,肌苷含量≥0.15%。

参考文献

[1] 朱启亮. 采用甘草炮制广地龙的工艺及其炮制品的质量标准研究[D]. 广州:广州中医药大学,2018.

[2] 刘巧,毕启瑞,谭宁华. 地龙蛋白多肽类成分的研究进展[J]. 中草药,2019,50(1):252-261.

［3］李淑兰,谢桂芹,羿晓菊,等.地龙降压作用的研究［J］.中医药信息,1995,12(3):22-24.

［4］戈娜,李顺民,孙惠力,等.地龙对糖尿病肾病大鼠肾脏保护作用的研究［J］.上海中医药杂志,2010,44(6):103-105.

［5］杨明.高速逆流色谱分离地龙中抗血栓活性成分的研究［J］.中国医药导刊,2010,12(7):1267-1268.

［6］杨美玲,陈瑞仪,张紫虹,等.地龙蛋白和牛磺酸的抗疲劳作用和免疫调节功能的研究［J］.中国热带医学,2015,15(5):552-554.

［7］傅炜昕,董占双,李铁英,等.免疫活性地龙肽的制备及其对小鼠NK细胞活性的影响［J］.中国医科大学学报,2007,36(6):650-652.

［8］刘君怡.地龙平喘有效部位的物质基础研究［D］.武汉:湖北中医药大学,2016.

［9］张文斌,校合香.地龙不同炮制品中琥珀酸含量的比较［J］.中国药事,2001,15(3):216.

［10］谭峻英,谢媛,柯晓燕,等.甘草水制广地龙饮片质量标准研究［J］.广东药学院学报,2010,26(1):26-29.

◆ 泡 苍 术 ◆

苍术为菊科植物茅苍术 *Atractylodes lancea* (Thunb.) DC. 或北苍术 *Atractylodes chinensis* (DC.) Koidz. 的干燥根茎。春、秋二季采挖,除去泥沙、晒干,撞去须根。泡苍术为苍术的炮制加工品。

一、炮制历史沿革

粤帮将苍术炮制为泡苍术。《广东省中药炮制规范》1984年版:"泡苍术:取净苍术,置沸米泔水中,再煮沸,取出,用清水迅速漂洗1次,沥干水,再干燥。"此外,其他专著也有记载。《中药学讲义》(广东省药品公司编印,1979年)记载:"泡苍术,取苍术片,倒入煮沸的米泔水中,浸泡2小时再用清水漂洗净,晒干即得。"《中药的炮制》(姚景南、肖鑫和主编,广东科技出版社,1984年):"泡苍术片:取净生苍术片,用煮沸的米泔水浸泡约20分钟,不见朱砂点为度。晒干,如缺米泔水时,可用沸水泡15分钟亦可。"《广东省中药材饮片加工炮制手册》(广州省药品公司编印,1977年):"泡苍术:取苍术片,倒入煮沸的米泔水中,浸泡片刻,再用清水漂洗净,晒干即得。"《实用中药炮制》(张镜潮等主编,广东科技出版社,1993年)记载:"泡苍术,将苍术刷洗干净泥沙后,水闷润半天,入硫黄焗一夜,取出水洗过,滤干积水,横成6cm厚的顶头片。每5kg苍术片,投入米泔水10kg中浸拌2小时滤积水。置铁锅中以一般火候炒至身干不见朱砂点为度,晒干或焙干。"苍术的炮制品种在《中国药典》及其他省(自治区、直辖市)炮制规范中一般收录为苍术、麸炒苍术、炒苍术、苍术炭、米泔水苍术、制苍术等。泡苍术为粤帮特色品种。

二、炮制作用

苍术味辛、苦,性温,归脾、胃、肝经,具有燥湿健脾、祛风、散寒、明目功效。生苍术温燥而辛烈,燥湿、祛风、散寒力强[1]。米泔水炮制后,能显著降低苍术过燥之性,增强其健脾和胃功效[2]。

三、现代研究

1. 化学成分研究 苍术主要含挥发油成分,而挥发油中的主要成分为苍术醇、茅术醇、β- 桉叶醇、苍术酮等。β- 桉叶醇、苍术素是苍术健脾和胃的主要有效成分[3,4],苍术酮是燥性成分[5]。

张亚东等[6]测定了苍术生品及炒苍术、麸炒苍术、米泔水炙苍术、米泔水浸润苍术 4 种苍术炮制品中的挥发油含量及其物理常数,发现炮制后挥发油含量有变化,含量由高到低为生品(3.021%)> 米泔水浸品(2.879%)> 米泔水炙品(2.578%)> 清炒品(2.384%)> 麸炒品(2.307%)。挥发油物理常数测定结果表明,4 种炮制品挥发油的密度、折光率和比旋度与生品相比无明显差异。气相色谱分析结果表明,生品和 4 种炮制品挥发油的组分基本相同。由此可见,上述 4 种炮制方法仅仅降低苍术挥发油的含量,而对挥发油的成分影响不大。

2. 药效研究 庞雪等[3]比较了苍术麸炒前后活性部位的药效差异,先取大鼠灌胃番泻叶水煎液建立大鼠湿阻脾胃模型,之后给予各组大鼠相应药物,最后测定各组大鼠给药前后体质量及给药后血清中淀粉酶、D- 木糖、胃泌素、血管活性肠肽和一氧化氮(NO)的水平。与湿阻脾胃模型组比较,生、麸炒苍术各活性部位组大鼠体质量增加,血清中胃泌素、淀粉酶、D- 木糖水平明显升高,血管活性肠肽、NO 水平明显降低;与生苍术活性部位组比较,除体质量外,麸炒苍术各活性部位组上述各指标变化更大,差异具有统计学意义。研究表明,生苍术与麸炒苍术活性部位存在药效学差异,后者作用更强。

季光琼等[4]以大鼠湿阻中焦证为模型,通过测定不同组别大鼠小肠推进率、血清胃泌素(GAS)水平、尿量、尿液水孔蛋白 2(AQP2)的量以及脾的质量,来对比苍术麸炒前后正丁醇部位对湿阻中焦证大鼠的药效变化。结果显示,各给药组大鼠小肠推进率、GAS 水平较模型组增高,麸品较模型组有差异;生品高剂量组能增加模型大鼠尿量、降低尿液 AQP2 的量,较模型组有差异;生品以及麸品正丁醇部位能增加模型大鼠的脾质量,且与造模组比较有显著差异。研究提示,苍术麸炒后正丁醇部位健脾和胃作用增强且燥性得以缓和,正丁醇部位是药效变化的有效部位之一。

3. 炮制工艺研究 龚鹏飞等[5]采用星点设计 - 效应面法设计实验,以米泔水用量、漂制时间以及漂制温度 3 个因素为考察指标,通过高效液相色谱法(HPLC)测定苍术炮制品中 β-桉叶醇、苍术素以及苍术酮的含量,并总评这 3 个指标的"归一值"(OD),发现苍术素、β- 桉叶醇的含量越大越好,苍术酮含量越小越好,进而通过星点设计进一步优选。结果显示,预测最优条件为:米泔水用量为 7.28 倍、漂洗 72 小时、漂洗温度 20℃,在此条件下炮制的苍术中 β- 桉叶醇、苍术素、苍术酮的含量预测值分别为 0.817 8%、0.143 3%、2.985 4%。验证实验表明,预测值与实际值误差均在 5% 以内,表明工艺预测性良好。

王文凯等[7]以总挥发油、醇浸出物、苍术酮、苍术素的含量为指标对建昌帮米泔水漂苍术工艺进行优选,采用 $L_9(3^4)$ 正交表对米泔水浓度(米粉与水的比例)、米泔水量、米泔水漂制时间及清水漂制时间进行考察,通过极差分析得出各因素的影响程度大小为漂制时间 >米泔水量 > 米粉量 > 清水漂制时间。方差分析结果表明,漂制时间和米泔水量对炮制工艺有显著影响,而米粉量和清水漂制时间对炮制工艺无显著影响。考虑到节省物料和时间,综合分析可得建昌帮米泔水漂苍术的最佳工艺为:取苍术饮片适量,加入 10 倍量以每 2kg 米粉兑 100kg 水充分搅拌制成的米泔水溶液,漂制 12 小时后,沥去米泔水,用大量清水冲洗,再用 10 倍量清水漂制 2 小时,沥去水,干燥。

参考文献

[1] 国家药典委员会.中华人民共和国药典:2015 年版:一部[M].北京:中国医药科技出版社,2015.

[2] 龚千锋.樟树中药炮制全书[M].南昌:江西科学技术出版社,1990.

[3] 庞雪,刘玉强,刘小丹,等.苍术麸炒前后活性部位药效比较研究[J].中国药房,2016,27(10):1308-1311.

[4] 季光琼,肖波,刘艳菊,等.苍术麸炒前后正丁醇部位对湿阻中焦证大鼠的药效学研究[J].中成药,2014,36(7):1527-1529.

[5] 龚鹏飞,于欢,龚千锋,等.效应面法优选建昌帮米泔水漂苍术炮制工艺[J].江西中医药大学学报,2018,30(3):56-59.

[6] 张亚东,吴洪元.四种炮制方法对苍术中挥发油的影响[J].时珍国医国药,2003,14(1):19-20.

[7] 王文凯,张正,翁萍,等.建昌帮米泔水漂苍术工艺研究[J].时珍国医国药,2015,26(9):2157-2159.

◆ 泡 吴 茱 萸 ◆

吴茱萸为芸香科植物吴茱萸 *Euodia rutaecarpa*(Juss.)Benth.、石虎 *Euodia rutaecarpa* (Juss.)Benth.var.*officinalis*(Dode)Huang 或 疏 毛 吴 茱 萸 *Euodia rutaecarpa*(Juss.)Benth.var. *bodinieri*(Dode)Huang 的干燥近成熟果实。8—11 月果实尚未开裂时,剪下果枝,晒干或低温干燥,除去枝、叶、果梗等杂质。泡吴茱萸为吴茱萸的炮制加工品。

一、炮制历史沿革

吴茱萸的泡法炮制始载于宋代《扁鹊心书》:"草神丹……吴茱萸(泡,二两)……"明代《奇效良方》:"汤泡。"明代《本草蒙筌》:"汤泡苦汁七次。"明代《医宗必读》:"盐汤泡过,焙干。"明代《本草纲目》:"吴茱萸汤泡七次,焙。"清代《本草求真》:"吴茱萸……陈者良,泡去苦烈汁用。"清代《本草备要》:"泡去苦烈汁用。"清代《本草崇原》:"陈久者良,滚水泡一二次,去其毒气用之。"清代《本草害利》:"开口陈久者良,阴干,须滚汤泡去苦烈汁七次,始可焙用。"

二、炮制规范与文献

粤帮吴茱萸的炮制方法为泡法。《广东省中药炮制规范》(1984 年版)记载:"泡吴茱萸:取净吴茱萸,置沸水中泡 10 分钟,捞出,晒干。"此外,《江西省中药饮片炮制规范》2008 年版也记载:"泡吴茱萸:(1)取净甘草捣碎,加水适量,煎汤,去渣,加入吴茱萸,浸泡约 2 小时,然后取出,低温干燥。每 100kg 吴茱萸,用甘草 6kg。(2)取吴茱萸,用开水泡约 1 小时至顶端开口,再置锅内炒热,洒入盐水至发香气,焙干。每 100kg 吴茱萸,用食盐 3kg。"泡吴茱萸主要为江西、广东的炮制规范收载,但其工艺不同,广东将吴茱萸置于沸水中浸泡 10 分钟即可,而江西则需在甘草水中浸泡 2 小时或开水中浸泡 1 小时。

《中国药典》和其他省(自治区、直辖市)炮制规范主要收载的吴茱萸炮制品为制吴茱萸(取甘草捣碎,加适量水,煎汤,去渣,加入净吴茱萸,闷润吸尽后,炒至微干,取出,干燥。每

100kg 吴茱萸,用甘草 6kg),与粤帮方法不同。泡吴茱萸为粤帮特色饮片。

三、炮制作用

吴茱萸味辛、苦,性热,有小毒,归肝、脾、胃、肾经,具有散寒止痛、降逆止呕、助阳止泻功效,生品有小毒,多外用[1]。泡吴茱萸能降低吴茱萸毒性,缓和其燥性[2]。

四、现代研究

1. 化学成分研究 吴茱萸主要含有生物碱类(吴茱萸碱、吴茱萸次碱、羟基吴茱萸碱等)、黄酮类(槲皮素、异鼠李素等)、酮类(吴茱萸啶酮等)、柠檬苦素类(柠檬苦素等)、酚酸类(绿原酸、咖啡酸、阿魏酸等)等化学成分[3]。

陈炯等[4]用水蒸气蒸馏法提取挥发油,用气相色谱 - 质谱法检测并鉴定生品及各炮制品中的挥发油成分,发现吴茱萸生品、清水炙品及各炮制品的挥发油含量由高到低依次为生品(0.71%)> 姜炙品(0.69%)> 黄连炙品(0.65%)> 黄酒炙品(0.63%)= 清水炙品(0.63%)>醋炙品(0.59%)= 盐炙品(0.59%)> 甘草炙品(0.51%)。清水炙品较生品减少了 12 个成分,增加了 13 个新成分;甘草炙品较清水炙品减少了 19 个成分,增加了 16 个新成分。

温慧玲等[5,6]采用高效液相色谱法(HPLC)研究樟帮法炮制吴茱萸样品的指纹图谱,发现吴茱萸经过甘草水泡制和开水泡制后,吴茱萸内酯和吴茱萸碱的峰面积均有增加,但是甘草水泡制后峰面积显著增加,大部分水溶性特征峰在经过甘草泡制后峰面积显著下降。

张晓凤等[7]研究发现,吴茱萸炮制时加入甘草汁后极显著增加了吴茱萸碱和吴茱萸次碱在水煎液中的含量,推测甘草中甘草酸和甘草次酸等酸性成分在加热炮制过程中浸入吴茱萸饮片中,进而促进了生物碱类成分在水煎液中的溶出。同样采用析因设计法,在炮制对吴茱萸粉末影响的研究中,显示加热是影响吴茱萸主要成分含量的炮制因素,而甘草汁对其影响不明显。

2. 药效研究 杨磊等[8]采用小鼠热板法和扭体法观察吴茱萸不同炮制品的镇痛作用,发现吴茱萸不同炮制品能明显提高热板和扭体试验小鼠的痛阈值,其中以砂烫盐炙组作用较强;采用耳肿法观察吴茱萸不同炮制品的抗炎作用,发现吴茱萸不同炮制品对二甲苯所致小鼠耳郭肿胀有明显抑制作用,其中以砂烫组作用较强;研究表明,吴茱萸不同炮制品均有显著的抗炎、镇痛作用,其中以砂烫组和砂烫盐炙组作用较强。邓先瑜等[9]对吴茱萸不同炮制品的药理作用进行了观察比较,结果表明,吴茱萸不同炮制品均有较好的镇痛、抗炎止泻作用;镇痛作用,盐制品较强;抗炎作用,甘草制品与生品强于其他组;止泻作用,各炮制品未见明显差异。蒋建春等[10]以镇痛、抗炎为指标,比较吴茱萸不同炮制品的作用强弱,结果显示,吴茱萸不同炮制品均有镇痛、抗炎作用,而以甘草制吴茱萸作用最强。

参考文献

[1] 国家药典委员会.中华人民共和国药典:2020 年版:一部[M].北京:中国医药科技出版社,2020.

[2] 肖洋,段金芳,刘影,等.吴茱萸炮制方法和功能主治历史沿革[J].中国实验方剂学杂志,2017,23(3):223-228.

[3] 秦猛,周长征,吕培轩,等.吴茱萸饮片炮制研究进展[J].齐鲁药事,2007,26(9):550-552.

［4］陈炯,高悦,谭鹏,等.吴茱萸不同炮制品中挥发油成分气相色谱-质谱分析［J］.中国中医药信息杂志,
　　　2016,23(12):91-95.

［5］温慧玲,程齐来,吴龙火,等.基于指纹图谱探讨吴茱萸不同炮制品成分的差异［J］.中国实验方剂学杂
　　　志,2013,19(5):76-80.

［6］温慧玲,程齐来,廖梅香,等.樟帮法炮制吴茱萸样品的指纹图谱［J］.光谱实验室,2013,30(1):298-302.

［7］张晓凤,刘红玉,谭鹏,等.炮制对吴茱萸主要成分溶出的影响［J］.解放军药学学报,2012,28(2):133-135.

［8］杨磊,黄开颜,陈兴,等.吴茱萸不同炮制方法对抗炎镇痛作用的影响研究［J］.中国药业,2013,22(5):
　　　4-5.

［9］邓先瑜,李泉.不同炮制方法对吴茱萸药理作用的影响［J］.中成药,1999,21(5):236-238.

［10］蒋建春,陆兔林.吴茱萸不同炮制品镇痛抗炎作用的研究［J］.时珍国药研究,1997,8(5):421.

◆ 泡 麻 黄 ◆

麻黄为麻黄科植物草麻黄 *Ephedra sinica* Stapf、中麻黄 *Ephedra intermedia* Schrenk et C.A.Mey. 或木贼麻黄 *Ephedra equisetina* Bge. 的干燥草质茎。泡麻黄为麻黄的炮制加工品。

一、炮制历史沿革

泡麻黄始载于汉代《金匮玉函经》:"麻黄亦折之,皆先煮数沸,生则令人烦,汗出不可止,折节益佳。"此后历代亦有关于泡麻黄炮制方法的描述。南北朝梁《本草经集注》:"先煮一两沸,去上沫,沫令人烦。"唐代《备急千金要方》:"去节,先别煮两三沸,掠去沫,更益水如本数,乃纳余药,不尔令人烦。"唐代《新修本草》:"先煮一两沸,去上沫,沫令人烦。"宋代《圣济总录》:"去根节,百沸汤中急煮过,焙。"宋代《苏沈良方》:"去节,水煮少时去沫。"元代《汤液本草》:"去节,煮三二沸,去上沫,不则令人心烦闷。"明代《景岳全书》:"入滚汤中煮三五沸,以竹片掠去浮沫,晒干用之。"清代《本草汇》:"去根节,煮数沸,抹去上沫,焙干。"

二、炮制规范与文献

粤帮麻黄炮制品为泡麻黄。《广东省中药炮制规范》(1984 年版)记载:"麻黄:除去木质茎、残根及杂质,洗净后,用开水稍浸,去泡沫后取出,切段,干燥。"此外,还有江西、宁夏、吉林的炮制规范也记载泡麻黄,详见表 4-0-1。各地采用的炮制方法基本一致,均为去除杂质后置沸水中稍浸泡,去泡沫后取出,切段、干燥。《中国药典》和其他省(自治区、直辖市)炮制规范所载麻黄的炮制品为麻黄、蜜麻黄及麻黄绒,故泡麻黄为粤帮的特色饮片。

表 4-0-1　泡麻黄炮制工艺

炮制规范	炮制工艺	
《吉林省中药炮制标准》(1986 年版)	麻黄	鲜品用开水焯后,取出,切 10mm 段,晒干
《江西省中药饮片炮制规范》(2008 年版)	麻黄	将鲜品洗净,开水撩或略蒸,干燥,切段
《宁夏中药炮制规范》(1997 年版)	麻黄	采鲜品,除去残根及杂质,洗净,置沸水中略烫,捞出,切段,晒干

三、炮制作用

麻黄味辛、微苦,性温,归肺、膀胱经,具有发汗散寒、宣肺平喘、利水消肿功效,用于治疗风寒感冒、胸闷喘咳、风水浮肿等[1]。生麻黄常与桂枝等同用,以增强发汗解表作用,可用于外感风寒、头痛身痛、鼻塞、无汗[2]。麻黄中含有盐酸麻黄碱、盐酸伪麻黄碱,过多服用会导致中毒[3],而泡制后可达到缓和药性、减弱或消除副作用的目的[4]。

四、现代研究

1. **化学成分研究**　麻黄中主要含有生物碱类(麻黄碱、甲基麻黄碱、伪麻黄碱等)、黄酮类[小麦黄素、山奈酚 -3-*O*-α-*L*- 吡喃鼠李糖苷 -4″-*E*-(4- 羟基)- 肉桂酸酯、草棉黄素 -3-*O*-α-鼠李糖苷 -8-*O*-β- 葡萄糖苷等]、蒽醌类(大黄素等)、挥发油类(β- 蒎烯、古芸烯等)和有机酚酸类(对羟基肉桂酸等)。

李国桢等[5]对麻黄的 3 种炮制品(生麻黄、蜜炙麻黄、沸水泡麻黄)中生物碱的含量进行测定,发现生品、蜜炙品、沸水泡品的生物碱含量分别为 0.98%、0.72%、0.87%,有显著差异。麻黄经炮制后生物碱含量均有下降,其中蜜炙品下降 26.62%,沸水泡品下降 11.41%。研究认为,炮制后生物碱含量下降的原因主要有以下两方面:一是麻黄碱属于挥发性生物碱,在炮制过程中挥发损失;二是麻黄碱能溶于热水,有部分麻黄碱溶解。所以,沸水泡麻黄的生物碱含量会下降。

祝婧等[6]采用 RP-HPLC 检测麻黄不同炮制品中麻黄碱成分的变化,发现麻黄碱的含量大小顺序为生品(1.465 2%)> 沸水泡麻黄(1.186 9%)> 蜜炙麻黄(1.044 5%)> 炒麻黄(0.970 7%)。

2. **药效研究**　毛春芳[7]探讨了不同炮制方法对麻黄发汗与平喘药效的影响。以大鼠为研究对象,制备生麻黄、清炒麻黄、蜜炙麻黄,同时制备不同部位,通过足跖汗液分泌着色法与喷雾致喘法实验分析不同炮制法对麻黄药效的影响。研究发现,生麻黄的发汗作用最强,有效部位为挥发油与醇溶性成分;蜜炙麻黄平喘功效最强,有效部位为生物碱与挥发油。研究表明,不同炮制方法对麻黄药效有一定影响。

钟大志[8]探讨了炮制对麻黄发汗、平喘效果的影响。通过大鼠足跖汗液着色法和豚鼠喷雾致喘法,测定不同麻黄炮制品的发汗及平喘作用差异。研究发现,麻黄生品组大鼠平均发汗点数最高,清炒麻黄组略高于蜜炙麻黄组,表明生品发汗作用最强;蜜炙麻黄组大鼠平喘潜伏期则最高,清炒麻黄组略低于麻黄生品组,表明麻黄蜜炙后平喘效果提升,但发汗作用降低。临床可通过辨证用药的方式选择合理的药材处理方法,以提高治疗的有效性和安全性。

3. **炮制工艺研究**　历代麻黄的炮制方法可总结为水煎、浸泡烘干、蜜炙、醋制、酒制等。现在的炮制方法主要有制绒和蜜炙法等[9,10],其他炮制方法不多见。目前某些地区,还在沿用沸水泡麻黄及炒麻黄工艺。龚千锋等[11]优选出泡麻黄工艺为:取麻黄段,置容器中,用沸水泡 3 小时,清水洗净,晒干。

参考文献

[1] 国家药典委员会 . 中华人民共和国药典:2020 年版:一部 [M]. 北京:中国医药科技出版社,2020.

［2］艾梓黎,蒋小敏.麻黄在《伤寒论》中的应用举隅[J].江西中医药,2018,49(7):11-14.

［3］于海峰.麻黄研究简史[D].哈尔滨:黑龙江中医药大学,2011.

［4］祝婧,张萍,曾文雪,等.麻黄炮制的现代研究进展[J].江西中医学院学报,2010,22(4):99-100.

［5］李国桢,龚千锋,朱小华.麻黄炮制前后生物碱含量研究[J].江西中医学院学报,1996,8(4):36.

［6］祝婧,钟凌云,龚千锋,等.RP-HPLC法测定麻黄及其炮制品中盐酸麻黄碱[J].中草药,2009,40(4):580-582.

［7］毛春芳.不同炮制方法对麻黄发汗与平喘药效的影响研究[J].临床医学研究与实践,2016,1(20):129,131.

［8］钟大志.炮制对麻黄发汗平喘效果的影响分析[J].四川中医,2016,34(10):43-45.

［9］陆兔林,胡昌江.中药炮制学[M].北京:中国医药科技出版社,2014.

［10］龚千锋.中药炮制学[M].4版.北京:中国中医药出版社,2016.

［11］龚千锋.樟树中药炮制全书[M].南昌:江西科学技术出版社,1990.

◆ 甘草泡蜂房 ◆

蜂房为胡蜂科昆虫果马蜂 *Polistes olivaceous*(DeGeer)、日本长脚胡蜂 *Polistes japonicus* Saussure 或异腹胡蜂 *Parapolybia varia* Fabricius 的巢,秋、冬二季采收,晒干,或略蒸,除去死蜂死蛹,晒干。甘草泡蜂房为蜂房的炮制加工品。

一、炮制历史沿革

甘草泡蜂房,古代文献中记载较少。

二、炮制规范与文献

粤帮蜂房的炮制方法为甘草泡法。《广东省中药炮制规范》(1984年版)记载:"甘草泡蜂房:取净蜂房,加甘草热汤泡透,捞起,干燥。每100kg蜂房,用甘草20kg。"《广东省中药材饮片加工炮制手册》1977年版记载:"甘草泡蜂房:每斤蜂房用甘草二两煎取浓汤,去渣,投入洁净蜂房小块,泡透,捞起,晒干。"

此外,江西、广西的炮制规范也有记载,详见表4-0-2。广东、广西、江西的甘草泡蜂房,工艺有所不同,其中江西是甘草水洗蜂房,广东是甘草热汤泡透,而广西是甘草水浸泡后再用文火炒干;同时,甘草的用量也有区别,每100kg蜂房,江西用甘草150kg,广东、广西均用甘草20kg。其他省(自治区、直辖市)的炮制规范未见记载。甘草泡蜂房为粤帮特色饮片。

表4-0-2 甘草泡蜂房炮制工艺

炮制规范	炮制工艺
《江西省中药饮片炮制规范》(2008年版)	**甘草泡蜂房** 除去杂质,用甘草水洗净,剪块,干燥。每100kg蜂房,用甘草150kg
《广西壮族自治区中药饮片炮制规范》(2007年版)	**制蜂房** 取蜂房,洗净,剪块,倾入甘草水拌匀,置锅内用文火炒干,取出,放凉。每100kg蜂房,用甘草20kg

三、炮制作用

蜂房味甘,性平,归胃经,具有攻毒杀虫、祛风止痛功效,用于疮疡肿毒、乳痈、瘰疬、皮肤顽癣、鹅掌风、牙痛、风湿痹痛[1]。炮制后,能使部分有毒成分散失,降低毒性。

四、现代研究

1. **化学成分研究** 蜂房主要含蜂胶、蜂蜡和脂肪油3种有机物质,还含有丰富的钙、铁、锌、硅、锰、铜等微量元素。蜂胶是蜂房中的一种树脂状物质,不同地区蜂胶的化学成分有一定差别,其中约含树胶 0~85%、蜂蜡 12%~40%、芳香挥发成分 4%~10% 和花粉类物质 5%~11%。蜂蜡主要含有醇类,醋酸、褐煤酸、蜂花酸、廿四酸等游离酸类,正廿八醇、蜂花醇等游离醇类和廿五烃、廿七烃等烃类;除此之外,还含有微量挥发油、色素和一种芳香性有色物质——虫蜡素。[2,3]

2. **药效研究** Zeitoun R 等[4]采用角叉菜胶致小鼠足肿胀及足段炎症的病理学评价蜂胶的抗炎性能;分析显示,治疗组免疫细胞浸润和水肿明显减少,提取物和乙酸乙酯组分对经脂多糖(LPS)处理的原始细胞具有显著抗炎作用。Zhenhuan Jiang 等[5]采用 MTT 法观察蜂房提取物对骨肉瘤细胞增殖活性的影响,并研究比较了 3 组总黄酮含量较高的提取物对 U2OS 细胞的抑制能力,发现 9 个提取浓度均显示癌细胞抑制率与提取浓度呈正比趋势。张波等[6]采用甲醛法、热板法、温浴法、扭体法对小鼠进行疼痛造模,实验结果表明,蜂胶总黄酮用药后小鼠疼痛评分降低,扭体反应次数减少,舔足潜伏期和缩尾反应潜伏期均延长,并使得小鼠血清和脑组织中 NO、MDA、PGE_2 的含量降低,且有降低小鼠体温的作用。王身艳等[7]通过切除大鼠双侧睾丸,灌服蜂房水提液、醇提液、正丁醇提取液、水煎液、水煎醇溶液,观察大鼠副性器官的重量;结果表明,蜂房具有雄激素样作用,且无丙酸睾丸素样副作用。此外,蜂胶乙醇提取物可降低胃的酸度,对抗应激型、酒精型和消炎痛型溃疡的形成,且蜂胶石油醚萃取物对醋酸型溃疡具有愈合作用。

参考文献

[1] 国家药典委员会.中华人民共和国药典:2020年版:一部[M].北京:中国医药科技出版社,2020.

[2] 张晓明,李喜香,刘效栓.蜂房的临床应用及其混伪品的鉴别[J].西部中医药,2015,28(11):30-32.

[3] 张娜,解红霞.蜂房的化学成分及药理作用研究进展[J].中国药房,2015,26(24):3447-3449.

[4] Zeitoun R,Najjar F,Wehbi B,et al.Chemical composition,antioxidant and anti-inflammatory activity evaluation of the lebanese propolis extract[J].Curr Pharm Biotechnol,2019,20(1):84-96.

[5] Zhenhuan Jiang,Jiannong Jiang,Qiang Wang,et al.A study on screening of osteosarcoma U2OS cell inhibiting active components from nidus vespae[J].Afr J Tradit Complement Altern Med,2013,10(6):464-468.

[6] 张波,王东风,王爽.蜂胶总黄酮镇痛作用及其机制研究[J].中国药房,2005,16(19):1458-1460.

[7] 王身艳,秦明珠,李飞,等.蜂房补肾壮阳活性部位研究[J].中国中药杂志,2002,27(5):383-384.

第五章

粤帮炮制——其他特色制法

◆ 醋 马 钱 子 ◆

马钱子为马钱科植物马钱 *Strychnos nux-vomica* L. 的干燥成熟种子。冬季采收成熟果实，取出种子，晒干。醋马钱子为马钱子的醋制炮制加工品。

一、炮制历史沿革

醋马钱子，在古代文献中未发现。

二、炮制规范与文献

粤帮马钱子的炮制品为醋马钱子。《广东省中药炮制规范》1984年版记载："醋马钱子：选出除去杂质的马钱子，浸于清水中3天，1天需要换水2次，再捞起用水煮4小时，清水洗净后，去除外表皮毛，纵切剖开两瓣，除去胚芽，接着清水浸4天，1天换水3次，再放进陶器内加入6倍量的醋，文火煮制6~8小时，倒掉醋液后晾到八成干左右，放进锅中砂炒。最后，炒到体积胀大，颜色变为褐黄色并且不要炒到焦黑时，取出摊凉即成。"

姚景南、肖鑫和《中药的炮制》记载："先将马钱子浸水15天，每天换水3次，取出后用清水煮2小时，去净皮毛，再漂水1天，然后将白醋、石脂同煮4小时，取出铡成1mm厚片，晒干，用砂炒至深黄即成。每5kg马钱子用白醋2kg、赤石脂2kg，加水盖过药面4cm。"

《中国药典》及其他省（自治区、直辖市）炮制规范中，马钱子的炮制品主要是马钱子和制马钱子（砂烫法）。醋马钱子是广东地区的传统习用品，为粤帮特色饮片。

三、炮制作用

马钱子味苦，性温，有大毒，归肝、脾经，具有通络止痛、消肿散结功效，常用于局部肿痛或痈疽初起。醋，味酸、涩，入肝经，具有收敛、散瘀、止痛、解毒等功效。马钱子醋制后，可增强入肝经止痛的功效，降低毒性，达到减毒增效的炮制目的[1]。

四、现代研究

1. **化学成分研究** 马钱子主含生物碱，其中以士的宁和马钱子碱为多。士的宁和马钱子碱既是有效成分，也是有毒成分；在炮制过程中，二者含量随温度的上升和时间的延长而递减，且马钱子碱的降低比例大于士的宁，从而可达到去除毒性大的马钱子碱、保留有效成分士的宁之目的[1]。

王静等[2]采用紫外分光光度快速分析法测定马钱子中马钱子碱的含量,发现不同方法炮制后,马钱子中的马钱子碱含量有显著变化;马钱子碱含量由小到大的顺序是甘草炙马钱子(10.19mg/g)<油炸马钱子(12.01mg/g)<醋炙马钱子(12.33mg/g)<砂炒马钱子(14.92mg/g)<生马钱子(15.11mg/g)。

刘应文、蒋以号等[1,3]采用高效液相色谱法(HPLC)对马钱子不同炮制品水煎出物中士的宁和马钱子碱的含量进行测定,结果表明,醋浸砂炒品水煎出物中士的宁和马钱子碱的含量最低,分别为0.132%和0.031%,且分别为生品的31.7%和21.8%;醋煮品水煎出物中士的宁和马钱子碱的含量分别为0.322%和0.087%,且分别为生品的77.3%和60.7%。由此可见,醋制可降低有毒成分马钱子碱及士的宁的含量,使其安全范围增大,提高临床用药的安全性。

沈亚芬等[4]用反相高效液相色谱法测定马钱子不同炮制品中士的宁的含量,发现用醋酸浸泡后的马钱子中,士的宁含量(0.15μg/g)较生品(1.94μg/g)显著降低。

周道根等[5]用反相高效液相色谱法对马钱子生品及炮制品中的士的宁和马钱子碱含量进行测定,结果显示,各炮制品中士的宁和马钱子碱的含量均较生品有不同程度降低,其中醋酸浸砂炒品中士的宁和马钱子碱的含量最低,分别为0.08%和0.09%。

2. **药效研究** 马钱子碱有镇痛、镇静、镇咳、祛痰作用,对感觉神经末梢有麻痹作用。马钱子的临床应用十分广泛,可用于神经系统疾病如半身不遂、重症肌无力、面神经麻痹等,风湿性疾病如类风湿关节炎、漏肩风、多发性硬化等,骨伤科疾病如骨质增生、颈椎间盘突出症等[6]。

王晓崴等[7]采用二甲苯致耳郭肿胀的抗炎实验,对比生品马钱子、醋泡马钱子、樟帮尿泡马钱子对小鼠耳郭肿胀的影响;结果表明,高剂量醋泡马钱子对二甲苯致耳郭肿胀有明显抑制作用,与生品对比有显著差异,说明醋泡马钱子有一定抗炎作用。采用醋酸腹腔刺激致小鼠扭体镇痛实验,对比生品马钱子、醋泡马钱子、樟帮尿泡马钱子对小鼠醋酸腹腔刺激的镇痛作用的影响;结果表明,高剂量醋泡马钱子对醋酸腹腔刺激致小鼠扭体实验有明显镇痛作用,说明醋泡马钱子有一定镇痛作用。采用对小鼠热水甩尾潜伏期影响的镇痛实验,对比生品马钱子、醋泡马钱子、樟帮尿泡马钱子对小鼠热水甩尾潜伏期的影响;结果表明,醋泡马钱子在60分钟后能显著延长小鼠甩尾潜伏期,说明醋泡马钱子有较好的抗炎镇痛作用。在抗炎镇痛实验中,与模型对照组相比较,醋泡马钱子与樟帮尿泡马钱子有明显镇痛作用。

杨红梅等[8]采用小鼠耳郭肿胀法、醋酸扭体法和小鼠甩尾潜伏期影响法研究和比较油马钱子、砂马钱子和醋马钱子的抗炎和镇痛作用,发现各炮制品对二甲苯所致小鼠耳郭肿胀有不同程度抑制作用,且醋马钱子中、高剂量组作用最强;对醋酸腹腔刺激所致疼痛有明显抑制作用,且醋马钱子高剂量组的镇痛作用最强、镇痛率为46.2%;醋马钱子能显著延长小鼠甩尾潜伏期,等剂量醋制马钱子的抗炎镇痛效果优于油马钱子和砂马钱子。

龚千锋等[9]以给药后7天内小鼠的异常反应和死亡情况为指标,研究马钱子不同炮制品的急性毒性;结果表明,半数致死剂量(LD_{50})由大到小分别为醋酸浸泡砂炒品(387.7)>醋酸浸品(370.9)>建帮尿泡砂炒品(263.9)>樟帮尿泡品(203.7)>醋酸煮砂炒品(203.0)>醋酸煮品(198.0)>樟帮尿泡滑石粉炒品(190.3)>油炸品(171.6)>砂烫品(166.5)>生品(144.2)。马钱子经炮制后,其有效成分及毒性成分士的宁和马钱子碱的含量都有所降低,从而减低毒性,增大 LD$_{50}$。马钱子经醋制后毒性最低,可能是马钱子醋制时,其生物碱类成分与醋酸结合,形成可溶性的盐,从而降低毒性,使用药安全性提高。

3. 炮制工艺研究　王晓崴等[10]采用单因素试验和正交试验优选醋泡马钱子的炮制工艺,以马钱子碱、士的宁含量的综合评分为指标,选取醋种类、醋用量、醋浸时间、水漂时间为考察因素,各因素选取 3 个水平进行正交试验,各因素对炮制工艺的影响顺序为水漂时间 > 醋用量 > 醋种类 > 醋浸时间,优选的醋泡马钱子的最佳炮制工艺为:选用香醋,药液比 3∶14,醋浸 1 天,水漂 1 天,马钱子碱和士的宁的平均质量分数分别为 0.131 5% 和 0.177 3%。

曾佩瑜等[11]以士的宁和马钱子碱的含量为指标,对醋马钱子炮制工艺进行正交试验并结合单因素优化试验,优选的醋马钱子最佳炮制工艺为:浸泡 5 天,白醋浓度 2.5%,醋煮 1 小时,砂炒至符合要求,所得醋马钱子中士的宁和马钱子碱的含量分别为 1.60% 和 0.87%,工艺稳定。

蒋丽芸[12]以士的宁和马钱子碱的含量为指标,结合正交试验和水浸时间优化醋马钱子炮制工艺,得到的醋马钱子的较优炮制工艺为:净选马钱子,水浸 5 天,每天换水 1 次,取出去皮,置容器内加 6 倍量浓度为 2.5% 的醋,文火煮 1 小时,倒掉醋液,烘约八成干,砂炒至体积膨胀,转成棕褐色并伴有爆裂声和香味,取出,摊凉即得。优化后醋马钱子中士的宁和马钱子碱的含量分别为 1.60% 和 0.87%。

马恩耀等[13]利用指纹图谱分析醋马钱子的炮制关键工序:生马钱子(S1)、清水浸泡(S2)、去皮毛后加入白醋共煮(S3)、烘干后砂炒至符合要求即成品醋马钱子(S4)。生品马钱子(S1)经过清水浸泡后,中间品(S2)对应位置的 5 号峰消失;去皮毛并再经过白醋煮后,中间品(S3)的马钱子碱和士的宁(9 号峰和 10 号峰)在量上有明显降低,对应位置的 12 号峰在量上有所减少;最后烘干并砂炒后(即成品醋马钱子 S4)增加了 3、4 号峰,生品的 12 号峰完全消失。研究表明,炮制过程中对马钱子中的主要特征成分产生了明显影响。

4. 质量标准研究　蒋丽芸[12]建立的醋马钱子的质量标准为:水分不得过 12.0%,总灰分不得过 2.0%,含量以士的宁峰计算,按干燥品计算含士的宁应为 0.8%~2.00%,马钱子碱不得少于 0.45%。

参考文献

[1] 刘应文 . 马钱子的炮制工艺及 HPLC 指纹图谱的研究[D].北京:首都师范大学,2008.

[2] 王静,邓富文,蒋艳婷,等.马钱子几种炮制品质量控制研究[J].大理学院学报,2012,11(9):35-37.

[3] 蒋以号,李静,龚千锋.马钱子及其不同炮制品水煎出物中士的宁和马钱子碱的含量测定[J].中国中医药信息杂志,2008,15(4):47-49.

[4] 沈亚芬,孙彩华.反相高效液相色谱法测定马钱子不同炮制品中士的宁含量[J].中国药业,2009,18(10):29-30.

[5] 周道根,张的凤,龚千锋,等.反相高效液相色谱法测定马钱子不同炮制品中士的宁与马钱子碱的含量[J].时珍国医国药,2007,18(1):33-34.

[6] 郭盼,李新悦,张兵,等.马钱子毒性及制剂技术减毒增效方法研究进展[J].天津中医药大学学报,2018,37(3):192-197.

[7] 王晓崴,易炳学,龚千锋,等.对比樟帮尿泡马钱子与醋泡马钱子抗炎镇痛的实验研究[J].时珍国医国

药,2014,25(4):853-855.

[8] 杨红梅,刘若轩,李丽明,等.不同制法马钱子抗炎镇痛作用研究[J].中药材,2016,39(6):1276-1278.

[9] 龚千锋,周道根,张的凤,等.马钱子不同炮制品急性毒性实验研究[J].江西中医学院学报,2007,19(3):47-48.

[10] 王晓崴,易炳学,龚千锋,等.正交试验法优选醋泡马钱子的炮制工艺[J].中国实验方剂学杂志,2013,19(21):13-15.

[11] 曾佩瑜,高明,黄玉梅,等.醋马钱子的炮制工艺研究[J].云南中医中药杂志,2016,37(10):66-69.

[12] 蒋丽芸.醋马钱子炮制工艺的探究和质量标准研究[D].广州:广州中医药大学,2016.

[13] 马恩耀,高明,蒋丽芸,等.岭南特色饮片醋马钱子炮制前后HPLC指纹图谱研究[J].中药材,2017,40(1):77-80.

◆ 米 炒 黄 芪 ◆

黄芪为豆科植物蒙古黄芪 *Astragalus membranaceus*(Fisch.)Bge.var.*mongholicus*(Bge.)Hsiao 或膜荚黄芪 *Astragalus membranaceus*(Fisch.)Bge. 的干燥根。春、秋二季采挖,除去须根和根头,晒干。米炒黄芪为黄芪的米炒炮制加工品。

一、炮制历史沿革

米炒黄芪在古代文献中未发现。

《中华本草》(国家中医药管理局《中华本草》编委会,上海科学技术出版社,1998年)记载:"先取米,炒热至冒烟时,加入黄芪,炒至焦黄色,筛去米即可。"王孝涛《历代中药炮制法汇典》记载:"取米置锅内炒黄,倒入净黄芪片,拌炒至棕黄色,取出,筛去米,放凉。每100kg黄芪片,用米20kg。""米药同炒,焦黄为度。每100kg黄芪,用米30kg。"《实用中药炮制学》(邓来送、刘荣禄主编,中国中医药出版社,1993年)记载:"每斤药用米3两,将锅烧热,米药同炒,至焦黄色为度。"《常用中药炮制》(张镜潮等主编,广东科技出版社,1993年)记载:"用三倍量稻米先炒至均匀微黄,投入芪片慢火继续炒至芪片均匀转色,甘香气溢出为度,抹去稻米当作第二次炒用。"

二、炮制规范与文献

粤帮黄芪的炮制方法为米炒。《广东省中药炮制规范》(1984年版)记载:"米炒黄芪:先将米炒至微黄,然后投入净黄芪,用文火炒至米转黄色、黄芪片颜色转深、有香气时,取出,筛去米,摊凉。每100kg黄芪,用米20~30kg。"

除广东外,江西、贵州、云南的炮制规范也收载米炒黄芪,详见表5-0-1。同时,各地炮制工艺也有不同,如贵州、广东及云南先将米炒黄后再加入黄芪片,而江西则将黄芪和米一起入锅文火炒;各地所用的黄芪与大米的比例稍有不同,江西为10:3,贵州为5:1,云南为3:1,广东为10:(2~3)。《中国药典》和其他省(自治区、直辖市)炮制规范主要收载的黄芪炮制品为蜜炙黄芪。米炒黄芪为粤帮特色饮片。

表 5-0-1　米炒黄芪炮制工艺

炮制规范	炮制工艺
《江西省中药饮片炮制规范》(2008 年版)	**米炒黄芪**　取黄芪与米一齐加入锅中,用文火炒至米呈深黄色,筛去米即可。黄芪 1 两,米 3 钱
《贵州省中药饮片炮制规范》(2005 年版)	**米炒黄芪**　取黄芪片,每 50kg 加大米 10kg。先将大米放入锅内炒黄,然后放入药片炒至药片呈黄色,取出,筛去米,晾冷
《云南省中药饮片炮制规范》(1986 年版)	**米炒黄芪**　将 3 倍量稻米先炒至均匀微黄,再投入芪片慢火继续炒至芪片均匀转色、甘香气逸出为度,抹去稻米当作第 2 次炒用

三、炮制作用

黄芪味甘,性微温,归肺、脾经,具有补气升阳、固表止汗、利水消肿、生津养血、行滞通痹、托毒排脓、敛疮生肌作用。黄芪生品长于益卫固表,托毒生肌,利尿退肿;米炒增强其补中益气,健脾胃,止虚泻的作用[1]。

四、现代研究

1. 化学成分研究　黄芪主要含有皂苷类(黄芪皂苷Ⅰ、黄芪皂苷Ⅱ、黄芪皂苷Ⅲ、黄芪皂苷Ⅳ等)、黄酮类(毛蕊异黄酮、毛蕊异黄酮苷、芒柄花素、芒柄花苷等)、氨基酸(缬氨酸、苏氨酸、丙氨酸、赖氨酸、精氨酸、脯氨酸、天冬酰胺、组氨酸等)、多糖、磷脂等化学成分[2]。

宋肖炜等[3]测定了黄芪不同炮制品中毛蕊异黄酮苷、芒柄花苷、毛蕊异黄酮、芒柄花素等黄酮类成分含量的变化,发现米制黄芪中 4 种黄酮类成分和总黄酮含量略显降低,但无统计学差异。研究表明,米制未对黄芪的黄酮类成分产生显著影响。

李利明[4]通过分析黄芪不同炮制品中糖类及黄酮类成分的变化,发现米黄芪中毛蕊异黄酮、毛蕊异黄酮苷、芒柄花素、芒柄花苷等黄酮类成分与生黄芪相比无显著差异。水溶性糖在不同炮制品中的含量由高到低依次为生黄芪＞米黄芪＞酒黄芪＞盐黄芪＞炒黄芪;还原糖的含量由高到低依次为生黄芪＞米黄芪＞酒黄芪＞盐黄芪＞炒黄芪;多糖含量由高到低依次为酒黄芪＞盐黄芪＞炒黄芪＞米黄芪＞生黄芪。研究表明,不同炮制方法会对黄芪中的有效成分含量产生明显影响。

彭鹏等[5]用清炒、盐水炙、酒炙、麸炒、米炒、蜜炙等方法分别炮制黄芪,以比色法测定多糖含量,结果显示,黄芪不同炮制品的多糖含量为酒炙(49.80%)＞蜜炙(34.69%)＞盐水炙(27.01%)＞生品(23.17%)＞麸炒(22.48%)＞清炒(13.76%)＞米炒(12.01%);结果表明,酒炙和蜜制能提高黄芪中多糖的含量,米炒、麸炒会降低黄芪中多糖的含量。

余文强[6]分别提取酒黄芪、蜜黄芪、盐黄芪、米黄芪、炒黄芪中的糖类及黄酮类成分并比较其含量,结果表明,不同炮制方法对黄芪的糖类及黄酮类成分有较大影响,生品中芒柄花苷含量最高,而米黄芪中黄酮类成分与黄芪生品相比无显著差异。米黄芪中水溶性糖含量最高,生黄芪最低;炒黄芪中还原糖及多糖含量最高,能最大限度保留黄芪的糖类成分。

陈燕燕等[7]为考察黄芪生品与炮制品之间化学成分的变化,采用质子核磁共振指纹谱(^{1}H-NMR)技术对黄芪及其 4 种炮制品的化学成分进行表征,结合模式识别方法对差异性成分进行特征提取及筛选。采用 ^{1}H-NMR 检测并鉴定出 21 种化学成分,其中有 8 个氨基酸类化合物(缬氨酸、苏氨酸、丙氨酸、赖氨酸、精氨酸、脯氨酸、天冬酰胺、组氨酸)、4个有机酸类化合物(延胡索酸、苹果酸、琥珀酸、甲酸);偏最小二乘判别分析(PLS-DA)显示,与生黄芪相比,酒炙品、蜜炙品和盐炙品黄芪的甲醇提取物化学成分变化明显,而米炙品和生品在化学成分上的差异不大;研究表明,不同炮制方法不仅影响黄芪药材中黄酮类成分的含量,同时对氨基酸类和糖类成分的影响也非常显著。

毕玉霞等[8]采用硫酸-苯酚法测定黄芪及其炮制品中还原糖、水溶性糖和多糖的含量,结果表明,黄芪及其炮制品中水溶性糖含量依次为生品(37.22%)>酒制(36.52%)>米制(36.49%)>盐制(34.51%)>炒制(32.02%)>盐麸制(24.99%),还原糖含量依次为生品(33.24%)>米制(29.89%)>酒制(27.43%)>盐制(26.31%)>炒制(24.87%)>盐麸制(19.19%),多糖含量依次为酒制(9.09%)>盐制(8.20%)>炒制(7.15%)>米制(6.60%)>盐麸制(5.80%)>生品(3.98%)。研究表明,不同的炮制方法会对黄芪中的糖类成分产生明显影响。

杨建土[9]采用硫酸-苯酚法测定黄芪及其不同炮制品中的黄芪多糖含量,结果表明,不同炮制方法对黄芪多糖含量有较大影响,与生黄芪相比,酒炙黄芪和蜜炙黄芪中的黄芪多糖含量有不同程度升高,而麸炒、清炒和米炒后黄芪多糖含量均有所降低。

2. 药效研究 黄芪及其炮制品具有抗肿瘤、提高免疫力、抗疲劳、平喘、降糖、抗肝癌、抗心肌缺血、保护脏器等作用。黄芪多糖具有抗病毒、抗辐射、抗氧化等作用[10]。

赵薇等[11]为了探讨黄芪不同炮制品对脾虚小鼠胃肠功能的影响以及与多糖含量的相关性,采用苯酚-浓硫酸比色法测定黄芪不同炮制品的多糖含量,采用炭末标记法研究黄芪不同炮制品对大黄致泻的脾虚小鼠的胃排空率及小肠推进率的影响,并分析两者的相关性。结果显示,与模型组比较,黄芪不同炮制品对胃排空率及小肠推进率均有一定抑制作用;与生黄芪比较,经辅料炮制的黄芪对胃排空率及小肠推进率的抑制作用较高。不同的黄芪炮制品对脾虚小鼠胃排空率及小肠推进率的影响不同,依次为蜜黄芪>米黄芪>麸黄芪>生黄芪。炮制后黄芪的胃排空率与小肠推进率与对照组无显著差异,表明经治疗后胃肠功能已接近正常水平。研究表明,黄芪不同炮制品抑制脾虚小鼠胃排空率、小肠推进率与多糖含量呈一定正相关性,黄芪补脾益气作用可能与黄芪多糖提高小鼠免疫力有关。

参考文献

[1] 罗燕,彭鹏,谷新利,等.不同炮制方法对黄芪、当归、党参中多糖含量的影响[J].黑龙江畜牧兽医,2009(5):105-106.

[2] 吴思俊,彭璐,吴卫刚,等.黄芪炮制技术研究进展[J].中国民族民间医药,2019,28(22):74-77.

[3] 宋肖炜,李清,叶静,等.黄芪不同炮制品中黄酮类成分的含量比较[J].中国实验方剂学杂志,2013,19(9):85-88.

[4] 李利明.不同炮制方法对黄芪化学成分的影响[J].中国医药科学,2014,4(17):85-87.

[5] 彭鹏,罗燕,谷新利,等.不同炮制方法对黄芪、党参中多糖含量的影响[J].中兽医医药杂志,2008,27(6):46-47.

[6] 余文强.不同炮制方法对黄芪中糖类及黄酮类成分的影响[J].临床医学研究与实践,2017,2(31):114-115.

[7] 陈燕燕,李晓男,王跃飞,等.应用核磁共振指纹谱考察黄芪不同炮制品化学成分的差异[J].中国科技论文,2014,9(12):1410-1413.

[8] 毕玉霞,董红霞,方磊涵,等.不同炮制方法对黄芪中糖含量的影响[J].安徽农业科学,2007,35(29):9298,9301.

[9] 杨建土.不同处理方法对当归、黄芪多糖含量的影响[J].海峡药学,2016,28(12):35-37.

[10] 吴娇,王聪.黄芪的化学成分及药理作用研究进展[J].新乡医学院学报,2018,35(9):755-760.

[11] 赵薇,冼小敏.黄芪不同炮制品对脾虚小鼠胃肠功能的影响与多糖含量的相关性分析[J].中国当代医药,2017,24(20):145-147.

◆ 酒 五 灵 脂 ◆

五灵脂为鼯鼠科动物复齿鼯鼠 *Trogopterus xanthipes* Milne-Edwards 的干燥粪便。全年均可采收,除去杂质,晒干。酒五灵脂为五灵脂的酒炒炮制加工品。

一、炮制历史沿革

酒五灵脂首载于宋代《太平惠民和剂局方》:"凡使,先以酒研飞,炼,淘去沙石,晒干,方入药用。"宋代《本草图经》:"若用之,先以酒研飞,炼,令去沙石乃佳。"元代《瑞竹堂经验方》:"酒洗,去砂石。"元代《丹溪心法》:"酒研,淘去砂土。"明代《景岳全书》:"酒炒。"明代《炮炙大法》:"以酒淘飞,澄去沙脚,晒干。"明代《雷公炮制药性解》:"酒研飞,炼,令去研石为佳。"明代《普济方》:"酒浸一宿,去沙石。"清代《得配本草》:"酒飞,去沙石,晒干用。"清代《本经逢原》:"研细,酒飞,去砂石,晒干。生用则破血,炒用则和血。"

二、炮制规范与文献

粤帮五灵脂的炮制品为酒五灵脂《广东省中药炮制规范》(1984年版)记载:"酒五灵脂:取净五灵脂,用文火炒至微有腥气溢出,色黄黑时立即取出,趁热均匀喷酒,晾干。每100kg五灵脂,用酒20kg。"

此外,浙江、河南、四川等地的炮制规范也收载酒五灵脂,《中药大辞典》记载了酒五灵脂,所采用的炮制方法基本一致,但所用的酒及酒的用量稍有不同(每100kg五灵脂,酒的用量,浙江6kg、河南12~18kg、四川12.5kg)(表5-0-2)。其他省(自治区、直辖市)炮制规范主要收载的五灵脂炮制品为醋五灵脂。酒五灵脂为粤帮特色饮片。

表 5-0-2　酒五灵脂炮制工艺

炮制规范	炮制工艺
《浙江省中药炮制规范》(2015年版)	**酒五灵脂**　取五灵脂饮片,照清炒法炒至焦臭气浓烈逸出时,喷淋酒,炒干,取出,摊凉。每100kg五灵脂,用酒6kg
《河南省中药饮片炮制规范》(2005年版)	**酒五灵脂**　取净五灵脂,照酒炒法(炮制通则)用酒炒至微干。每100kg五灵脂,用黄酒12~18kg
《四川中药饮片炮制规范》(1977年版)	**酒五灵脂**　取五灵脂,除去杂质,文火炒至有腥臭气逸出,色黄黑时立即取出,趁热,喷酒均匀,晾干。每5 000g,加酒625g

续表

炮制规范	炮制工艺
《中药大辞典》	**酒五灵脂** 取净五灵脂置锅内,用文火加热微炒,随而喷淋黄酒,再炒至微干,取出,凉干。每 100kg 五灵脂,用黄酒 12~18kg

三、炮制作用

五灵脂味苦、咸、甘,性温,归肝经,具有活血止痛、化瘀止血、解毒消肿的作用。酒制能增强五灵脂活血止痛的作用,矫正五灵脂的不良气味,达到有利于服用的目的[1]。

四、现代研究

1. **化学成分研究** 五灵脂主要含有黄酮类(扁柏双黄酮、穗花杉双黄酮、槲皮苷、杨梅苷等)、含氮类成分(尿嘧啶、次黄嘌呤、尿素等)、酚酸类(苯甲酸、间羟基苯甲酸等)、醇类化合物(正四十一烷醇、香紫苏醇、棕榈酸等)、微量元素等。[2]

陈莹等[3]用 HPLC 建立五灵脂及其炮制品指纹图谱,并对主要指标成分穗花杉双黄酮和扁柏双黄酮进行含量测定,发现醋五灵脂、酒五灵脂、清炒五灵脂与五灵脂生品的指纹图谱和含量测定结果基本一致,炭炒五灵脂较五灵脂生品新增 2 个峰,且酒制后五灵脂中穗花杉双黄酮和扁柏双黄酮的含量均降低,但无显著差异。酒制和生品五灵脂的 HPLC 指纹图谱相似度较高,但酒制后减少了五灵脂的腥臊恶臭味。

刘文粦等[4]用电感耦合等离子体原子发射光谱法(ICP-AES)分析比较了五灵脂及其炮制品中 15 种微量元素的含量,结果表明,五灵脂生药及其炮制品中富含钙、镁、铁,炮制品可减少铝的溶出。

2. **药效研究** 五灵脂有通利血脉、散瘀止痛的功效,可用于治疗瘀血腹痛、经闭痛经、产后血瘀疼痛等。因有不良气味,宜炮制后入药[5,6]。现代研究表明,五灵脂水提物具有抗动脉粥样硬化炎症的作用,能抑制大鼠主动脉 ICAM-1 及 ICAM-1 mRNA 表达;体外实验证实,五灵脂水提取物能显著抑制由胶原、ADP 诱导的家兔血小板聚集(且其抑制效应与剂量相关),对大鼠颈总动脉 - 颈外静脉血流旁路实验性血栓形成有显著防治作用,而增加血小板内 cAMP 水平可能是其抑制血小板功能和抗血栓作用的机制之一。此外,五灵脂中的总黄酮类成分具有清除 DPPH 自由基的能力[7,8]。

3. **炮制工艺研究** 吴用琼[1]将五灵脂酒炙法优化为醋酒炙法,可减少服用时的不适感。首先将混杂在五灵脂中的泥土、砂石等杂质拣除,砸成直径约 1~2cm 的小块,进一步晒干或低温烘干后,装入直径 2~3mm 的铁箩,入粉碎机粉碎成直径 2mm 左右的颗粒。然后将五灵脂、米醋、黄酒以 20∶3∶1 的比例搅拌均匀,置通风干燥处晾至七八成干呈稍松散状,再置锅内用文火炒至稍软略有黏性时,喷入白酒适量,以湿润为度,不断翻动,并用铲刀在锅内拍打成直径约 6mm 的颗粒,继续加热炒至颗粒微干、呈油黑色有光泽时,取出晾干,即得成品五灵脂。

参考文献

[1] 吴用琼.五灵脂炮制方法的探讨与临床应用[J].临床合理用药杂志,2011,4(34):75.

[2] 邱清华,邓绍云.五灵脂化学成分与药用研究进展[J].江苏科技信息,2015(11):76-78.

[3] 陈莹,聂晶,龙小艳,等.五灵脂炮制前后指纹图谱及含量测定比较[J].世界中医药,2018,13(12):3182-3185,3189.

[4] 刘文粢,刘倩平,李庆明,等.五灵脂及其炮制品的微量元素含量测定[J].广东微量元素科学,2002,9(11):59-60.

[5] 苏桂云,黄硕.散瘀止痛的五灵脂[J].首都食品与医药,2017,24(11):52.

[6] 邓中堂.中药五灵脂的研究进展[J].临床医药文献电子杂志,2014,1(9):1510,1513.

[7] 王世久,刘玉兰,宋丽艳,等.五灵脂抗血小板聚集作用的药理研究[J].沈阳药学院学报,1994,11(4):246-250.

[8] 宿树兰,薛萍,欧阳臻,等.蒲黄-五灵脂配伍前后效应成分变化及其抗血小板聚集和抗凝血酶活性评价[J].中国中药杂志,2015,40(16):3187-3193.

◆ 炮 天 雄 ◆

炮天雄为毛茛科植物乌头 *Aconitum carmichaelii* Debx. 的子根的加工炮制品。

一、炮制历史沿革

天雄的炮制方法,《金匮要略》记载:"炮。"南北朝《雷公炮炙论》:"宜炮皱坼后,去皮尖底用。不然,阴制用。"唐代《日华子本草》:"凡丸散,炮去皮用。"宋代则在沿袭前人炮制方法的基础上,在天雄炮制工艺流程、辅料用量多少和炮制成品的规格要求等方面,进行了改革和创新,增加了焙和煅的方法。《太平惠民和剂局方》中对炮天雄的记载为:"凡使,先炮裂令熟,去皮、脐,焙干,方入药。""长大者,以酒浸七日了,掘一地坑,以半称炭火烧坑通赤,速去炭火令净,以醋二升泼于地坑内候干,乘热便投天雄在内,以盆合土拥之,经宿取出,去皮、脐。"《小儿卫生总微论方》中则描述了天雄的煅法:"慢火煅,存性,研。"《博济方》则新增加了盐制天雄的方法:"天雄一分剉碎,以盐一分同炒令黄色住。"《圣济总录》和《苏沈良方》则新增了酒制的方法,包括酒浸和酒煮。明清时期又发明了隔纸焙制法和煨制法。辅料的添加由最初的加入单一辅料发展为多种辅料共制。如《普济方》创新了加入姜汁、盐、酒、童便制的方法。《本草纲目》记载:"熟用一法:每十两以酒浸七日,掘土坑,用炭半秤煅赤,去火,以醋二升沃之,候干,趁热入天雄在内,小盆合一夜,取出,去脐用之。"《医宗必读》中记录的童便甘草制等复合制法,可谓对天雄炮制工艺的创新。《本草述》中还有大豆制法。

二、炮制规范与文献

粤帮有炮天雄的炮制方法记载。《中药的炮制》(姚景南、肖鑫和主编,1984年,广东科技出版社出版)记载:"炮天雄:选择个大、均匀的盐附子,洗净,浸漂,每日换水,至盐分漂尽取出,口尝微有麻舌感,去皮,干燥;用姜汁浸润至汁液吸尽,蒸至透心,干燥至八成干;用武火炒至砂子滑利易翻动时,投入适量的附子,拌炒,黄棕色至焦黄色,中央鼓起,取出,筛去沙粒,晾凉,即得。每100kg的盐附子,用干姜10kg(或生姜30kg)。"《药物炮制学笔记》(1955年,广东中药研究所主编)记载:"炮天雄:选择个大、均匀的盐附子,洗净,然后浸漂至盐分漂尽取出,去皮,再用姜水润,蒸,干燥,最后砂炒至焦黄色,膨起,取出,筛去沙粒,即得。"

此外,《四川省中药饮片炮制规范》(2015年版)记载:"炮天雄:选择个人的泥附子,洗净,浸入附子炮制用的胆巴的水溶液中数日,连同浸液煮至透心,水漂,剥皮修形,再用水漂制,姜汁浸泡自然发酵至透心,取出,蒸至透心,烤制至酥脆。"四川和广东的炮天雄工艺略有不同,广东最后一步是砂炒,而四川是烤制。炮天雄为粤帮特色饮片。

三、炮制作用

炮天雄为附子的炮制加工品,为附子商品饮片规格之一。附子味辛、甘,性大热,有毒,归心、肾、脾经,具有回阳救逆、补火助阳、祛风寒湿邪的功效。天雄炮制后,补阳助火作用增强,以温肾暖脾为主,用于心腹冷痛、虚寒吐泻,且对心血管系统、消化系统、神经系统的毒性降低。

四、现代研究

1. 化学成分研究 覃军等[1]采用高效液相色谱法(HPLC)测定不同地区炮天雄中的生物碱类成分,发现不同产地炮天雄的质量各有差异,单酯型生物碱含量由高到低为四川安县(现绵阳市安州区) > 湖北竹山 > 广东广州 > 陕西兴平 > 香港 > 广东韶关 > 云南丽江,含量范围在 0.156 0%~0.675 6%;双酯型生物碱含量由低到高为四川安县 < 香港 < 湖北竹山 < 广东广州 < 广东韶关 < 陕西兴平 < 云南丽江,含量范围在 0.010 3%~0.085 9%。综合分析可知,炮天雄中毒性大的双酯型生物碱成分含量更低,而毒性较弱的单酯型生物碱含量更高。

覃军等[2]采用 HPLC 同时测定炮天雄和炮附片中 6 种单、双酯型生物碱含量,比较炮附片与炮天雄有效成分和毒性成分的差异,从化学成分上阐述岭南炮天雄的药效物质基础;结果表明,炮附片中总单酯型生物碱含量在 0.022 9%~0.081 5%、总双酯型生物碱含量在 0.007 8%~0.012 2%,炮天雄中总单酯型生物碱含量在 0.084 3%~0.104 2%、总双酯型生物碱含量在 0.004 5%~0.008 7%;与传统炮附片比较,岭南特色炮天雄中单酯型生物碱含量较高,毒性成分双酯型生物碱含量较低,说明炮天雄是一种"低毒高效"的炮制品。

2. 药效研究 陈海媚等[3]选取健康成年大鼠复制急性心力衰竭模型,造模成功后分别经十二指肠给予不同剂量的炮天雄水煎液,记录造模前后以及给药后 60 分钟内心脏频率(HR)和左心室内压最大上升速率($+dp/dt_{max}$)、左心室内压最大下降速率($-dp/dt_{max}$)的变化。60 分钟后于腹主动脉取血,采用酶联免疫法测定血清中 Ang Ⅰ、ALD、ET-1、ANP 和 TNF-α 的含量。结果表明,天雄炮制后增加了单酯型生物碱含量,对盐酸普罗帕酮诱导的急性心力衰竭大鼠具有强心作用,能够改善其血流动力学,降低与心力衰竭有关的神经体液因子的分泌。

范润勇[4]进行了炮天雄对腺嘌呤致大鼠肾阳虚和切除双侧肾上腺致大鼠肾阳虚两种模型的治疗作用研究。考察指标包括大鼠的一般状态、体重、肛温、饮水饮食量、脏器指数,并测定血清中睾酮(T)、环磷酸腺苷(cAMP)、环磷酸鸟苷(cGMP)、促肾上腺素皮质激素(ACTH)、促甲状腺激素(TSH)、肌酐(Cr)、尿素氮(BUN)、免疫球蛋白 G(IgG)等的含量。在腺嘌呤致肾阳虚模型中,与模型组比较,血清 ACTH、TSH、Cr、BUN 含量下降,血清 IgG、T 含量上升,且其差异有统计学意义;在切除双侧肾上腺致肾阳虚模型中,与模型组比较,血清 ACTH、T 含量上升,血清 TSH 含量下降,血清 Cr、BUN、IgG 含量无明显差异。结果说明,炮天雄具有很好的温肾助阳作用,其作用机制可能与改善下丘脑 - 垂体 - 性腺轴、下丘脑 - 垂体 - 甲状腺轴和下丘脑 - 垂体 - 肾上腺轴以及免疫功能有关。

李梦婷等[5]探讨了炮天雄对小鼠免疫功能的影响,用标准物提取法制备炮天雄水煎液。取正常小鼠,灌胃不同剂量的炮天雄,应用碳粒廓清实验或脏器指数实验,考察炮天雄对正常小鼠的非特异性免疫。此外,用不同剂量的炮天雄水煎液灌胃免疫抑制小鼠 11 天,测定小鼠碳粒廓清吞噬能力、外周血细胞水平及肝、脾、胸腺脏器指数。实验证明,炮天雄对正常小鼠和免疫低下小鼠有一定增强非特异性免疫功能的作用。

3. 炮制工艺研究　蒋丽芸等[6]以炮天雄中 3 种单酯型生物碱(苯甲酰新乌头原碱、苯甲酰乌头原碱、苯甲酰次乌头原碱)和 3 种双酯型生物碱(新乌头碱、次乌头碱、乌头碱)的质量分数为评价指标,在单因素试验基础上,通过正交试验考察浸漂时间、高压蒸制时间和砂炒温度对岭南炮天雄炮制工艺的影响。优选出的岭南炮天雄的较佳炮制工艺为:浸漂 5 天,高压蒸 1.5 小时,砂炒温度 210~230℃。

邓文伟等[7]采用切片→护色→烫漂→烘烤的方式对附子进行加工,以双、单酯型生物碱含量作为检测指标,通过正交设计考察烫漂时间、烘烤温度、烘烤时间对附子中两类生物碱含量的影响,最终确定烫漂 2 分钟、烘烤温度 110℃、烘烤 6 小时为附子减毒增效的最优工艺。且烘箱烘烤能很好地降低附子中毒性成分含量,增加药效成分含量,为炮天雄降毒增效工艺的研发提供了实验依据。

4. 质量标准研究　温锦青[8]对岭南炮天雄进行了性状、显微及薄层鉴别分析,测定了炮天雄水分含量、总灰分含量、酸不溶性灰分含量、水溶性浸出物含量和双酯型生物碱含量、单酯型生物碱含量,并制定岭南炮天雄饮片的质量标准草案,规定:双酯型生物碱以新乌头碱、次乌头碱和乌头碱的总量计,不得过 0.003%;苯甲酰新乌头原碱、苯甲酰乌头原碱和苯甲酰次乌头原碱的总量,不得少于 0.010%;水分含量≤13.0%,总灰分含量≤5.0%,酸不溶性灰分含量≤5.0%,水溶性浸出物含量≥15.0%。

范润勇等[9]对川制炮天雄质量标准进行研究,所测样品中的苯甲酰新乌头原碱含量为 0.008 8%~0.039 1%,苯甲酰乌头原碱含量为 0.000 1%~0.001 8%,苯甲酰次乌头原碱含量为 0.001 1%~0.006 8%,新乌头碱含量为 0~0.002 6%,次乌头碱含量为 0~0.005 3%,乌头碱含量为 0~0.007 5%;水分含量为 7.95%~13.67%,灰分含量为 0.81%~1.13%,酸不溶性灰分含量为 0.012%~0.270%,水溶性浸出物含量为 15.71%~64.14%,醇溶性浸出物含量为 5.31%~24.58%。

参考文献

[1] 覃军,邓广海,陈艳红,等. 不同产地炮天雄的质量考察与比较[J]. 中国药业,2017,26(3):11-14.

[2] 覃军,龚又明,郑显辉,等. 岭南特色炮天雄和传统炮附片的成分比较[J]. 新中医,2016,48(12):220-223.

[3] 陈海媚,谢晓芳,张钧,等. 附子炮制品炮天雄对急性心力衰竭大鼠血流动力学和神经体液因子的影响[J]. 辽宁中医杂志,2019,46(2):381-384.

［4］范润勇.炮天雄质量标准及温肾助阳作用研究［D］.成都:成都中医药大学,2018.

［5］李梦婷,胡婷婷,熊秋韵,等.炮天雄和刨附片对小鼠免疫功能的影响［J］.中药与临床,2017,8(3):45-48.

［6］蒋丽芸,黄玉梅,吴志坚,等.岭南炮天雄的炮制工艺优选［J］.中国实验方剂学杂志,2015,21(21):24-27.

［7］邓文伟,侯大斌,蒋荡.烘箱烘烤对附子中酯型生物碱的影响［J］.中国实验方剂学杂志,2012,18(19):44-46.

［8］温锦青.岭南炮天雄炮制工艺及质量标准研究［D］.广州:广州中医药大学,2015.

［9］范润勇,倪章,黄勤挽.中药炮天雄质量标准提升与完善研究［J］.亚太传统医药,2018,14(4):39-43.

◆ 红 党 参 ◆

党参为桔梗科植物党参 *Codonopsis pilosula* (Franch.) Nannf.、素花党参 *Codonopsis pilosula* Nannf. var. *modesta* (Nannf.) L. T. Shen 或川党参 *Codonopsis tangshen* Oliv. 的干燥根。秋季采挖,洗净,晒干。红党参为党参的炮制加工品。

一、炮制历史沿革

红党参在古籍中记载较少,为香港的一种特色炮制品,为党参用赤石脂炮制加工而成的一种饮片。

二、炮制作用

党参味甘,性平,归脾、肺经,具有健脾益肺、养血生津的功效,用于脾肺气虚、食少倦怠、咳嗽虚喘、气血不足、面色萎黄、心悸气短、津伤口渴、内热消渴。赤石脂味甘、酸、涩,性温,归胃、大肠经,具有涩肠、止血、生肌敛疮之功,用于久泻久痢、大便出血、崩漏带下,外治疮疡不敛、湿疹脓水浸淫[1]。党参经过赤石脂炮制后,增强了健脾止泻的功效[2]。

三、现代研究

1. **化学成分研究** 党参主要含有甾醇类(菠甾醇、菠甾酮等)、糖苷类(菊糖、党参酸性多糖、党参炔苷等)、生物碱类(胆碱、正丁基脲基甲酸酯等)、挥发油(α-蒎烯、2,4-壬二烯醛等)、三萜类(5-羟甲基糠醛、蒲公英萜醇等),以及氨基酸(苏氨酸、丝氨酸、谷氨酸等)和无机元素等化学成分[3]。

张艳波等[4]建立了红党参和党参的 HPLC-UV 指纹图谱并进行比较,发现红党参显示出与党参相似的色谱图样,且在样品色谱图中检测到 7 个特征峰中的 4 个,再通过比较保留时间和 UV 光谱,峰 1 和峰 2 被鉴定为 lobetyolin 和 lobetyolinin 参照物的光谱,表明红党参的植物来源是党参物种。将红党参样品和党参参照物的序列进行比较,发现它们之间具有高度相似性,进一步用最大简约法构建系统树发现红党参与素花党参在同一进化枝中,表明红党参的基源植物最有可能为素花党参;通过比较红党参表面红色物质的 X-衍射光谱与中药赤石脂 X-衍射光谱,发现两者完全相同,表明其表面的红色物质为中药赤石脂。因此,红党参是素花党参用中药赤石脂炮制得到的加工品,被香港当地中药工作者用来治疗慢性腹泻及相关疾病,仅在香港使用,为香港特色饮片。

2. 药效研究 现代药理研究发现,党参具有增强网状内皮系统功能、增强机体免疫功能、降压、调节胃肠道、促进凝血、补血、抗疲劳等药理作用[5]。

张晓君等[6]分别采用 DTH、血清溶血素抗体生成实验及内源性脾结节法、^{3}H-TdR 掺入骨髓有核细胞法,测定有关免疫指标及外周血的血红蛋白(Hb)含量。结果显示,党参多糖能够明显促进机体体液免疫,在小剂量给药时对细胞免疫有促进作用;能显著升高溶血性血虚模型小鼠外周血 Hb 含量,并能促进 ^{60}Co-γ 射线照射后小鼠内源性脾结节的生成,对骨髓细胞 DNA 合成的促进作用不显著。

宋丹等[7]通过观察党参炔苷对乙醇致大鼠胃溃疡模型(治疗后大鼠溃疡指数)的影响、放免法检测血清中胃泌素及血浆中前列腺素含量、酶联免疫法检测血清中表皮生长因子含量,发现党参炔苷小剂量组溃疡指数与胃泌素含量都明显低于模型组,前列腺素含量明显高于模型组,表皮生长因子含量也有一定程度增高。研究表明,党参炔苷能够提高前列腺素含量,起到抗胃黏膜急性损伤的作用,从而起到对抗胃泌素的泌酸作用,刺激胃黏膜合成释放表皮生长因子。

许爱霞等[8]通过给 D-半乳糖致衰老模型小鼠连续灌胃不同剂量党参多糖 8 周,观察党参多糖对小鼠器官及系统功能的影响,发现党参多糖能使衰老模型小鼠胸腺指数和脾脏指数升高,使血清和肝组织中丙二醛(MDA)含量明显下降及超氧化物歧化酶(SOD)活力明显增强,脑组织中脂褐质(LF)含量明显下降,肾组织中谷胱甘肽过氧化物酶(GSH-Px)活力及一氧化氮合酶(NOS)活力明显增强;说明党参多糖能够增强机体免疫功能、清除自由基及抗脂质过氧化,从而起到抗衰老作用。

参考文献

[1] 国家药典委员会.中华人民共和国药典:2020年版:一部[M].北京:中国医药科技出版社,2020.

[2] 孟江,张英,曹晖,等.岭南中药炮制特色探析[J].中国实验方剂学杂志,2020,26(6):193-200.

[3] 王洁,邓长泉,石磊,等.党参的现代研究进展[J].中国医药指南,2011,9(31):279-281.

[4] Yan-Bo Zhang,Ren-Wang Jiang,Song-Lin Li,et al.Chemical and molecular characterization of Hong Dangshen,a unique medicinal material for diarrhea in Hong Kong[J].Journal of Chinese Pharmaceutical Sciences,2007,16(3):202-207.

[5] 焦红军.党参的药理作用及其临床应用[J].临床医学,2005,25(4):92,89.

[6] 张晓君,祝晨蔯,胡黎,等.党参多糖对小鼠免疫和造血功能的影响[J].中药新药与临床药理,2003,14(3):174-176.

[7] 宋丹,王峥涛,李隆云,等.党参炔苷对胃溃疡模型大鼠胃黏膜损伤保护作用的研究[J].中国中医急症,2008,17(7):963-964,986.

[8] 许爱霞,张振明,葛斌,等.党参多糖抗衰老作用机制的实验研究[J].中国现代应用药学,2006(S2):729-731.

中药名索引

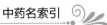

动植物拉丁学名索引

S

T

粤帮中药饮片

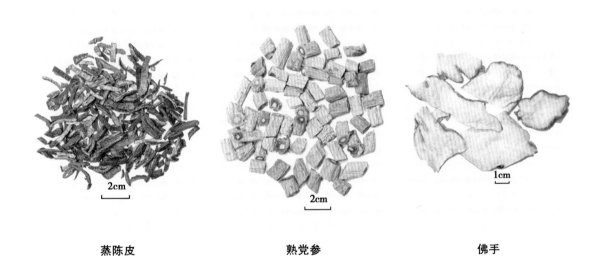

蒸陈皮　　　　　　　　熟党参　　　　　　　　佛手

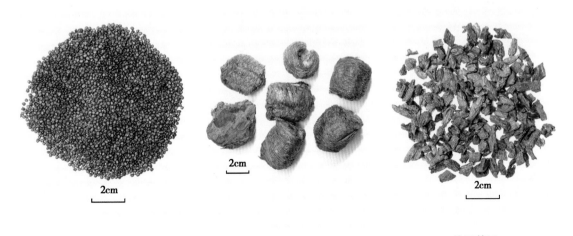

盐沙苑子　　　　　　　盐桑螵蛸　　　　　　　盐巴戟天

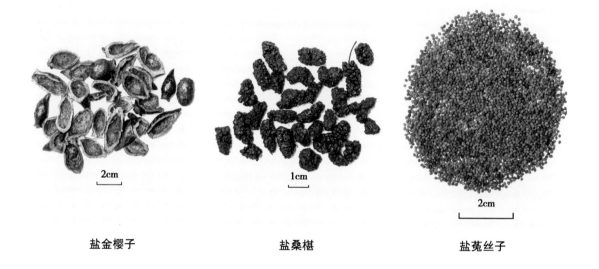

盐金樱子　　　　　　　　盐桑椹　　　　　　　　　盐菟丝子

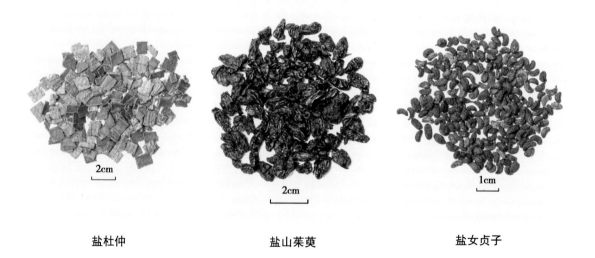

盐杜仲　　　　　　　　　盐山茱萸　　　　　　　　盐女贞子

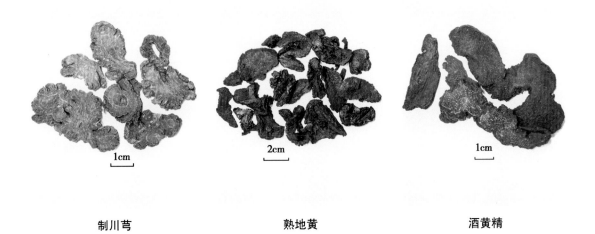

制川芎　　　　　　　　　熟地黄　　　　　　　　　酒黄精

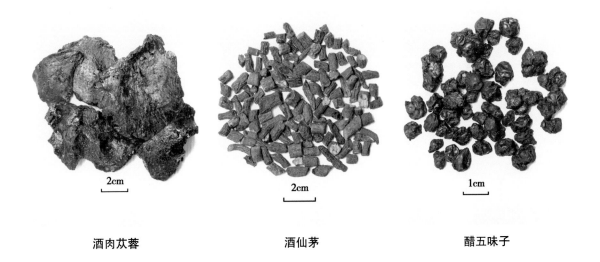

酒肉苁蓉　　　　　　　　酒仙茅　　　　　　　　　醋五味子

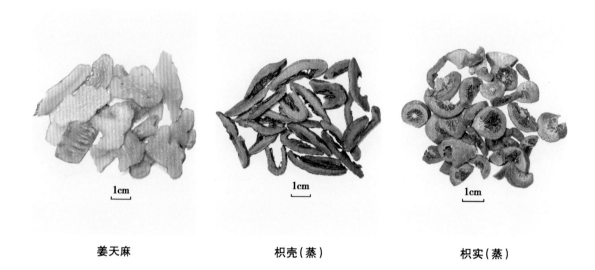

姜天麻

枳壳（蒸）

枳实（蒸）

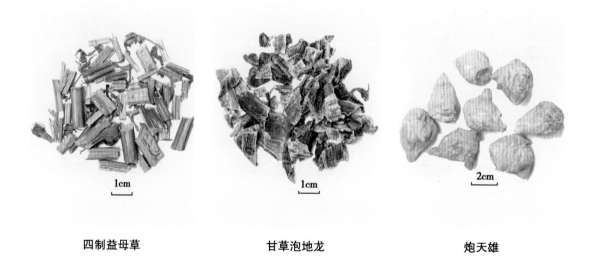

四制益母草

甘草泡地龙

炮天雄

附2

粤帮(香港)中药饮片

  香港中药传统炮制方法多沿袭广东,在精制优质药材的同时,从商业角度考虑十分注重饮片外形美观,采用特殊的技术,使用专有的器具,逐渐形成了独特的风格。如当归、天麻、丹参等均压扁后再纵切,地黄压制成饼状,天麻蒸软压方后横切等。典型饮片片形如下。

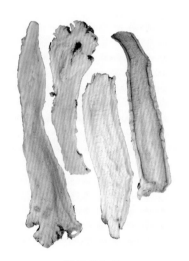

桔梗纵切片

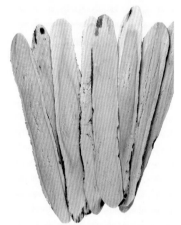

黄芪大斜片

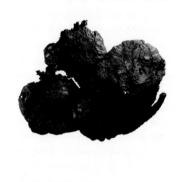

地黄压饼

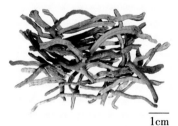

茜草纵切片

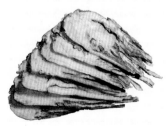

当归头纵切薄片

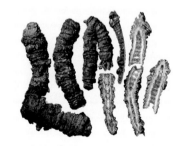

羌活纵切片

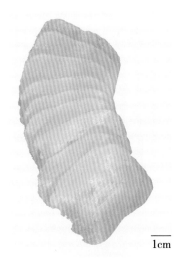

天麻蒸软压方后横切片

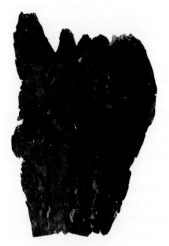

玄参纵切片

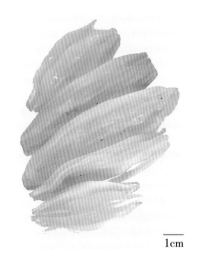

天冬纵切片

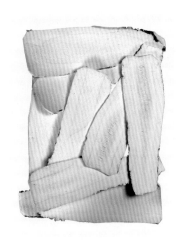

白芷纵切片

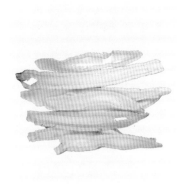

明党参纵切片

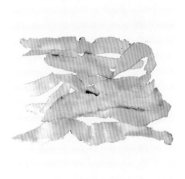

玉竹刨片

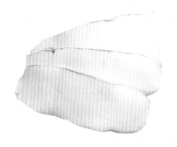

天花粉纵切片

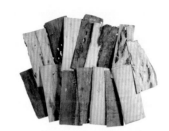

黄柏切成长方形,再切成薄片

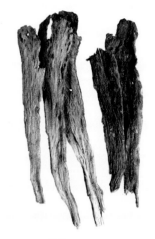

黄芩纵刨压片

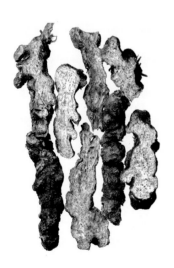

苍术纵切片

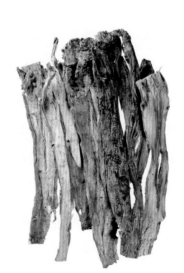

秦艽纵切片

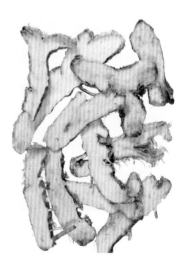

知母纵切片

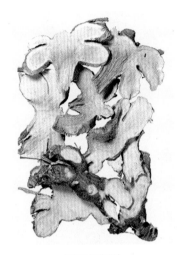

射干纵切片

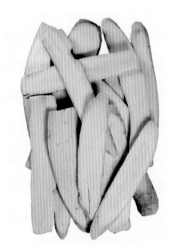

白芍压扁纵剖

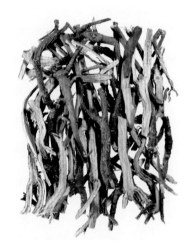

柴胡纵切片

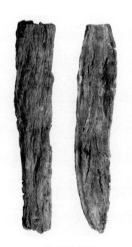

丹参纵切片

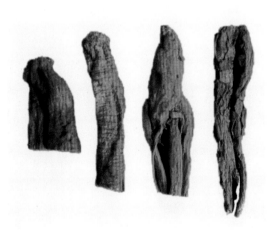

红党参